现代临床常见病护理学

XIANDAI LINCHUANG CHANGJIANBING HULIXUE

迟海英 等 主编

中国大百科全书出版社

图书在版编目（CIP）数据

现代临床常见病护理学／迟海英等主编.—北京：
中国大百科全书出版社，2020.6
ISBN 978-7-5202-0778-2

Ⅰ．①现… Ⅱ．①迟… Ⅲ．①常见病－护理学 Ⅳ.
①R47

中国版本图书馆CIP数据核字（2020）第099997号

策 划 人　郭银星
责任编辑　常晓迪
封面设计　宗　宁
版式设计　济南睿诚文化发展有限公司
责任印制　邹景峰
出版发行　中国大百科全书出版社
地　　址　北京市阜城门北大街17号　　　邮政编码　100037
电　　话　010-88390093
网　　址　http://www.ecph.com.cn
印　　刷　北京军迪印刷有限责任公司
开　　本　710毫米×1000毫米 1/16
印　　张　18.5
字　　数　350千字
印　　次　2020年6月第1版　2020年6月第1次印刷
书　　号　ISBN 978-7-5202-0778-2
定　　价　128.00 元

本书如有印装质量问题，可与出版社联系调换。

前　言

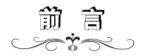

　　随着医学科技的发展,临床外科护理学的基础得到延伸,临床研究也发展迅速;而从事临床外科的护理工作者,无疑也必须随着现代科学技术的进步和医学科学的发展不断丰富和更新自己的知识。众多的变化对护理人员的知识结构和能力结构都提出了新的要求。为了适应当前临床外科护理学的发展形势,我们组织了工作在临床第一线、具有丰富临床经验的护理专家,在广泛参考国内外最新文献资料的基础上,结合各自的经验和业务专长编写了这本《现代临床常见病护理学》。

　　本书系统介绍了外科护理基础知识,包括水电解质及酸碱失衡、休克、外科输血、外科患者营养支持等,同时涵盖了胸外科疾病护理、普外科疾病护理、神经外科疾病护理、泌尿外科疾病护理、骨科疾病护理、肿瘤科疾病护理等。我们在编辑这本书时,希望尽量涵盖外科护理各个方面,务求其"全",并希望其能够反映近期的进展和可能的前景,以供外科护理专业及其他相关专业同仁阅读使用。本书既是一本学术价值较高的参考书,又是一本实用性强的工具书。

　　由于时间仓促,加之我们学术水平有限,对书中存在的疏误,恳请各位同仁和广大读者批评指正,以便再版时修订、完善。

《现代临床常见病护理学》编委会

2018 年 4 月

目 录

第一章

绪 论

护理学是医学科学领域中的一门独立的分支学科，是以自然科学和社会科学理论为基础的研究、维护、促进、恢复人类健康的护理理论、知识、技能及其发展规律的综合性应用科学。伴随着医学及科学技术的发展，人们生活水平的提高和健康需求的增加，护理学经历了从简单的清洁卫生护理到以疾病为中心的护理，再到以患者为中心的整体护理，直至以人的健康为中心的发展过程。其研究内容、范畴与任务涉及影响人类健康的生物、心理、社会等各个方面，通过应用科学的方法对护理对象进行整体的认识，全面揭示护理的本质及其发展规律。

第一节 护理学发展简史

护理是人类生存的需要。护理的起源可追溯到原始人类，可以说自从有了人类就有了护理活动。护理学的发展与人类的社会进步、文明程度、科学发展息息相关。

一、护理学的形成

（一）人类早期护理

自有人类就有生老病死，也就有了原始医护照顾的萌芽，其照顾方式随当时人们对疾病和伤害形成的原因及他们对生命看法的不同而不同。原始社会时，人类居住在山林和洞穴中，靠采集和渔猎生活；为谋求生存，在向自然做斗争的过程中积累了丰富的生活和生产经验，在生活中逐渐认识到在吃了某些食物导致消化不良、胃部不适时，用手抚摸可减轻疼痛，从而形成了原始的按摩疗法；火的使用结束了人类"茹毛饮血"的生活，人们认识到进食熟食可减少胃肠道疾病，开始了解饮食与胃肠道疾病的关系；通过观察动物疗伤的方法，对受伤者采用舌头舔伤口或用溪水冲掉血污来防止伤情恶化，逐渐形成了原始的"自我保护"式的医疗照顾。

为了在恶劣的环境中求生存，人类逐渐群居，形成以家族为中心的母系氏族社会，人们开始定居，组成家庭并初步分工，在料理其他家务的同时，妇女担负起照顾家中伤病者的责任。凭她们的天赋本能和代代相传的经验,以温柔慈祥的母爱照顾老人和病者。当时,常用一些原始的治疗、护理方法为伤病者解除痛苦,促进康复,如伤口包扎、止血、热敷、按摩及饮食调理等,形成原始社会"家庭式"的医护照顾。

在古代,医护照顾长期与宗教和迷信活动联系在一起。由于当时人类对疾病还没有正确的认识,把疾病看作灾难,认为疾病是由神鬼超自然力量所致,由此产生迷信、宗教,巫师也应运而生。他们采用念咒、画符、祈祷、捶打、冷热水浇浸等方法去取悦或驱除"鬼怪"以减轻痛苦、治疗疾病。此时医巫不分。

随着人类文明的发展,在征服伤病的过程中,经过实践经验的积累,人们逐渐知道不能仅靠画符、祈祷等方法祛除疾病,但可用砭石、草药等来治病。一些人摒弃了巫术,医巫逐渐分开,形成集医、药、护于一身的原始医生。一些文明古国(如中国、古印度、古埃及、古希腊、古罗马)已有关于如何处理儿童健康、公共卫生、内外科疾病治疗及防预与止血、伤口缝合、绷带包扎、沐浴、催眠、尸体包裹等医护活动的记录。

公元初年,基督教兴起,教徒们在传播宗教信仰、广建修道院的同时,开展了医病、济贫等慈善事业,建立了最初的医院。医院开始主要作为收容徒步朝圣者的休息站,以后发展为治疗精神病、麻风等疾病的场所及养老院。一些献身于宗教事业的妇女,在做教会工作的同时,还参与对老弱病残的护理。一位名叫菲比(Phoebe)的基督徒被称为第一个女执事和第一个护士;另一位古罗马妇女法比奥拉(Fabiola)花了许多财富、精力和时间去照顾有病的人和穷人,在公元390年,她建立了第一所免费医院,使护理工作开始从家庭走向社会。她们访视病患者就像今日医院家庭访视护士所做的一样。她们虽未受过专门训练,但工作认真,服务热忱,有献身精神,受到社会的赞誉和欢迎,这就是早期护理的雏形,对以后护理事业的发展有着良好的影响。

(二)中世纪护理

中世纪的欧洲,护理工作受到宗教和战争的影响,修道院逐渐发展起来,并在院内收容了一些男女从事繁重的体力劳动,同时为院外有病的人提供帮助,这对护理工作的发展起到了一定的促进作用,护理逐渐由"家庭式"迈进了"社会化和组织化"的服务,形成了宗教性、民俗性及军队性的护理社团。13~14世纪罗马天主教皇掌握了欧洲许多国家的宗教大权,在各地广建教堂和修道院,修道院内收治患者;同时由于欧洲连年战争,伤寒、麻风、疟疾等疫病大肆流行,各国普遍设置医院,但医院大多数受教会的控制,担任护理工作的多为修女,她们缺乏护理知识,又无足够的护理设备,更谈不上护理管理,护理工作多限于简单的生活照料。

(三)文艺复兴与宗教改革时期的护理

大约于公元1400年,意大利兴起文艺复兴运动,医学也迅猛发展,西方国家称这个时期为科学新发现时代。在此期间,人们破除了对疾病的神话和迷信,诊治疾病有了新的依据。文艺复兴后期,因慈善事业的发展,护理逐渐摆脱教会的控制,从事护理的人员开始接受部分的工作训练,专门照顾伤病者,类似的组织相继成立,护理开始走向独立职业之旅。但是,发生于 1517 年的宗教革命使社会结构与妇女地位发生了变化,护理工作不再由具有仁慈博爱精神的神职人员来担任,新招聘的护理人员往往是那些找不到工作的人,她们既无经验又未经适当训练,也缺乏宗教热忱,致使护理质量大大下降,护理的发展进入了长达 200 年的"黑暗时期"。

(四)科学护理的诞生与南丁格尔的贡献

在 19 世纪,工业革命的发展使社会经济发生了变化。随着科学的发展和医学的进步,社会对护理的需求日益迫切,护理工作的地位有所提高。1836 年,英国牧师弗里德尔在凯撒斯威斯城建立医院和女执事训练所,招收年满 18 岁、身体健康、品德优良的妇女,给予护理训练,这就是最早的具有系统化组织的护训班。

英国的佛罗伦萨·南丁格尔(Florence Nightingale,1820-1910)是历史上最负盛名的护士,被尊为"近代护理事业的创始人",她对护理的贡献非常深远。19 世纪中叶,她首创了科学的护理专业,促进了健康与卫生的发展,重建了军中与民间的医院,发展了以促进舒适和健康为基础的护理理念。国际上称这个时期为"南丁格尔时代"。这是护理工作的转折点,也是护理专业真正的开始。

南丁格尔 1820 年 5 月 12 日出生于父母旅行之地——意大利佛罗伦萨,她受过高等教育,在英国德比郡成长,精通英、法、德、意等国语言,信仰宗教,擅长音乐和绘画,具有较高的文化修养。她从少女时代起就为人慈善,博爱为怀,接济贫困人家,更关心伤病者。她对护理工作怀有深厚的兴趣,在从事慈善事业的活动中,深深感到十分需要训练有素的护士。1850 年,她力排众议,又说服母亲,慕名去了当时最好的护士培训基地——德国的凯撒斯威斯城,参加护理训练班学习,并对英、法、德等国的护理工作进行了考察研究。1853 年,她在慈善委员会的帮助下,在英国伦敦成立了看护所,开始了她的护理生涯。

1854 年 3 月,英、法等国与俄国在克里米亚地区爆发了战争。英国和法国共同派兵参加了战争,以对付沙皇俄国对土耳其的入侵。当时英国的战地医院管理不善,条件极差,缺乏护理。伦敦报纸揭露在前线英勇奋战的英国士兵在负伤或患病后,由于得不到合理的照料而大批死亡,病死率高达 50%。这个消息引起民众的强烈不满。南丁格尔立即致函当时的英国陆军大臣,自愿率护士赴前线救伤。1854 年 10 月南丁格尔被任命为"驻土耳其英国总医院妇女护士团团长",率 38 名精心挑选的护士克服重重困难,抵达战地医院,顶住医院工作人员的抵制和非难,投入忙碌的抢救工作,当时伤员达万人。南丁格尔率领护士改善医院病房环境,清洗病员伤口,消毒物品,消灭害虫,以维持清洁;改善伤员膳食,以增加营养;设立阅览室、娱乐室,以调节士兵的生活;重整军中邮务,方便士兵与家人通信,使伤员精神上获得慰藉。入夜,她常常手持油灯巡视伤员,亲自安慰和关怀那些受重伤和垂危的士兵。她的积极服务精神赢得了医院医务人员的信任和伤员的尊敬。士兵们称颂她为"提灯女神""克里米亚天使"。由于她致力改革,在短短半年时间内使英国前线伤员的病死率降为 2.2%。南丁格尔的护理成效受到广泛的重视,她改变了英国朝野对护士的看法,提高了妇女地位,护理工作从此受到了社会重视。1856 年战争结束,南丁格尔回到英国,受到全国人民的欢迎,英国政府授予她巨额奖金。但南丁格尔把政府表彰她献身精神和伟大功勋的 44 000 英镑全部献给了护理事业。晚年的南丁格尔视力减退,至 1901 年完全失明。她献身护理事业,终身未嫁,1910 年 8 月 13 日,她在睡眠中溘然长逝,享年 90 岁。她留下遗嘱,谢绝国葬而葬于自己家族的墓园内。

克里米亚战争的护理实践使南丁格尔越发深信护理是科学事业,护士必须接受严格的科学训练。1860 年,南丁格尔在英国的圣托马斯医院创办了世界上第一所护士学校——南丁格尔护士训练学校,使护理的教育方式由学徒式转变为正式的学校教育,为护理教育奠定了基础。从 1860 年到 1890 年,学校共培养学生 1005 名,她们在各地推行护理改革,创建护士学校,弘扬南丁格尔精神,使护理工作有了崭新的面貌。

南丁格尔一生写了大量的日记、书信、报告和论著,她的代表作为《护理札记》(Notes on Nursing)和《医院札记》(Notes on Hospitals)。这两本书曾作为当时护士学校的教科书而广泛应用。《护理札记》说明了护理工作应遵循的指导思想和原理,被称为护理工作的经典著作。《医院札记》提出了改进医院建筑和管理方面的意见。此外,她还写下了有关福利、卫生统计、社会学等方面的著作 100 多篇,在世界各国杂志上发表,迄今仍具有指导意义。

南丁格尔还支持地区家庭护理工作,首创了近代公共卫生和地区家庭护理。瑞士银行家邓南在她的影响下,于 1864 年在日内瓦成立了国际红十字会,以救治当时欧洲战场上的伤瘸士兵。

南丁格尔以她渊博的知识、远大的目光和高尚的品德投身护理工作,开创了科学的护理事业。她把毕生的精力贡献给了神圣的护理事业,功绩卓著,赢得了全世界人民的爱戴和尊敬。为了纪念她,英国伦敦和意大利佛罗伦萨都铸有她的铜像;国际护士会(International Council of Nurses,ICN)设立了南丁格尔基金,向各国护士颁发奖学金供进修学习之用,并将每年 5 月 12 日南丁格尔诞辰日定为国际护士节;国际红十字会设立了南丁格尔奖章,作为对各国优秀护士的最高荣誉奖,每两年颁发一次,到 2003 年已向全世界优秀护士颁奖 39 次。我国共有 38 名优秀护理工作者获此殊荣,仅 2003 年,我国就有 10 名护理工作者获南丁格尔奖章。

现代护理学与南丁格尔时期创建的护理学已大不相同,在护理学的知识结构、护理的目的、护理的对象、护士的作用等方面发生了极大的变化。但是,南丁格尔对护理的认识和改进及颇有见地的独到见解,在当时和现在都有着深刻的影响和指导意义。

(五)现代护理学的发展

现代护理学是在南丁格尔创建的护理学基础上发展起来的。现代护理学的发展过程,也就是护理学科的建立和护理专业形成的过程。世界各地受经济发展、文化、教育、宗教、妇女地位等各方面因素的影响,对护理工作和护理教育的重视程度大相径庭,因此,各国护理专业的发展也很不平衡。

1.护理工作向专科化发展

随着医学科学技术的不断发展和医院数量和规模的扩展,现代护理学的专业分科越来越细。为了提高护理质量,在医学分科的同时,护理人员也通过深入研究和学习,开展了各专科的护理工作。在重症监护、急救护理、器官移植护理、透析护理等领域发挥着重要的作用。现代护理观的形成和护理程序的应用,使护理服务的对象和范围越来越广泛,一些具有硕士及以上学历的护理人员成了可独立解决专科护理工作难题的护理专家,甚至在一些发达国家出现了开业护士,独立开展护理工作。还有的护士进入社区,给一些特殊人群,如妇女、儿童、老年人提供护理及预防保健服务。

2.形成多层次的护理教育

随着护理学科的发展,对护理教育的层次和质量提出了新的要求。以医院为基础的证书教育项目是最早开展的一种护理教育形式。20世纪40年代,美国等发达国家开始在专科学院和综合性大学建立护理系,以发展护理教育。1919年,第一个授予学士学位的护理教育在美国明尼苏达州开办。1932,年美国天主教大学首先开始了护理硕士的研究教育。1933年,美国哥伦比亚大学教师学院开设了第一个培养护理教师的博士项目。1964年,美国加州大学旧金山分校开设了第一个护理博士学位项目。目前,美国、加拿大、澳大利亚、英国、泰国、新西兰、韩国等国家和中国香港等地区开设护理学博士教育项目。这些国家和地区的护理教育发展水平较高,护理工作也比较受重视,已形成了多层次、高质量的护理教育体系。

3.建立专业学术团体

护理团体不断发展,1896年,美加护士会成立,1911年改为美国护士会(American Nurses Association,ANA),1899年成立了国际护士会。这些团体的成立增进了各国护理人员的国际交流,特别关注护理人员在全球基本保健需要中的作用、各国护理学术团体的作用和它们与政府有关部门的关系,以及护士的社会、经济福利等问题。同时,通过制定和实施护理实践和伦理等专业标准,促进了护理专业的发展。

4.建立执业注册制度

各国相继建立了护士执业注册制度,以保证进入护理队伍的人员达到合格的标准,提高护理质量;并通过执业注册制度保证护士的终身教育。

5.护理研究和护理理论的发展

1948 年,世界卫生组织(World Health Organization,WHO)在其宪章中提到:"健康,不仅仅是没有躯体疾病,还要有完整的生理、心理状态和良好的社会适应能力。"这一新的健康理念为护理研究提供了广阔的领域。护理程序的提出使护理工作有了科学的方法。自 20 世纪 60 年代以后,美国的一些护理理论家开始确定和检验护理学的有关概念,并逐步形成独特的护理理论和模式,为护理事业的发展奠定了基础。

随着护理教育的发展,具有科研能力的护理人员不断增加。20 世纪 60 年代护理研究着重于对护理措施的结果和护理质量的评价;20 世纪 80 年代,研究范围更为广泛,与其他学科的研究者的合作更加紧密。1985 年,美国国立卫生研究院设立了全国护理研究院,以指导、支持和传播护理研究项目。

二、我国护理学发展概

(一)中医学与护理

中医学有着悠久的历史,医、药、护不分,寓护理于医药之中,强调"三分治七分养",养即为护理。从中医学发展史和丰富的医学典籍及历代名医传中,经常可见到有关护理理论和技术的记载。许多内容对现代护理仍有指导意义。我国现存最早的医学经典著作《黄帝内经》阐述了许多生理和病理现象、治疗和护理原则,并提出要"扶正祛邪",即加强自身防御和"圣人不治已病治未病"的预防观点。东汉末年名医张仲景总结自己和前人的经验,著有《伤寒杂病论》,总结了药物灌肠术、人工呼吸和舌下给药法。晋朝葛洪的《肘后方》中有筒吹导尿术的记载:"小便不通,土瓜捣汁,入少水解之,筒吹入下部。"其中,筒是导尿工具。唐代杰出医药家孙思邈所著的《备急千金要方》中宣传了"凡衣服、巾、栉、枕、镜不宜与人同之"的隔离观点;有关口腔护理的重要性和方法也有记载,如"早漱口,不若将卧而漱,去齿间所积,牙亦坚固"等;他还改进了前人的筒吹导尿术,采用细葱管进行导尿。宋朝名医陈自明的《妇女大全良方》为妇女产前、产后护理提供了许多资料。明、清代,瘟疫流行,先后出现了不少研究传染病防治的医学家。他们在治病用药的同时,十分重视护理。如胡正心提出用蒸汽消毒法处理传染患者的衣物;当时还流行用燃烧艾叶、喷洒雄黄酒来消毒空气和环境。

几千年来,中医学是采用朴素的唯物主义观点对待人体和疾病的。中医把人体看作是统一的有机体,并把人的健康与内在的心理状态和外在生活环境紧密联系起来,在阴阳、五行、四诊、八纲、辨证论治等理论指导下实施医疗护理措施。因此,中医药学为护理学的起源提供了丰富的理论和技术基础。

(二)中国近代护理的发展

我国近代护理事业的形成和发展在很大程度上受西方护理的影响,主要是在鸦片战争前后,随着各国军队、宗教和西方医学进入中国而开始的。1835 年,英国传教士巴克尔(Barker)在广州开设了第一所西医院。两年之后,这所医院开始以短训班的方式培训护理人员。

1887 年,美国护士麦克尼(macnee)在上海妇孺医院开办了护士训练班,推行"南丁格尔"护理制度,此可视为中国护理教育的初始。

1888 年,美国的约翰逊(Johnson)女士在福州医院创办了第一所护士学校。1895 年和 1909 年,她先后在北京成立护训班和护士学校,1907 年以后,中国的一些城市(如广州、南京、长沙、成都等)开设了培训班,我国护理专业队伍逐渐形成。

1909 年,中国护理界的群众学术团体"中华护士会"在江西牯岭成立(1937 年改为中华护士学会,1964 年改为中华护理学会),学会的主要任务是制定护理教学计划,编译教材,办理全国护士学校的注册,组织毕业生会考和颁发执照。1920 年,中华护士会创刊《护士季报》,1922 年加入国际护士会,成为国际护士会第 11 个会员国。

1921 年,美国人开办了私立北京协和医学院护理系,学制为 4～5 年,5 年制的学生毕业时被授予理学学士学位。这是我国高等护理教育的开端。此后,其与燕京大学、金陵女子文理学院、东吴大学、岭南大学、齐鲁大学等 5 所大学合办了五年制高等护理教育,培养了一批水平较高的护理师资和护理管理人员,直至 1950 年停办。

1934 年,中华民国教育部成立护理教育专门委员会,将护理教育改为高级护士职业教育,招收高中毕业生,护士教育被纳入国家正式教育系统。

抗日战争期间,我国许多医护人员满怀激情奔赴延安,在解放区设立了医院,护理工作受到党中央的重视和关怀。傅连暲于 1931 年在江西开办了"中央红色护士学校",1941 年在延安成立了"中华护士学会延安分会",广大护理人员为当地人民和战士的健康保健做出了重要贡献,护理工作也备受重视。

(三)中国现代护理的发展

1.护理教育

中华人民共和国成立后,我国护理工作进入一个新的时期。1950 年,第一届全国卫生工作会议将护理教育列为中专教育之一,并由卫生部制定全国统一教学计划和编写统一教材。1961 年,原北京第二医学院再次开办高等护理教育。

1980 年,原南京医学院首先开办了高等护理专修班。

1983 年,天津医学院首先开设护理本科专业。1984 年,卫生部和教育部召开全国高等护理专业教育座谈会,明确要建立高层次、多规格的护理教育体系,培养高级护理人才,充实教学、管理等岗位,以提高护理质量,促进学科发展,尽快缩短与先进国家在护理上的差距。目前我国已有 120 余所院校设立了学士学位的护理教育,为国家培养了一批高等护理人才。

1992 年,北京、上海等地又开设了护理学硕士研究生教育项目;2004 年以来,我国有 20 多所院校陆续开设了博士教育项目,促使护理专业向更高层次和水平迈进。目前我国中专、大专、本科、研究生 4 个层次的护理教育体系基本形成。

自 20 世纪 80 年代以来,许多地区开展各种形式的护理成人教育,促进了护理人才的培养,体现了终身教育对护理队伍建设的意义。1997 年,中华护理学会在无锡召开了继续护理学教育座谈会,制定了相应的法规,从而保证继续护理学教育走向制度化、规范化和标准化。

2.护理研究

自 1977 年以来,中华护理学会和各地分会先后恢复,总会多次召开全国性护理学术经验交流会。各地分会也普遍举行各种不同类型的专题学习班、研讨会等。中华护理学会还成立了学术委员会和各护理专科委员会。1954 年创刊的《护理杂志》复刊,1981 年改为《中华护理杂志》;《实用护理杂志》《护理学杂志》等 10 多种护理期刊也相继创刊;护理教材、护理论著相继出现;护理研究和护理科普文章如雨后春笋般涌现。1993 年,中华护理学会设立了护理科技进步奖,每两年评奖一次。

1980 年以后,国际学术交流日益加强,中华护理学会多次与美国、加拿大、日本等国家的护理学会联合召开国际护理学术交流会。中华护士代表团先后与美国、加拿大、澳大利亚、日本、新加坡等国及中国香港、澳门等地区的护士学会进行互访交流,中外护理专家还进行了互派讲学。1985 年,全国护理中心在北京成立,进一步取得了 WHO 对我国护理学科发展的支持。通过国际交流,开阔了眼界,活跃了学术氛围,增进和发展了我国护理界与世界各国护理界的友谊,促进了我国护理学科的发展。

3.护理专业水平

自 1950 年以来,临床护理工作一直以疾病为中心,护理技术操作常规多围绕完成医疗任务而制定,医护分工明确,护士为医生的助手,护理工作处于被动状态。随着高等护理教育的恢复和发展,以及多层次、多规格护理教育的开展,护理人员的科研能力、学术水平不断增强,护理专业水平不断提高。改革开放以后,逐渐引入国外有关护理的概念和理论,认识到人的健康与疾病受心理、社会、文化、习俗等诸多因素的影响,护理人员开始加强基础护理工作,并分析、判断患者的需求,探讨如何以人为中心进行整体护理,应用护理程序为患者提供积极、主动的护理服务,护理工作的内容和范围不断扩大。大面积烧伤、器官移植、肿瘤、显微外科、重症监护等专科护理,以及中西医结合护理、家庭护理和社区护理等迅速发展,为护理学的发展增添了新的内容。

4.护理管理

随着护理学科的发展,护理管理体制逐渐健全。为加强对护理工作的指导,完善护理管理体制,我国国家卫生部医政司设立了护理处,负责全国护士的管理,制定有关政策法规。各省市自治区卫生厅(局)在医政处下设专职护理干部,负责管辖范围内的护理管理,各地医院也大力整顿护理工作,建立健全了护理指挥系统。1979 年,国务院批准卫生部颁发了《卫生技术人员职称及晋升条例(试行)》,明确规定了护理专业人员的高级、中级和初级职称。根据这一条例,各省、市、自治区制定了护士晋升考核的具体内容和方法。1993 年卫生部颁发了新中国成立以来第一个关于护士执业和注册的部长令与《中华人民共和国护士管理办法》。1995 年 6 月,全国举行首届执业护士考试,考试合格获执业证书方可申请注册。护理管理工作走向法制化轨道。

第二节　护理学的基本概念

一、基本概念

任何一门学科都是建立在一定的理论基础之上,理论则用相关的概念来表达。现代护理学包含 4 个最基本的概念—人、环境、健康和护理。对这 4 个概念的认识和界定直接影响护理学的研究领域、护理工作的范围和内容。每位护理专业的理论家在阐述其相关理论时,都要先对 4 个基本概念进行描述,以便他人了解相关理论的基本思想。

(一)人

护理是为人的健康服务的,护理学的研究对象是人,包括个体的人和群体的人。对人的认识是护理理论、护理实践的核心和基础。对于护士来说,正确认识人的整体特征,熟悉人与周围环境之间的广泛联系,把握人体需求的特点,了解人成长与发展的规律,对于以后提供专业服务是非常必要的。

1.人是一个统一的整体

作为护理对象的人,首先是一个由各器官、系统组成的受生物学规律控制的生物的人,同时又是一个有思想、有情感、从事创造性劳动、过着社会生活的社会人,是生理、心理、精神、社会等多方面组成的整体的人。任何一方的功能失调都会在一定程度上引起其他方面的功能变化,进而对整体造成影响。如疾病可影响人的情绪和社会活动;同样心理压力也会造成身体的不适。而人体各方面功能的正常运转,又能促进人体整体功能的发挥,从而使人获得最佳健康状态。

2.人是一个开放系统

人与周围的环境不断进行着物质、能量和信息的交换,达到保持机体内环境的稳定和平衡,以适应外环境的变化。经由这些互动,发展出生活的行为模式,使人能与其他人及环境和谐一致。强调人是一个开放系统,提示护理中不仅要关心机体各系统或各器官功能的协调平衡,还要注意环境对机体的影响,这样才能使人的整体功能更好地发挥和运转。

3.人有其基本需要

人为了生存、成长和发展,必须满足其基本需要。不同年龄组的人有各自不同的发展特点和任务,具有不同层次的基本需要,人可通过各种方式表达自己的需要。如基本需要得不到满足,机体会因内外环境的失衡而致疾病发生。护理的功能是帮助护理对象满足其基本需要。

4.人有自理能力并对自己的健康负责

每个人都希望自己有健康的身体和健全的心理。人对自身的功能状态具有意识和监控能力,人有学习、思考、判断和调适的能力,可通过调节利用内外环境以适应环境变化和克服困难。因此,人不会被动地等待治疗和护理,而是主动寻求信息,积极参与维护健康的过程。同时,人也有责任维持和促进自身健康。护士在护理实践中必须充分认识上述特点,努力调动人的这一内在的主观能动性,这对预防疾病、促进健康十分重要。

(二)环境

人的一切活动都离不开环境,并与环境相互作用、相互依存。

1.人与环境相互依存

环境包括内环境和外环境。内环境指人的生理、心理等方面;外环境则指自然环境和社会、文化环境。任何人都无法脱离环境而生存。环境是动态的、变化的,人必须不断调整机体内环境,以适应外环境的变化;同时人又可以通过自身力量来改造环境,以利于生存。

2.环境影响人的健康

环境深受人类的影响,而人类也被环境所左右。环境作为压力源对人类健康产生重要影响。良好的环境可促进人类健康,不良的环境则给人的健康造成危害。在人类所患疾病中,不少与环境的致病因素有关。护理人员应掌握有关环境与健康的知识,为人类创造适于生活、休养的良好环境。

(三)健康

健康是护理学关注的核心内容,人与环境的相互作用直接影响人的健康状态。预防疾病、促进健康是护理人员的天职,对健康的认识也直接影响护理人员的行为。

1.健康是生理、心理、精神等方面的完好状态

1948年WHO将健康定义为:"健康,不仅是没有疾病和身体缺陷,还要有完整的生理、心理状态和良好的社会适应能力。"由此可见人的健康包括了身体、心理和社会各个方面,表明健康是机体内部各系统间的稳定、协调,以及机体与外部环境之间平衡、和谐、适应的良好状态。

2.健康是一个动态、连续变化的过程

如果以一条横坐标表示健康和疾病的动态变化过程,一端代表最佳健康状态,另一端则代表病情危重或死亡(见图 1-1),每个人的健康状况都处在这一连续体的某一点上,且时刻都在动态变化之中。当人成功地保持内外环境的和谐稳定时,人处于健康完好状态;当人的健康完整性受到破坏、应对失败时,人的健康受损继而产生疾病,甚至死亡。护理工作的范围包括健康的全过程,即从维护最佳的健康状态到帮助濒临死亡的人平静、安宁、有尊严地死去。护理人员有责任促进人类向健康的完好状态发展。

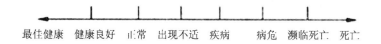

最佳健康　健康良好　正常　出现不适　疾病　病危　濒临死亡　死亡

图 1-1　健康-疾病动态连续变化过程示意图

3.人类的健康观念受多方面因素的影响

人生活在自然和社会环境中,有着复杂的生理、心理活动。社会背景、经济水平、文化观念等直接影响人们对健康的认识和理解,每个人对健康问题形成自己的看法或信念。护士可在帮助人们转变不正确或不完整的健康观念和采取健康生活方式等方面发挥作用。

(四)护理

护理的概念是随着护理专业的建立和发展而不断变化和发展的。护理一词来源于拉丁文"nutricius",原意为抚育、扶助、保护、照顾幼小等。护理是为人的健康提供服务的过程,护理活动是科学、艺术、人道主义的结合。

(1)护理的目的是协助个人促进健康、预防疾病、恢复健康、减轻痛苦。

(2)护理能增强人的应对及适应能力,满足人的各种需要。

(3)护理程序是护理工作必须应用的科学方法,以发挥独立性及相互依赖性的护理功能,满足个人、团体、社会的健康需要。

(4)护理学是一门综合自然科学和社会科学知识的独立的应用科学。护理将持续不断地适应人类健康和社会需要的变化,修正护理人员的角色功能。

人、环境、健康、护理 4 个概念密切相关。护理研究必须注重人的整体性、人与社会的整体性、人与自然的整体性,只有把人和自然、社会看成一个立体网络系统,把健康和疾病放在整个自然、社会的背景下,运用整体观念,才能探索出护理学的规律,促进护理学的发展。

二、护理学概念的形成与发展

自南丁格尔创建护理专业以来,护理学科不断变化和发展。从理论研究来看,护理学的变化和发展可概括地分为 3 个阶段。

（一）以疾病为中心的护理阶段（1860年至20世纪40年代）

这一阶段为现代护理发展的初期。当时医学科学的发展逐渐摆脱了宗教和神学的影响,在相继提出各种科学学说、考虑患病的原因时,只考虑细菌或外伤因素,认为无病就是健康。因此,一切医疗行为都围绕疾病进行,以消除病灶为基本目标,从而形成了"以疾病为中心"的医学指导思想。受这一思想的影响,加之护理在当时还没有形成自己的理论体系,护理的概念仅限于协助医生诊疗、消除身体的疾患、恢复正常功能。护士成为医生的助手,护理的服务方式是执行医嘱、完成护理常规和技术操作程序。

1859年,南丁格尔提出护理的定义是:"通过改变环境,使患者处于最佳状态,待其自然康复。"

（二）以患者为中心的护理阶段（20世纪40年代至20世纪70年代）

20世纪40年代,系统论、人的基本需要层次论、人和环境的相互关系学说等理论的提出和确立,为护理学的进一步发展奠定了理论基础。1948年,WHO提出了新的健康观,为护理研究提供了广阔的领域。此后护理学者提出了以系统论为基础的护理程序,为护理实践提供了科学的方法。20世纪60年代以后,相继出现了一些护理理论,提出应重视人是一个整体的观念,从此,在疾病护理的同时,开始注重人的整体护理。1977年,美国医学家恩格尔（Engel）提出了"生物-心理-社会医学模式"。这一新的医学模式强化了人是一个整体的思想,从而引起护理学概念的变化,即强调以患者为中心的宗旨,运用护理程序为患者提供整体护理。护士与医生的关系为合作伙伴关系,护士与患者的关系更加密切。

1943年,奥利维尔（Olivier）认为:护理是艺术和科学的结合,包括照顾患者的一切,增进其智力、精神、身体的健康。

1957年,克瑞特（Cret）提出:护理是对患者加以保护、教导,以满足患者不能自我照料的基本需要,使患者舒适。

20世纪60年代,约翰森（Johnson）认为:护理是某些人在某种应激或压力下不能达到自己的需要,护士给其提供技术需要,解除其应激,以恢复原有的内在平衡的过程。

以患者为中心的护理改变了护理的内容和方法,但护理的研究内容仍局限于患者的康复,护理的工作场所限于医院内,尚未涉及群体保健和全民健康。

（三）以人的健康为中心的护理阶段（20世纪70年代至现在）

随着社会的发展和科学技术的日新月异,疾病谱发生了很大变化。过去威胁人类健康的传染病得到了很好的控制,而与人的行为、生活方式相关的疾病如心脑血管病、恶性肿瘤、意外伤害等成为威胁人类健康的主要问题。同时,随着人们物质生活水平的提高,人类对健康的需求也日益增加。1977年,WHO提出的"2000年人人享有卫生保健"的战略目标成为护理专业发展的指导方向。

护理是以整体的人的健康为中心,服务范围扩展到健康和疾病的全过程,服务对象从个体扩展到群体。

1966 年,弗吉尼亚·亨德森(Virginia Henderson)指出:护理的独特功能是协助个体(患病者、健康人)执行各项有利于健康或恢复健康的活动。

1970 年,美国护理学家罗吉斯(Rogers)提出:护理是协助人们达到其最佳的健康潜能状态,护理的服务对象是所有的人,只要有人的场所就有护理服务。护理要适应、支持或改革人的生命过程,促进个体适应内外环境,使人的生命潜能得到发挥。

1980 年,美国护士会将护理定义为:"护理是诊断和处理人类对现存的和潜在的健康问题的反应。"此定义对世界各国的护理学影响很大,被许多国家赞同和采用。这一定义揭示了护理学所具有的科学性和独立性。护理是研究健康问题的"反应",而"反应"可以包括人的身体、智力、精神和社会的各个方面,表明护理以处于各种健康水平的人为研究对象。护士的职责是通过识别"反应",制定和实施护理计划,并对护理结果进行评价,完成"诊断"和"处理"人类对健康问题的反应的任务。

概括地说,现代护理学是为人类健康服务的,是自然科学与社会科学相结合的一门综合性的应用学科,它是科学、艺术和人道主义的结合。

第三节　护理学的内容和范畴

一、护理学的任务和范围

(一)护理学的任务和目标

随着护理学科的发展,护理学的任务和目标发生了深刻变化,在保护人的健康、防治重大疾病、提高人口素质、解决社会生活中出现的卫生保健问题等方面担负着重大的使命。WHO 护理专家会议提出了健康疾病 5 个阶段中应提供的健康护理。

(1)健康维持阶段:通过护理活动使个体尽可能达到并维持健康状态。

(2)疾病易感阶段:帮助人群获得维持健康的知识,预防疾病的发生。

(3)早期检查阶段:尽快识别、诊断和治疗处于疾病早期的个体,减轻身心痛苦。

(4)临床疾病阶段:运用护理知识和技能帮助疾病中的个体解除痛苦和战胜疾病;给予濒死者必要的安慰和支持。

(5)疾病恢复阶段:帮助解决个体出现的健康问题,减少残障的发生,或帮助残障者进行功能锻炼,从活动中获得自信,把残疾损害降到最低限度,提高健康水平。

在尊重人的需要和权利的基础上,提高人的生命质量是护理的目标,并通过"促进健康,预防疾病,恢复健康,减轻痛苦"来体现。护理的最终目标不仅是维护和促进个人、家庭、社会高水平的健康,而且是最终提高整个人类社会的健康水平。

（二）护理学的研究和工作范围

1.护理学基础知识和技能

护理学的基本概念和理论、基础护理措施的原理和方法,以及基本和特殊护理技术操作是护理实践的基础,如饮食护理、病情观察、排泄护理、临终关怀等。

2.临床专科护理

以护理学及相关学科理论为基础,结合临床各专科患者的特点及诊疗要求,为患者进行身心整体护理。如内科护理、外科护理、妇科护理、儿科护理、急救护理、康复护理等,以及专科护理技能操作。

3.护理交叉学科和分支学科

随着现代科学的高度分化和广泛综合,护理学与自然科学、社会科学、人文科学等多学科相互渗透。在理论上相互促进,在方法上相互启迪,在学术上相互借用,形成许多新的综合型、边缘型的交叉学科和分支学科,如护理心理学、护理教育学、护理管理学、护理伦理学、护理美学及老年护理学、社区护理学、急救护理学等,从而在更大范围内促进了护理学的发展。

4.不同人群的护理

社会对护理的需求不仅仅局限于在医院为个人提供护理服务,护理还要在不同场所、面对不同人群发挥作用。例如,社区护理、职业护理,学校和托幼机构的护理与预防疾病,促进儿童生长发育,为有特殊心理、行为问题的儿童和家庭提供帮助,这些领域也是护理工作和研究的重要方面。

5.护理教育

护理教育一般分为基本护理教育、毕业后护理教育和继续护理教育三大类,护理教育是以护理学和教育理论为基础,培养合格实践者,是保证护理专业适应未来需要的基础。护理教育活动包括制定教育培养方向、制定各种层次教育项目的培养目标、设置和实施教学计划、教学评价、研究教与学的方法、学生能力培养、教师队伍建设等内容。

（三）护理管理

运用管理学的理论和方法,对护理工作的诸要素——人、物、财、时间、信息进行科学的计划、组织、指挥、协调和控制,以提高护理工作的效率、效果,以及质量。

（四）护理科研

护理研究对护理学知识体系的发展有深远的影响。运用观察、科学实验、调查分析等方法揭示护理学的内在规律,促进护理理论、知识、技术的更新。护理人员有责任通过科学研究的方法推动护理学的发展。

总之,随着科学技术的进步和护理科研创作的开展,护理学的内容和范畴将不断丰富和完善。

二、护理工作方式

(一)功能制护理

功能制护理方式始于 20 世纪 30 年代,依据生物-医学模式将护理工作的内容归纳为处理医嘱、打针发药、生活护理等若干项,机械地分配给护理人员,护士被分为"巡回护士""治疗护士""办公室护士"等。优点:护士分工明确,易于组织管理,节约时间,节省人力。缺点:为患者提供的各种护理活动相互分离,呈间断性,护士与患者交流机会少,较难掌握患者的心理、社会需求的全面情况,易致护士倦怠,难以发挥护士的主动性和创造性。

(二)责任制护理

责任制护理是在 20 世纪 70 年代医学模式转变过程中发展起来的。由责任护士和辅助护士按护理程序对患者进行系统的整体护理。其结构是以患者为中心,患者从入院到出院期间的所有护理始终由一名责任护士实行 8h 在岗、24h 负责制。责任护士以护理程序为基本工作方法,对所护理的患者及其家庭进行生理、心理和社会的全面评估,制定护理计划和实施护理措施,并评价护理效果。责任护士不在岗时,由辅助护士按责任护士的计划实施护理。优点:护士责任明确,能全面了解患者情况,为患者提供连续、整体、个别化的护理;调动了护士的积极性,增强了责任心;密切了护患关系;有利于护理工作从从属地位上升为独立工作体系。缺点:此种护理需较多高水平的责任护士;护士间不了解各自患者的情况,易造成责任护士间的距离感,工作繁忙时,难以互相帮助;同时,护士须负较大的责任,因而带来一定的压力。

(三)系统化整体护理

近年来,我国一些大医院结合临床实际开展了系统化整体护理模式。这种模式的宗旨是:以患者为中心,以现代护理观为指导,以护理程序为方法,将临床护理与护理管理的各个环节系统化。其特点是首先建立指导护理实践的护理哲理,制定以护理程序为框架的护士职责条文和护士行为评价标准,确定病房护理人员的组织结构,建立以护理程序为核心的护理质控系统,编制标准护理计划和标准健康教育计划,设计贯彻护理程序的各种护理表格。在此基础上,以小组责任制的形式对当班患者实施连续的、系统的整体护理。优点:此护理方式提出了新型护理管理观,强调一切护理手段与护理行为均应以增进患者健康为目的,增强了护士的责任感,同时,标准化护理表格的使用减少了护士用于文字工作的时间,护士有更多的机会与患者交流,提供适合患者身、心、社会、文化等需要的最佳护理。缺点:也需较多的护理人员,且各种规范表格及标准计划的制定有一定难度。

不同的护理工作方式各有利弊,在护理学的发展历程中都起了重要作用,在临床护理实践中交错使用。

(四)其他护理方式

1.个案护理

20世纪80年代末,西方一些国家为控制患者的治疗护理费用,采取了缩短住院日、将康复期患者及早转入社区等健康服务机构的措施。一名护士护理一位或几位患者,即由专人负责实施个体化护理。该方式适用于抢救患者或某些特殊患者,也适用于临床教学需要和社区患者的管理。优点:责任明确,可对患者实施全面、细致的护理,满足其各种需要,同时可显示护士个人的才能,满足其成就感;有效利用了财力和物力,患者能较好地应对从医院到社区的转换过程。缺点:个案管理者需要进一步接受培训,对护士的要求较高,耗费人力,不适合所有的患者。

2.小组护理

小组护理起源于20世纪50年代的一些西方国家,其目的是为患者提供可观察的、连续性的护理,即以小组的形式对患者进行护理,小组成员由不同级别的护理人员组成,在组长的计划、指导下共同参与并完成护理任务,实现确定的目标。每组通常由3~4名护士负责10~12位患者。优点:能发挥各级护理人员的作用,较好地了解患者需要,因人施护,弥补功能制护理之不足。同时,小组成员彼此合作,分享成就,可维持良好的工作气氛。缺点:护士的个人责任感相对减弱,且小组成员之间需花费较多时间互相交流。

综上,各种护理工作方式都有自己的优缺点,医院和病房需根据各自现有的条件,包括护士的人数、护理队伍的知识水平和工作能力、患者的具体情况等因素选择适合本单位的护理方式,其根本目的是以整体人为中心,为护理对象提供尽可能优质、高效、低费用的护理服务。

第二章

护理理论

第一节　系统理论

一、系统理论的产生

系统,作为一种思想,早在古代就已萌芽,但作为科学术语使用,还是在现代。系统论的观点起源于 20 世纪 20 年代,由美籍奥地利理论生物学家冯·贝塔朗菲(Von Bertalanlfy)提出,1932－1934 年,他先后发表了《理论生物学》(Theoretical Biology)和《现代发展理论》(Modern development theory),提出用数学和模型来研究生物学的方法和机体系统论概念,可视为系统论的萌芽。1937 年,贝塔朗菲第一次提出一般系统论的概念。1954 年,以贝塔朗菲为首的科学家们创办了"一般系统论学会"。1968 年,贝塔朗菲发表了《一般系统论——基础、发展与应用》(General system theory:Foundation,Development,A pplocntions)。一般系统论主要解释了事物整体及其组成部分间的关系及这些组成部分在整体中的相互作用,其理论框架被广泛应用到许多科学领域,如物理、工程、管理及护理等,并产生了深远的影响。

二、系统的基本概念

（一）系统的概念

系统是由相互联系、相互依赖、相互制约、相互作用的事物和过程组成的,具有整体功能和综合行为的统一体。各种系统,尽管它的要素有多有少,具体构成千差万别,但总由两部分组成:一部分是要素的集合;另一部分是各要素间相互关系的集合。

（二）系统的基本属性

系统是多种多样的,但都具有共同的属性。

1.整体性

组成系统的每个部分都具有各自独特的功能,但这些组成部分不具有或不能代表系统总体的特性。系统整体并不是由各组成部分简单罗列和相加构成的,各部分必须相互作用、相互融合才能构成系统整体。因此,系统整体的功能大于并且不同于各组成部分的总和。

2.相关性

系统的各个要素之间都是相互联系、相互制约,若任何要素的性质或行为发生变化,都会影响其他要素,甚至系统整体的性质或行为。如人是一个系统,作为一个有机体,由生理、心理、社会文化等各部分组成,其整体生理功能又由血液循环、呼吸、消化、泌尿、神经肌肉和内分泌等不同系统和组织器官组成。当一个人神经系统受到干扰,他的消化系统、心血管系统的功能就会受到影响。

3.层次性

对于一个系统来说,它既是由某些要素组成,同时,它自身又是组成更大系统的一个要素。系统的层次间存在着支配与服从的关系。高层次支配低层次,并决定系统的性质,低层次往往是基础结构。

4.动态性

系统是随时间的变化而变化的。系统进行活动,必须通过内部各要素的相互作用,能量、信息、物质的转换,内部结构的不断调整以达到最佳功能状态。此外,系统为适应环境,维持自身的生存与发展,需要与环境进行物质、能量和信息的交流。

5.预决性

系统具有自组织、自调节能力,可通过反馈适应环境,保持系统稳态,这样就呈现某种预决性。预决性程度标志系统组织水平高低。

三、系统的分类

自然界或人类社会可存在千差万别的各种系统,可从不同角度对它们进行分类。分类方法如下。

(一)按组成系统的要素性质分类

系统可分成自然系统与人造系统。自然系统如生态系统、人体系统等;人造系统如机械系统、计算机软件系统等。自然系统与人造系统的结合,称复合系统,如医疗系统、教育系统。

(二)按组成系统的内容分类

系统可分为物质系统与概念系统。物质系统如动物、仪器等;概念系统如科学理论系统、计算机程序软件等。多数情况下,物质系统与概念系统是相互结合、密不可分的。

(三)按系统与环境的关系分类

系统可分为开放系统与封闭系统。封闭系统是指与环境间不发生相互作用的系统,即与环境没有物质、信息或能量的交换,事实上绝对的封闭系统是不存在的。

与封闭系统相反,开放系统是指通过与环境间的持续相互作用,不断进行物质、能量和信息交流的系统,如生命系统、医院系统等。在开放系统中,按系统有无反馈可分为开环系统与闭环系统。没有反馈的系统称开环系统,有反馈的系统称闭环系统。

(四)按系统运动的属性分类

系统可分为动态系统与静态系统。动态系统如生物系统、生态系统;静态系统如一个建筑群、基因分析图谱等。

四、系统理论的基本原则及在护理实践中的应用

(一)整体性原则

整体性原则是系统理论最基本的原则,也是系统理论的核心。

1.从整体出发,认识、研究和处理问题

护理人员在处理患者健康问题时,要以整体为基本出发点,深入了解、把握整体,找出解决问题的有效方法。

2.注重整体与部分、部分与部分之间的相互关系

从整体着眼,从部分入手,把护理工作的重点放在系统要素的各种联系上。如医院的护理系统从护理部到病区助理护士,任何一个要素薄弱,都会影响医院护理的整体效应。

3.注重整体与环境的关系

整体性原则要求护理人员在护理患者时,要考虑系统对环境的适应性,通过调整人体系统内部结构,使其适应周围环境,或是改变周围环境,使其适应系统发展的需要。

(二)优化原则

系统的优化原则是通过系统的组织和调节活动,使系统在一定环境下达到最佳状态,发挥最佳功能。

1.局部效应

应服从整体效应,系统的优化是与系统整体性紧密联系的,当系统的整体效应与局部效应不一致时,局部效应须服从整体效应。护理人员在实施计划护理中,都要善于抓主要矛盾,追求整体效应,实现护理质量、效率的最优化。

2.坚持多极优化

优化应贯穿系统运动全过程。护理人员在护理患者时,为追求最佳护理活动效果,从确定患者健康问题、确定护理目标、制订护理措施、实施护理计划、建立评价标准等都要进行优化抉择。

3.优化的绝对性与相对性相结合

优化本身的"优"是绝对的,但优化的程度是相对的。护理人员在工作中选择优

化方案时,应从实际出发、科学分析、择优而从,如工作中常会遇到一些牵涉多方面的复杂病情的患者或复杂研究问题,往往会出现这方面问题解决较好,而那方面问题却未能很好解决,且难找到完善方案的情况。这就要在相互矛盾的需求之中,选择一个各方面都较满意的相对优化方案。

（三）模型化原则

预先设计一个与真实系统相似的模型,通过对模型的研究来描述和掌握真实系统的特征和规律的方法称模型化。在模型化过程中须遵循的原则称模型化原则。在护理研究领域中应用的模型有多种,如形态上可分为具体模型与抽象模型。从性质上可分为结构模型与功能模型。在设计模型进行护理研究时,必须遵循模型化原则。模型化原则有以下 3 个方面。

1.相似性原则

模型必须与原型相似,这样建立的模型才能真正反映原型的某些属性、特征和运动规律。

2.简化原则

模型既应真实,又应是原型的简化,如无简化性,模型就失去它存在的意义。

3.客观性原则

任何模型总是真实系统某一方面的属性、特征、规律性的模仿,因此建模时,要以原型作为检验模型客观依据的真实性。

第二节 人类基本需要层次理论

一、需要概述

每个人都有一些基本的需要,包括生理的、心理的和社会的,这些需要的满足使人类得以生存和繁衍发展。

（一）需要的概念

需要是人脑对生理与社会要求的反应。人类的基本需要具有共性,在不同年代、不同地区或不同人群,为了自身与社会的生存与发展,必须对一定的事物产生需求,例如食物、睡眠、情爱、交往等,这些需求反映在个体的头脑中,就形成了他的需要。当个体的需要得到满足时,就处于一种平衡状态,这种平衡状态有助于个体保持健康。反之,当个体的需要得不到满足时,个体则可能陷入紧张、焦虑、愤怒等负性情绪中,严重者可导致疾病的发生。

（二）需要的特征

1.需要的对象性

人的任何需要都是指向一定对象的。这种对象既可以是物质性的，也可以是精神性的。无论是物质性的还是精神性的需要，都须有一定的外部物质条件才可获得满足。

2.需要的发展性

需要是个体生存发展的必要条件，如婴儿期的主要需要是生理需要，少年期则产生了尊重的需要。

3.需要的无限性

需要不会因暂时满足而终止，当某些需要满足后，还可能产生新的需要，新的需要就会促使人们去从事新的满足需要的活动。

4.需要的社会历史制约性

人的各种需要的产生及满足均可受到所处环境条件与社会发展水平的制约。

5.需要的独特性

人与人之间的需要既有相同，也有不同，其需要的独特性是个体的遗传因素、环境因素所决定。在临床工作中，护理人员应细心观察患者需要的独特性，及时给予合理的满足。

（三）需要的分类

需要的常见分类有两种。

1.按需要的起源分类

需要可分生理性需要与社会化需要。生理性需要如饮食、排泄等；社会性需要如劳动、娱乐、交往等。生理性需要主要作用是维持机体代谢平衡；社会性需要的主要作用是维持个体心理与精神的平衡。

2.按需要的对象分类

需要可分物质需要与精神需要。物质需要如衣、食、住、行等；精神需要如认识的需要、交往的需要等。物质需要既包括生理性需要，也包括社会性需要；精神需要是指个体对精神文化方面的要求。

（四）需要的作用

需要是个体从事活动的基本动力，是个体行为积极性的源泉。根据需要的作用，护理人员在护理患者时，既要满足患者的基本需要，又要激发患者依靠自己的力量恢复健康的需要。

二、需要层次理论

许多哲学家和心理学家试图将人的需要这一概念发展成理论，并用以解释人的行为。心理学家亚伯拉罕·马斯洛（Abraham Maslow）于 1943 年提出了人类基本需要层次论,这一理论已被广泛应用于心理学、社会学和护理学等许多学科领域。

(一)需要层次论的主要内容

马斯洛将人类的基本需要分为 5 个层次,并按照先后次序,由低向高依次排列,包括生理的需要、安全的需要、爱与归属的需要、尊敬的需要和自我实现的需要。

1.生理的需要

生理的需要是人类最基本的需要,包括食物、空气、水、温度(衣服和住所)、排泄、休息和避免疼痛。

2.安全的需要

人需要一个安全、有秩序、可预知、有组织的世界,以使其感到有所依靠,不被意外的、危险的事情所困扰,即包括安全、保障、受到保护以及没有焦虑和恐惧。

3.爱与归属的需要

人渴望归属于某一群体并参与群体的活动和交往,希望在群体或家庭中有一个适当的位置,并与他人有深厚的情感,即包括爱他人、被爱和有所归属,避免遭受遗弃、拒绝、举目无亲等痛苦。

4.尊敬的需要

尊敬的需要是个体对自己的尊严和价值的追求,包括自尊和被尊两方面。尊敬需要的满足可使人感到自己有价值、有能力、有力量和必不可少,使人产生自信心。

5.自我实现的需要

自我实现的需要是指一个人要充分发挥自己才能与潜力的要求,是力求实现自己可为之事的要求。

马斯洛在晚年时,又把人的需要概括为三大层次:基本需要、心理需要和自我实现需要。

(二)各需要层次之间的关系

马斯洛不仅将人的需要按照不同层次进行了划分,而且十分强调各层次之间的关系。他指出如下几点。

(1)必须首先满足较低层次的需要,然后再考虑满足较高层次的需要。生理需求是最低层次的,也是最重要的,人在最基本的生理需要满足后,才得以维持生命。

(2)通常一个层次的需要被满足后,更高一层的需要才会出现,并逐渐明显和强烈。例如,人的生理需要得到满足后,会争取满足安全的需要;同样,在安全的需要满足之后,才会提出爱和更高层次的需要。但是,有些人在追求满足不同层次的需要时会置身重叠,甚至颠倒的境况。例如,有的科研工作者为探求科学真理(自我实现),不顾试验场所可能存在危害生命的因素(安全的需要);有的运动员为夺冠军,为祖国争光(自我实现),不考虑自己可能会受伤甚至致残(生理和安全的需要),也要勇往直前。

(3)维持生存所必需的低层次需要是要求立即和持续予以满足的,如氧气;越高层次的需要越可被较长久地延后,如性的需要、尊敬的需要等。但是,这些可被暂时延缓或在不同时期有所变化的需要是始终存在的,不可被忽视的。

(4)人们满足较低层次需要的活动基本相同,如对氧的需要,都是通过呼吸运动来满足。而越是高层次的需要越为人类所特有,人们采用的满足方式越具有差异性,如满足自我实现的需要时,作家从事写作,科学家做研究,运动员参加竞赛等。同时,低层次需要比高层次需要更易确认、更易观测、更有限度,如人只吃有限的食物,而友爱、尊重和自我实现需要的满足则是无限的。

(5)随着需要层次向高层次移动,各种需要满足的意义对每个人来说越具有差异性。这是受个人的愿望、社会文化背景及身心发展水平所决定的。例如,有的人对有一个稳定的职业、受他人尊敬的职位就很满意了,而有的人还要继续学习,获得更高的学位,不断改革和创新。

(6)各需要层次之间可相互影响。例如,有些较高层次需要并非生存所必需,但它能促进生理功能更旺盛,使人的健康状态更佳、生活质量更高,如果不被满足,会引起焦虑、恐惧、抑郁等情绪,导致疾病发生,甚至危及生命。

(7)人的需要满足程度与健康成正比。当所有的需要被满足后,就可达到最佳的健康状态。反之,基本需要的满足遭受破坏,会导致疾病。人若生活在高层次需要被满足的基础上,就意味着有更好的食欲和睡眠、更少的疾病、更好的心理健康和更长的寿命。

(三)需要层次论对护理的意义

需要层次论为护理学提供了理论框架,它是护理程序的理论基础,可指导护理实践有效进行。

(1)帮助护理人员识别患者未满足的需要的性质,以及对患者所造成的影响。

(2)帮助护理人员根据需要层次和优势需要,确定需要优先解决的健康问题。

(3)帮助护理人员观察、判断患者未感觉到或未意识到的需要,给予满足,以达到预防疾病的目的。

(4)帮助护理人员对患者的需要进行科学指导,合理调整各种需要之间的关系,消除焦虑与压力。

三、影响需要满足的因素

当人的需要大部分被满足时,人就能处于一种相对平衡的健康状态。反之,会造成机体环境的失衡,导致疾病的发生。因此,了解可能引起人的需要满足的障碍因素十分必要。

(一)生理的障碍

生理的障碍包括生病、疲劳、疼痛、躯体活动有障碍等,如因腹泻而影响水、电解质的平衡及食物摄入的需要。

（二）心理的障碍

人处于焦虑、恐惧、愤怒、兴奋或抑郁等状态时会影响基本需要的满足,如引起食欲改变、失眠、精力不集中等。

（三）认知的障碍和知识缺乏

人要满足自身的基本需要是要具备相关知识的,如营养知识、体育锻炼知识和安全知识等。人的认知水平较低时会影响对有关信息的接受、理解和应用。

（四）能力障碍

一个人具备多方面能力,如交往能力、动手能力、创造能力等。当个体某方面能力较差,就会导致相应的需要难以满足。

（五）性格障碍

一个人性格与他的需要产生与满足有密切关系。

（六）环境的障碍

如空气污染、光线不足、通风不良、温度不适宜、噪声等都会影响某些需要的满足。

（七）社会的障碍

缺乏有效的沟通技巧、社交能力差、人际关系紧张、与亲人分离等会导致缺乏归属感和爱,也可影响其他需要的满足。

（八）物质的障碍

需要的满足需要一定的物质条件,当物质条件不具备时,以这些条件为支撑的需要就无法满足。如生理需要的满足需要食物、水;自我实现需要的满足需要书籍、实验设备等。

（九）文化的障碍

如地域习俗、信仰、观念的不同、教育的差别等,都会影响某些需要的满足。

四、患者的基本需要

一个人在健康状态下能够由自己来满足各类需要,但在患病时,情况就发生了变化,许多需要不能自行满足。这就需要护理人员作为一种外在的支持力量,帮助患者满足需要。

（一）生理的需要

1.氧气

缺氧、呼吸道阻塞、呼吸道感染等。

2.水

脱水、水肿、电解质紊乱、酸碱失衡。

3.营养

肥胖、消瘦、各种营养缺乏、不同疾病(如糖尿病、肾脏疾病)的特殊饮食需要。

4.体温

过高、过低、失调。

5.排泄

便秘、腹泻、大小便失禁等。

6.休息和睡眠

疲劳、各种睡眠形态紊乱。

7.避免疼痛

各种类型的疼痛。

（二）刺激的需要

患者在患病的急性期，对刺激的需要往往不很明显，当处于恢复期时，此需要的满足日趋重要。如长期卧床的患者，如果他心理上刺激的需要、生活上活动的需要不能满足，那就意味着其心理上、生理上都在退化。因此，卧床患者需要翻身、肢体活动，以减轻或避免皮肤受损、肌肉萎缩等。

长期单调的生活不但引起体力衰退、情绪低落，智力也会受到影响。故应注意环境的美化，安排适当的社交和娱乐活动。长期住院的患者更应注意满足刺激的需要，如布置优美、具有健康教育性的住院环境，病友之间的交流和娱乐等。

（三）安全的需要

患病时由于环境的变化、舒适感的改变，安全感会明显降低，如担心自己的健康没有保障；寂寞和无助感；怕被人遗忘和得不到良好的治疗和护理；对各种检查和治疗产生恐惧和疑虑；对医护人员的技术不信任；担心经济负担问题等。具体护理内容包括以下两点。

1.避免身体伤害

应注意防止发生意外，如地板过滑、床位过高或没有护栏、病室内噪声、院内交叉感染等均会对患者造成伤害。

2.避免心理威胁

应进行入院介绍和健康教育，增强患者自信心和安全感，使者对医护人员产生信任感和可信赖感，促进治疗和康复。

（四）爱与归属的需要

患病住院期间，由于与亲人的分离和生活方式的变化，满足感受到影响，这种需要就变得更加强烈，患者常常希望得到亲人、朋友和周围人的亲切关怀、理解和支持。护理人员要通过细微、全面的护理，与患者建立良好的护患关系，允许家属探视，鼓励亲人参与护理患者的活动，帮助患者之间建立友谊。

（五）自尊与被尊敬的需要

在爱和所属的需要被满足后，患者也会感到被尊敬和被重视，因而这两种需要是相关的。患病会影响自尊需要的满足，患者会觉得因生病而失去自身价值或成为他人的负担,护理人员在与患者交往中,始终保持尊重的态度、礼貌的举止。

注意帮助患者感到自己是重要的、是被他人接受的,如礼貌称呼患者的名字,而不是床号;初次与患者见面时,护士应介绍自己的名字;重视、听取患者的意见;让患者做力所能及的事,使患者感到自身的价值。

在进行护理操作时,应注意尊重患者的隐私,减少暴露;为患者保密;理解和尊重患者的个人习惯、价值观、宗教信仰等,不要把护士自己的观念强加给患者,以增加其自尊和被尊感。

（六）自我实现的需要

个体在患病期间最受影响而且最难满足的需要是自我实现的需要。特别是有严重的能力丧失时,如失明、耳聋、失语、瘫痪、截肢等对人的打击更大。但是,疾病也会对某些人的成长起到促进作用,从而对自我实现有所帮助。此需要的满足因人而异,护理的功能是切实保证低层次需要的满足,使患者意识到自己有能力、有潜力,并加强学习,为自我实现创造条件。

五、满足患者需要的方式

护理人员满足患者需要的方式有 3 种。

（一）直接满足患者的需要

对于暂时或永久丧失自我满足某方面需要能力的患者,护理人员应采取有效措施来满足患者的基本需要,以减轻痛苦,维持生存。

（二）协助患者满足需要

对于具有或恢复一定自我满足需要能力的患者,护理人员应有针对性地给予必要的帮助和支持,提高患者自护能力,促进早日康复。

（三）间接满足患者的需要

可通过卫生宣教、健康咨询等多种形式为护理对象提供卫生保健知识,避免健康问题的发生或恶化。

第三节　应激与适应理论

一、应激及其相关内容

（一）应激

应激,又称压力或紧张,是指内、外环境中的刺激物作用于个体而使个体产生的一种身心紧张状态。应激可降低个体的抵抗力、判断力和决策力,例如面对突如其来的意外事件或长期处于应激状态,可影响个体的健康甚至致病;但应激也可促使个体积极寻找应对方法、解决问题,如面临高考时紧张复习、护士护理患者时遇到疑难问题设法查阅资料、请教他人等。人在生活中随时会受到各种刺激物的影响,因此应激贯穿于人的一生。

(二)应激原

应激原又称压力原或紧张原,任何对个体内环境的平衡造成威胁的因素都称为应激原。应激原可引起应激反应,但并非所有的应激原对人体均产生同样程度的反应。常见的应激原分为以下 3 类。

1.一般性的应激原

(1)生物性:各种细菌、病毒、寄生虫等。

(2)物理性:温度、空气、声、光、电、外力、放射线等。

(3)化学性:酸、碱、化学药品等。

2.生理病理性的应激原

(1)正常的生理功能变化:如月经期、妊娠期、更年期,或基本需要没有得到满足,如饮食、性欲、活动等。

(2)病理性变化:各种疾病引起的改变,如缺氧、疼痛、电解质紊乱、乏力等,以及手术、外伤等。

3.心理和社会性的应激原

(1)一般性社会因素:如生离死别、搬迁、旅行、人际关系纠葛及角色改变,如结婚、生育、毕业等。

(2)灾难性社会因素:如地震、水灾、战争、社会动荡等。

(3)心理因素:如应付考试、参加竞赛、理想自我与现实自我冲突等。

(三)应激反应

应激反应是对应激原的反应,可分为两大类。

1.生理反应

应激状态下身体主要器官系统产生的反应包括心率加快、血压增高、呼吸深快、恶心、呕吐、腹泻、尿频、血糖增加、伤口愈合延迟等。

2.心理反应

如焦虑、抑郁,使用否认、压抑等心理防卫机制。

一般来说,生理和心理反应经常是同时出现的,因为身心是持续互相作用的。应激状态下出现的应激反应常具有以下规律:①一个应激原可引起多种应激反应的出现,如当贵重物品被窃后,个体可能出现心悸、头晕,同时感觉愤怒、绝望。此时,头脑混乱无法做出正确决定。②多种应激原可引起同一种应激反应。③对极端的应激原如灾难性事件,大部分人都会以类似的方式反应。

二、有关应激学说

汉斯·塞尔耶(Hans selye)是加拿大的生理学家和内分泌学家,也是最早研究应激的学者之一。早在1950年,塞尔耶在《应激》(stress)一书中就阐述了他的应激学说。他的一般理论对全世界的应激研究产生了影响。他认为应激是身体对任何需要做出的非特异性反应。例如,不论个人处于精神紧张、外伤、感染、冷热、X线侵害等任何情况下,身体都要发生反应,而这些反应是非特异性的。

塞尔耶还认为,当个体面对威胁时,无论是什么性质的威胁,体内都会产生相同的反应群,他称之为全身适应综合征(GAS),并提出这些症状都是通过神经内分泌途径产生的(见图2-1)。

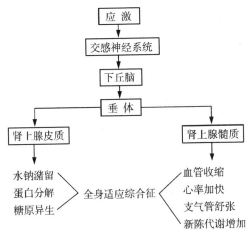

图2-1 应激反应的神经内分泌途径

全身适应综合征解释了为什么不同的应激原可以产生相同的应激反应,尤其是生理应激的反应。此外,塞尔耶还提出了局部适应综合征(LAS)的概念,即机体对应激原产生的局部反应,这些反应常发生在某一器官或区域,如局部的炎症、血小板聚集、组织修复等。

无论GAS还是LAS,塞尔耶认为都可以分为3个独立的阶段(见图2-2)。

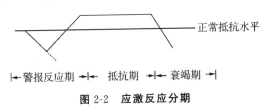

图2-2 应激反应分期

(一)警报反应期

这是应激原作用于身体的直接反应。应激原作用于人体,开始抵抗力下降,如果应激原过强,可致抵抗力进一步下降而引起死亡。但绝大多数情况下,机体开始防御,如激活体内复杂的神经内分泌系统功能,使抵抗水平上升,并常常高于机体正常抵抗水平。

(二)抵抗期

若应激原仍然存在,机体将保持高于正常的抵抗水平与应激原抗衡。此时机体也处于对应激适应的阶段。当机体成功地适应了应激之后,GAS 将在此期结束,机体的抵抗力也将由原有的水平有所提高。相反则由此期进入衰竭期。

(三)衰竭期

发生在应激原强烈或长期存在时,机体所有的适应性资源和能力被消耗殆尽,抵抗水平下降。表现为体重减轻,肾上腺增大,随后衰竭,淋巴腺增大,淋巴系统功能紊乱,激素分泌先增加后衰竭。这时若没有外部力量如治疗、护理的帮助,机体将产生疾病甚至死亡。

由此可见,为防止应激原作用于机体产生衰竭期的后果,运用内部或外部力量及时去除应激原、调整应激原的作用强度,保护和提高机体的抵抗水平是非常重要的。

塞尔耶认为,不仅 GAS 分为以上 3 期,LAS(局部适应综合征)S 也具有这样3 期的特点,只是当 LAS 的衰竭期发生时,全身适应综合征的反应将开始被激活和唤起。

三、适应与应对

(一)适应

适应是指应激原作用于机体后,机体为保持内环境的平衡而做出改变的过程。适应是生物体区别于非生物体的特征之一,而人类的适应又比其他生物更为复杂。适应是生物体调整自己以适应环境的能力,或促使生物体更好地生存的一个过程。适应性是生命的最卓越特性,是内环境平衡和对抗应激的基础。

(二)应对

应对即个体对抗应激原的手段。它具有两方面的功能:一个是改变个体行为或环境条件来对抗应激原;另一个是通过应对调节自身的情绪情感并维持内环境的稳定。

(三)适应的层次

人的适应层次不同于其他生物体,除生理层次的适应外,还有心理、社会文化、知识技术层次的适应。

1.生理层次

生理适应是指发生在体内的代偿性变化。如一个从事脑力劳动的人进行跑步锻炼,开始会感到肌肉酸痛、心跳加快,但坚持一段时间后,这些感觉就会逐渐消失,这是由于体内的器官慢慢地增加了强度和功效,适应了跑步对身体增加的需求。

2.心理层次

心理适应是指当人们经受心理应激时,如何调整自己的态度去认识情况和处理情况。如癌症患者平静接受自己的病情,并积极配合治疗。

3.社会文化层次

社会适应是调整个人的行为,使之与各种不同群体,如家庭、专业集体、社会集团等信念、习俗及规范相协调。如遵守家规、校规、院规。

4.知识技术层次

知识技术是指对日常生活或工作中涉及的知识及使用的设备、技术的适应。例如,电脑时代年轻人应学会使用电脑,护士能够掌握使用先进监护设备、护理技术的方法等。

(四)适应的特性

所有的适应机制,无论是生理的、心理的、文化的或技术的,都有一些共同特性。①所有的适应机制都是为了维持最佳的身心状态,即内环境的平衡和稳定。②适应是一种全身性的反应过程,可同时包括生理、心理、社会文化甚至技术各个层次。如护士学生在病房实习时,不仅要有充足的体力和心理上的准备,还应掌握足够的专业知识和操作技能,遵守医院、病房的规章制度,并与医生、护士、患者和其他同学做好沟通工作。③适应是有一定限度的,这个限度是由个体的遗传因素(身体条件、才智及情绪的稳定性)决定的。如人对冷热不可能无限制地耐受。④适应与时间有关,应激原来得越突然,个体越难以适应;相反,时间越充分,个体越有可能调动更多的应对资源抵抗应激原,适应得就越好,如急性失血时,易发生休克,而慢性失血则可以适应,一般不发生休克。⑤适应能力有个体差异,这与个人的性格、素质、经历、防卫功能的使用有关。比较灵活和有经验的人,能及时对应激原做出反应,也会应用多种防卫机制,因而比较容易适应环境而生存。⑥适应功能本身也具有应激性。如许多药物在帮助个体对付原有疾病时,药物产生的不良反应又成为新的应激原给个体带来危害。

(五)应对方式

面对应激原个体所使用的应对方式、策略或技巧是多种多样的。常用的应对方式如下。

1.去除应激源

避免机体与应激原的接触,如避免食用引起变态反应的食物,远离过热、过吵及不良气味的地方等。

2.增加对应激的抵抗力

适当的营养、运动、休息、睡眠,戒烟、酒,接受免疫接种,定期做疾病筛查等,以便更有效地抵抗应激源。

3.运用心理防卫功能

心理上的防卫能力决定于过去的经验、所受的教育、社会支持系统、智力水平、生活方式、经济状况及出现焦虑的倾向等。此外,坚强度也应作为对抗应激原的一种人格特征。因为一个坚强而刻苦耐劳的人相信:人生是有意义的;人可以影响环境;变化是一种挑战。这种人在任何困境下都能知难而进,尽快适应。人的一生都在学习新的应对方法,以对抗和征服应激原。

4.采用缓解紧张的方法

缓解紧张的方法包括:①身体运动,可使注意力从担心的事情上分散开来而减轻焦虑。②按摩。③松弛术。④幽默等技术。

5.寻求支持系统的帮助

一个人的支持系统是由那些能给予他物质上或精神上帮助的人组成的,常包括其家人、朋友、同事、邻居等。此外,曾有过与其相似经历并能很好应对的人,也是支持系统中的重要成员。当个体处于应激状态时,非常需要有人与他一起分担困难和忧愁,共同讨论解决问题的良策,支持系统在对应激的抵抗中起到了强有力的缓冲剂的作用。

6.寻求专业性帮助

寻求专业性帮助包括医生、护士、理疗师、心理医生等专业人员的帮助。人一旦患有身心疾病,就必须及时寻找医护人员的帮助。由医护人员提供针对性的治疗和护理,如药物治疗、心理治疗、物理疗法等,并给予必要的健康咨询和教育来提高患者的应对能力,以利于疾病的痊愈。

四、应激与适应在护理中的应用

应激原作用于个体,使其处于应激状态时,个体会选择和采取一系列的应对方法对应激进行适应。若适应成功则机体达到内环境的平衡;适应失败,会导致机体产生疾病。为帮助患者提高应对能力,维持身心平衡,护理人员应协助住院患者减轻应激反应,措施如下。①评估患者所受应激的程度、持续时间、过去个体应激的经验等。②分析患者的具体情况,协助患者找出应激原。③安排适宜的住院环境,减少不良环境因素对患者的影响。④协助患者适应实际的健康状况,应对可能出现的心理问题。⑤协助患者建立良好的人际关系,并与家属合作减轻患者的陌生、孤独感。

第三章
水、电解质、酸碱失衡患者的护理

第一节 水、钠失衡

机体失液时,水和钠可同时丢失。按失水和失钠的比例不同,缺水可分为①高渗性缺水:失水多于失钠,血清钠高于 150 mmol/L,细胞外液渗透压增高。绝大多数因为原发病而直接引起,故又称原发性缺水。②低渗性缺水:失钠多于失水,血清钠低于 135 mmol/L,细胞外液渗透压降低。绝大多数患者是失水后处理不当间接引起,故又称继发性缺水或慢性缺水。③等渗性缺水:水和钠成比例地丧失,血钠在正常范围,细胞外液渗透压保持正常。等渗性缺水是患者短时间内大量失液所致,故又称急性缺水,是外科临床上最为常见的缺水类型。

一、病因

(一)高渗性缺水
(1)水分摄入不足:如长期禁食、上消化道梗阻、昏迷而未补充液体。
(2)排出过多:高热、呼吸增快、气管切开术后及大量应用渗透性利尿剂。

(二)低渗性缺水
(1)主要因体液持续丢失引起:反复呕吐、腹泻、肠瘘,或大面积烧伤、创面慢性渗液等。
(2)治疗失当:失液后,摄入大量非电解质,细胞外液稀释引起。

(三)等渗性缺水
因急性体液丢失引起:大出血,大面积烧伤,早期、急性腹膜炎,大量呕吐和急性肠梗阻等。

二、护理评估

(一)健康史
(1)详细了解患者的原发病因。

（2）观察患者引起水钠代谢失调的因素是否继续存在：体温过高、呕吐、腹泻和使用利尿剂等。

（3）评估患者缺水的严重程度及失水、失钠后处理是否合理。

（二）身体状况

（1）高渗性缺水：以缺水为主，随着缺水程度的不同，患者临床表现各异（见表 3-1）。

表 3-1　高渗性缺水临床分度

临床分度	临床特征	失水量（占体重%）
轻度	口渴，尿少	2%～4%
中度	严重口渴，尿少，比重高，皮肤黏膜干燥、弹性差，眼窝下陷，小儿有前囟凹陷	4%～6%
重度	除上述症状加重外，出现躁狂、幻觉、谵妄，甚至昏迷等脑功能障碍症状；或脉搏细速、血压下降，甚至发生休克	6%以上

（2）低渗性缺水：以缺钠为主，较早出现周围循环衰竭，但无口渴；尿量早期正常或有所增多，后期尿量减少，尿比重低；缺水征象明显；根据按血清钠浓度分为轻、中、重度（见表 3-2）。

表 3-2　低渗性缺水临床分度

临床分度	血清钠浓度（mmol/L）	临床分度	失 NaCl 量（g/kg 体重）
轻度	130～135	头晕、疲乏、恶心、手足麻木、表情淡漠等	0.5
中度	120～130	上述症状加重，并出现缺水征象和血容量不足	0.5～0.75
重度	<120	进一步出现昏迷、肌肉抽搐、腱反射减弱、消失、木僵、休克	>0.75

（3）等渗性缺水：早期，以丢失细胞外液为主，血容量减少明显；如未及时治疗，可出现渗透压增高。临床上既有口渴、尿少等缺水征象；又有恶心、乏力、头昏等缺钠症状。

（三）心理-社会状况

体液失衡多以疾病的并发症出现，因而常有原发疾病所致的心理与社会反应。

（四）辅助检查

（1）高渗性缺水：尿比重>1.025。

（2）等渗性缺水：血清钠>150 mmol/L，血浆渗透压>310 mmol/L；尿量减少，尿比重>1.025。

（3）低渗性缺水：血清钠<135 mmol/L，血浆渗透压<280 mmol/L；尿钠减少，尿比重<1.010。

三、护理诊断及合作性问题

(一)焦虑

与担心原发病及预后有关。

(二)体液不足

与水分摄入不足或丢失过多有关。

(三)心排血量不足

与血容量下降有关。

(四)潜在并发症

如休克、脑水肿、肺水肿(多见于低渗性脱水)。

四、护理措施

(一)一般护理

根据原发病情况,注意指导患者休息和活动,避免意外受伤;对禁食者加强口腔护理,对能进食者加强营养。

(二)治疗配合

(1)治疗原则:任何类型缺水,都应积极治疗原发病,并合理补液。①高渗性缺水:轻度患者饮水即可。不能饮水或中度以上患者,应首先静脉输注 5% 葡萄糖溶液。②低渗性缺水:轻度缺水患者饮含盐饮料即可。不能饮水或中度缺水患者静脉输注等渗盐水;重度缺水患者可先输入少量高渗盐水(3%～5% 氯化钠溶液 200～300 mL),以迅速提高细胞外液渗透压。③等渗性缺水:轻度缺水患者可饮含盐饮料。不能饮水或中度缺水患者,应首先静脉输注等渗盐水或平衡盐溶液。

(2)输液量计算:输液总量、种类和补液方法,遵医嘱执行。①补液总量的组成:生理需要量,成人每天可补水分约 2 000～2 500 mL,氯化钠 5～9 g,氯化钾 2～3 g,葡萄糖需 100～150 g 以上。累积丧失量,是指从发病到就诊时累计损失的体液总量,可根据脱水或缺钠程度估计。额外损失量,是指治疗过程中继续丢失量,如体腔引流液量、发热估计丢失的水分。②补液总量的计算:第 1 个 24h 补液量＝生理需要量＋1/2 已经丧失量;第 2 个 24h 补液量＝生理需要量＋1/2 已经丧失量＋前 24h 额外损失量;第 1 个 24h 补液是治疗的关键,通常可大体纠正体液失衡或使病情好转。次日已经丧失量应根据病情变化酌情减免,额外损失量按实际情况给予。③补液种类:原则上按"缺什么、补什么"补给。

(3)补液原则及方法:补充液体时,应注意以下原则。①先盐后糖,但高渗性缺水例外。②先晶体后胶体,先输入晶体液有利于维持血浆晶体渗透压,扩充血容量。③先快后慢,迅速改善缺水、缺钠状态,病情缓解后,应减慢滴速,以防心肺负担加重。④液种交替,避免长时间输注单一液体所造成新的失衡。⑤尿畅补钾,一般要求尿量在 40 mL/h 以上,方可补钾。

（三）病情观察

平衡盐溶液包括乳酸钠林格溶液、碳酸氢钠等渗盐水,因为氯离子浓度更接近生理正常值,临床上常代替等渗盐水使用。其中乳酸钠林格溶液不宜用于休克和肝功能不全的患者,以免加剧乳酸根离子的蓄积和加重肝内转化的负担。

（1）观察并记录生命体体征、意识状况。

（2）补充体液时,应监测体循环是否负荷过重。若出现颈静脉扩张,呼吸困难,中心静脉压和肺动脉压上升,心动过速等现象,应及时处理。

（3）动态监测血液各项指标,了解体液失衡状况及症状发展变化,如体重、出入量、尿量及尿比重的变化、低血压、脉率增快、皮肤弹性降低、体温增高和虚弱等,以作为补液的依据。

（4）观察有无并发症和其他并发症的发生:有无高血糖征象（如口渴、多饮、多尿、尿糖和疲倦等）;尿量每小时不足 30 mL 时,可能会有休克、发热、肾衰竭发生,应立刻报告医生。

（四）心理护理

对患者出现的焦虑、恐惧等各种心理变化表示理解,告知患者和家属,当体液平衡得到纠正时,即可恢复正常,帮助患者缓解压力,减轻其恐惧、焦虑心理,增强患者战胜疾病的信心。

（五）健康指导

（1）高度关注和重视导致体液失衡的原发疾病、诱因:如频繁呕吐及腹泻、体温过高者,应尽早就诊处理,预防体液失衡。

（2）对特殊行业或工作环境（如高温环境、高强度体育活动者）,出汗较多的,要增强预防意识,及时补充水分及部分含盐饮料等。

第二节　血钾失衡

钾离子（K^+）是细胞内液中的主要阳离子,细胞内钾含量约占机体总量 97% 以上,细胞外含量低于 3%,正常血清钾离子（血清 K^+）浓度为 3.5～5.5 mmol/L。正常人每天需要约 40 mmol 的钾,主要经食物摄入,80% 以上经肾排出。醛固酮对肾起着储钠排钾的作用。葡萄糖合成糖原时,钾可移入细胞内;在酸中毒及细胞膜受损等情况下,钾离子可移出细胞。由于细胞外液钾离子浓度变动范围较小,钾离子在维持神经、肌肉应激性和心肌的收缩与传导上,有至关重要的作用。血钾微小变化,即会改变细胞内外钾离子的电场,影响细胞的正常功能,从而引起细胞正常代谢活动的明显障碍,甚至危及生命。血钾与细胞外液的渗透压关系甚小,血钾浓度变化与体内钾总量不一定呈平行关系。临床上根据血钾高低,将其分为低钾血症和高钾血症,以前者更为常见。

一、低钾血症

血清 K^+ 浓度低于 3.5 mmol/L 称低钾血症。

(一)病因

凡是引起血清钾丢失或减少的情况,均可引起低钾血症。病因主要有 3 类。

1.钾摄入不足

(1)昏迷、吞咽困难、厌食、极端偏食、术后长期不能进食。

(2)营养不良。

(3)行胃肠内外营养时,补钾不足。

2.钾丢失过多

(1)呕吐、腹泻、胃肠减压,消化道外瘘、急性肾衰竭的多尿期等。

(2)长期使用排钾性利尿剂与肾上腺皮质激素。

(3)糖尿病性酸中毒。

3.钾由细胞外向细胞内转移过多(分布异常)

(1)碱中毒及大量碳酸氢钠输入。

(2)全静脉高营养疗法时补钾不足。

(3)静脉输注胰岛素和葡萄糖,使钾过多转移至细胞内。

(二)护理评估

1.健康史

(1)了解有无钾摄入过少、丢失过多及细胞外钾内移的因素。

(2)了解患者身体一般情况,有无糖尿病、心脏病、肾功能不全等病史。

2.身体状况

低钾血症主要引起神经、肌肉应激性降低及心肌应激性增强等症状。主要临床表现如下。

(1)一般情况:感觉不适、疲倦、昏睡、软弱无力等。

(2)意识状况:易受刺激、急躁不安、嗜睡、抑郁等。

(3)神经肌肉兴奋性减低:反射减弱,肌肉由乏力至弛缓性麻痹(软瘫)。

(4)消化道反应:恶心、厌食、肠鸣音减弱,腹胀气,肠麻痹及绞痛、便秘等。

(5)泌尿系统表现:尿量增加,夜尿多或出现尿潴留等。

(6)呼吸系统与循环系统表现:呼吸浅,心率减慢;心房节律障碍,室性早搏,脉搏细弱,心律不齐,严重者心搏停止。

3.心理-社会状况

低钾血症者乏力、翻身困难,甚至软瘫,常引起患者及其家属的担忧、恐惧。严重缺钾时,患者症状改善较慢,可出现烦躁情绪。

4.辅助检查

(1)血液检查:血清 K^+ 浓度低于 3.5 mmol/L,血酸碱度(pH 值)升高,且常伴有代谢性碱中毒。

(2)尿液检查:尿比重下降。

(3)心电图改变:ST 段降低,T 波倒置或变平,QT 间期延长,U 波出现。

(三)护理诊断及合作性问题

1.活动无耐力

与肌力减弱有关。

2.有受伤的危险

与意识恍惚、肌乏力有关。

3.潜在并发症

如心律失常、心搏骤停。

(四)护理措施

1.一般护理

根据病情采取合适的体位,协助乏力甚至软瘫的患者变换体位,改善舒适度、防止压疮形成;病情允许者,可循序渐进下床活动。需加强陪护,避免发生意外损伤。

2.治疗配合

首先应控制病因(如止吐、止泻),防止钾的继续丢失。在病情允许时,尽早恢复患者饮食。轻度缺钾,可口服补钾。重度缺钾时,应静脉补钾。静脉给药时,需注意以下原则。

(1)尿少不补钾:尿量在 30～40 mL/h 以上方可补钾。

(2)剂量不宜过大:补钾量应限制在每天 80～100 mmol,即氯化钾 6～8 g。

(3)浓度不宜过高:一般不宜超过 0.3%,即 1 000 mL 液体中 10%氯化钾不超过 3 支。

(4)补钾速度不宜过快:若补钾速度太快,血钾在短时间内急速增高,可引起心搏骤停。一般输液速度限在 60 滴/分。

(5)严禁直接静脉推注钾,以免导致心搏骤停。

(6)必须大剂量静脉滴注钾时,需用心电监视器监护,如心电图出现高钾血症的变化,应立即采取相应的措施。

3.病情观察

监测生命体征,重点观察基础病状况和尿量;严密监测血钾水平及心电图的改变。

4.心理护理

注意与患者加强沟通,了解患者的心理感受,对有焦虑情绪的患者应鼓励和解释疏导,增强患者的治疗信心。

5.健康指导

(1)对于禁食者或近期有呕吐、腹泻、引流者,应指导患者补钾,保证钾的正常摄入。

(2)能进食的患者尽量口服补钾,10%氯化钾溶液口感较差,鼓励患者克服。静脉补钾时,告知患者及其家属,应防止自行调快滴速。

二、高钾血症

血清 K^+ 度超过 5.5 mmol/L 者,称高钾血症。

(一)病因

凡是引起血清钾增多的疾病或情况,均可引起高钾血症。病因大致有以下 3 类。

1.钾摄入过多(大多为医源性)

(1)输入过多的钾,或静脉滴注的速度过快。

(2)输入储存超过 3d 的红细胞,或输入大量的库存血。

2.钾排泄减少

(1)少尿,如细胞外液减少,肾功能不全,尤其是急性肾衰竭少尿期。

(2)醛固酮分泌减少。

3.钾自细胞内释放至细胞外液中过多

(1)大量细胞破裂:挤压伤、大面积烧伤和药物中毒等。

(2)严重酸中毒:因细胞本身的缓冲作用,可导致高钾血症。

(二)护理评估

1.健康史

(1)了解有无钾摄入过多、排出障碍及细胞内钾外移的因素。

(2)了解患者身体一般情况,有无糖尿病、心脏病、肾功能不全等病史。

2.身体状况

(1)神经肌肉兴奋性变化:轻度高钾血症,兴奋性可一过性增高,患者可有手足感觉异常、疼痛、肌肉轻度抽搐;重度高钾血症,兴奋性减低,患者常出现肢体软弱无力,严重者出现软瘫,出现吞咽和呼吸困难、腱反射消失。中枢神经系统影响可表现为烦躁不安、神志淡漠、晕厥和昏迷。

(2)循环系统:高血钾对心肌有抑制作用,可出现心搏徐缓、心律不齐,甚至心搏骤停。早期血压升高、后期血压下降等。

(3)消化道:出现恶心、呕吐、小肠绞痛和腹泻等。

(4)继发酸中毒:高钾血症患者细胞外钾内移,细胞内氢离子(H^+)外移,导致酸中毒。

3.心理-社会状况

高钾血症患者症状出现急、且症状突出,患者常有焦虑和恐慌情绪出现。

4.辅助检查

(1)血液检查:血清 K^+ 浓度大于 5.5 mmol/L,pH 值降低伴代谢性酸中毒。

(2)尿液检查:尿中钾含量增加。

(3)心电图检查:出现高而尖的 T 波,PR 间距延长,P 波幅下降或消失,QRS 波群变宽,呈正弦波,ST 段下降。

(三)护理诊断及合作性问题

1.有受伤的危险

与肌无力和神志不清有关。

2.心输出血量减少

与心肌抑制有关。

3.潜在并发症

如心律失常、心搏骤停。

(四)护理措施

1.一般护理

(1)饮食:禁食含钾食物,避免高纤维素和刺激胃蠕动加快的食物,如产气及含香料的食物。

(2)体位:根据病情采取合适体位;注意定时协助患者翻身,改善舒适度、防止压疮形成;情况允许可下床活动,加强陪护,避免发生意外损伤。

2.治疗配合

严重高钾血症可致患者心跳突然停止,应积极治疗。处理原则包括:

(1)尽快处理原发疾病和改善肾功能。

(2)控制钾的摄入:禁食含钾食物、禁用含钾药物、禁输库存血等。

(3)对抗心律失常:一旦出现心律失常,遵医嘱缓慢静脉滴注10%葡萄糖酸钙溶液 20 mL,必要时可重复,拮抗钾对心肌的抑制作用。

(4)降低血清钾浓度:主要通过促进钾排出体外或临时将钾离子向细胞内转移等方法实现。①将钾暂时转入细胞内:a.静脉滴注 5%碳酸氢钠液,以碱化细胞外液,促进 K^+ 向细胞内转移,同时也有促进肾脏排钾的作用。b.用 25%葡萄糖溶液 $100\sim200$ mL,每 5 g 糖加入胰岛素 1U,静脉滴注。必要时,$3\sim4$ h 重复给药。②加速钾的排出:a.口服阳离子交换树脂,每天 4 次,每次 15 g,促使钾从消化道排出;不能口服者,可用 10%葡萄糖酸钙溶液 200 mL,保留灌肠;b.肾衰竭者应尽早采用透析疗法。

3.病情观察

重点监测生命体征,观察原发病情变化、尿量等;监测血清钾水平及心电图的改变。

4.心理护理

加强沟通,减轻患者焦虑情绪,缓解心理压力,从而增强患者的治疗信心。

5.健康指导

(1)向患者及其家属宣传有关本病的相关知识。

(2)重点交代高钾血症对心脏的影响,增强对患者的观察及防护。

第三节　酸碱失衡

在病理情况下,机体产酸、产碱异常,超过机体的调节能力,则可发生酸碱代谢失衡。酸碱代谢失衡基本类型,可分为代谢性酸中毒、代谢性碱中毒、呼吸性酸中毒和呼吸性碱中毒。一旦酸碱失衡,机体调节总是首先通过缓冲,系统维持$[HCO_3^-]/[H_2CO_3]$比例为 20∶1,才能维持 pH 值的稳定。$[HCO_3^-]/[H_2CO_3]$两者中先出现异常的是原发性改变,经机体代偿调节后发生异常的为继发性改变;凡是$[HCO_3^-]$为原发性改变者,则属于代谢性酸碱失衡;反之,如果是$[H_2CO_3]$为原发性改变者,则属于呼吸性酸碱失衡。

一、代谢性酸中毒

(一)病因病理

代谢性酸中毒是外科临床最常见的酸碱平衡失调。其病理特点是体液中$[HCO_3^-]$原发性减少,经缓冲系统调节后,$[H_2CO_3]$将继发性减少。凡机体代偿性调节前,任何原因导致$[HCO_3^-]$原发性减少的酸碱失衡,称代谢性酸中毒。常见致病因素有以下几点。

1.产酸过多

如休克、心脏停搏、严重感染时乳酸堆积;长时间饥饿、高热、糖尿病时酮体积聚等。

2.排酸减少

肾功能不全致使酸性物质排泄障碍。

3.碱丢失过多

如严重腹泻、肠瘘等。

4.高钾血症

细胞内液中 H^+ 向细胞外转移,致使酸中毒。

(二)护理评估

1.健康史

了解有无引起代谢性酸中毒的原因存在,如腹泻、肠梗阻、肠瘘;是否存在肾功能障碍而导致酸性代谢产物排出障碍;既往身体状况;是否存在其他体液失衡因素;代谢失衡后处理情况如何。

2.身体状况

(1)呼吸系统:呼吸加深、加快;糖尿病、严重饥饿等所致酸中毒,因酮体生成过多,患者呼气中可出现酮味(即烂苹果气味)。

(2)循环系统:心肌抑制、血管扩张,表现为心率快、心音弱、血压偏低、颜面潮红、口唇樱桃红色;休克患者常因皮肤缺氧而发绀。

(3)中枢神经系统:以抑制性症状为主,可有表情淡漠、乏力、头痛、头晕症状。严重时,可出现嗜睡,甚至昏迷。

3.心理-社会状况

代谢性酸中毒对呼吸、循环功能等产生明显影响,患者及其家属焦虑、紧张情绪明显。

4.辅助检查

主要通过血电解质、血气分析等动态监测,协助评估病情状况。

(三)护理诊断及合作性问题

1.焦虑

与病情加重、担心预后有关。

2.活动无耐力

与代谢性酸中毒后疲乏、肌力减弱有关。

3.低效型呼吸形态

与呼吸节律异常有关。

4.潜在并发症

如意识障碍、高钾血症。

(四)护理措施

1.一般护理

(1)饮食:加强指导,避免酸性饮食摄入过多。

(2)体位:根据病情选择体位,患者因精神萎靡、乏力,需要协助更换体位,改善舒适度、防止压疮;意识障碍者,要全面加强生活护理,避免发生意外损伤。

2.治疗配合

(1)控制原发病:积极治疗原发疾病。

（2）纠正酸中毒：轻度代谢性酸中毒，可经机体自行纠正，或者补液纠正缺水后纠正，不必补充碱性药。血浆[HCO_3^-]大于 18 mmol/L 者，只需治疗病因即可。重度代谢性酸中毒，则需补充碱性液，对于血浆[HCO_3^-]＜10 mmol/L 的重症患者，应快速补给碱性液；血浆[HCO_3^-]在 10～18 mmol/L 者，也应酌情补碱。临床上首选 5% $NaHCO_3$ 溶液，输入时不宜过快，以免发生手足抽搐、神志改变或其他不良反应。

3.病情观察

严密监测生命体征；注意心律、心率、心音、呼吸频率、深度、呼吸音等，如有异常，应及时汇报医生处理；动态监测血清电解质、血气分析等；观察基础病病情的变化。

4.健康指导

（1）呕吐、腹泻、肠梗阻、肠瘘等患者应尽早治疗，避免代谢性酸中毒等并发症的发生；糖尿病者注意控制好血糖，均衡饮食，预防酮症酸中毒。

（2）关注患者肺、肾等重要器官功能，维护酸碱平衡的正常调节功能。

二、代谢性碱中毒

（一）病因

疾病导致[HCO_3^-]原发性增多引起的酸碱失衡，称代谢性碱中毒。常见病因有如下。

1.失酸过多

如长期胃肠减压、瘢痕性幽门梗阻（pyloric obstruction）后严重呕吐等。

2.摄碱过多

常见于静脉输碱过量。

3.低钾血症

细胞外液中 H^+ 向细胞内转移，致使碱中毒。

（二）病理特征与身体状况

代谢性碱中毒患者的病理及身体状况特点是如下。

（1）当[HCO_3^-]增多，机体通过缓冲系统及肺的调节，减少 CO_2 的排出，从而引起 H_2CO_3 浓度继发性升高。患者表现为呼吸浅慢，甚至出现阵发性呼吸骤停。

（2）碱中毒时，血红蛋白氧离曲线左移，氧与血红蛋白的结合不易分离，可致组织缺氧。中枢神经系统缺氧，可出现头昏、嗜睡、精神错乱和昏迷等。

（3）电解质紊乱：细胞外液碱性增强，可引起细胞内 H^+ 外移和 K^+ 内移，导致低钾血症；同时血清中游离的 Ca^{2+} 减少，常导致低钙血症。患者可出现肌张力增加，反射亢进，肌肉强直和手足抽搐等表现。

（三）治疗配合

通过病史及电解质、血气分析等动态监测，可以明确诊断。主要治疗原则与护理要点有以下两点。

（1）积极治疗原发病。

（2）遵医嘱给予药物治疗。

对于丧失胃液所致的碱中毒患者，补给等渗盐水和（或）葡萄糖盐水，以恢复细胞外液和补充 Cl^-，纠正低氯性碱中毒；重症患者需补给 0.1 mmol/L 的盐酸溶液或氯化铵溶液，迅速中和过多的 HCO_3^-；有抽搐者可静脉注射 10％葡萄糖酸钙溶液。

三、呼吸性酸中毒

呼吸性酸中毒是指肺泡通气功能减弱，不能充分排出体内的 CO_2，以致体内 CO_2 蓄积，致使血液的 $PaCO_2$ 增高，引起高碳酸血症。

（一）病因

任何因通气、换气功能降低，促使 CO_2 在体内蓄积的疾病或情况，均可引起本病。常见的有以下几种。

1.呼吸中枢抑制

如颅脑外伤、麻醉过深、吗啡类药物中毒等。

2.呼吸道梗阻

如支气管痉挛、喉痉挛、呼吸机使用不当、气道异物阻塞等。

3.胸部疾患

如肺水肿、血气胸、严重肺气肿等。

4.胸廓活动受限

严重胸壁损伤、呼吸肌麻痹、高位脊髓压迫等，导致呼吸功能障碍。

（二）病理特征与身体状况

呼吸性酸中毒患者的病理及身心状况特点主要有以下 2 种。

（1）$[H_2CO_3]$ 原发性升高，可因缓冲系统的调节作用而出现 $[HCO_3^-]$ 继发性升高。

（2）患者身体状况常表现为：①头痛、嗜睡、定向力丧失、昏迷等中枢神经系统的症状。②哮喘、呼吸困难等呼吸系统表现。③酸中毒和组织缺氧等表现。

（三）治疗配合

（1）及时配合治疗，消除病因，改善呼吸道通气，并给予吸氧。

（2）严重酸中毒，可遵医嘱静脉滴注碳酸氢钠，以提高 pH 值。

四、呼吸性碱中毒

呼吸性碱中毒是指肺泡通气过度，体内生成的 CO_2 排出过多，以致血液 $PaCO_2$ 降低，引起低碳酸血症。

（一）病因

凡因通气过度，使体内 CO_2 丢失过多的疾病或情况，均可导致本病发生。病因主要有癔症、颅脑外伤、水杨酸中毒、脓毒症、高热及人工辅助呼吸持续时间过长、呼吸过频、过深等。

(二)病理特征与身体状况

1.病理特点

血液的 $PaCO_2$ 降低,引起[H_2CO_3]原发性下降。

2.身体状况特征

患者既有原发病症状如呼吸节律改变,又有碱中毒表现。可出现手足麻木、肌肉震颤、手足抽搐等神经肌肉兴奋性增高的表现;也可有眩晕、感觉异常及意识障碍等中枢神经系统受累的表现。

(三)治疗配合

(1)配合治疗原发性疾病。

(2)改善症状。必要时,用纸袋罩住口鼻进行呼吸,以增加呼吸道无效腔,提高血 $PaCO_2$;也可给予含 $5\%CO_2$ 的氧气吸入。

(3)若是神经性障碍或阿司匹林中毒,应定时检查血气情况,并适当调整呼吸频率及潮气量。

第四章

■■■ ·· ■

失血性休克的护理

　　失血性休克在外科休克中很常见,多见于大血管破裂,腹部损伤引起的肝、脾破裂,胃、十二指肠出血,门静脉高压症所致的食管、胃底静脉曲张破裂出血等。通常在迅速失血超过全身总血量的 20％时,即出现休克。其主要表现为中心静脉压(CVP)降低,回心血量减少和一氧化碳(CO)下降所造成的低血压。在神经-内分泌机制作用下可引起外周血管收缩、血管阻力增加和心率加快。最终因微循环障碍可造成各组织器官功能不全和衰竭。及时补充血容量,治疗其病因和制止其继续失血是治疗失血性休克的关键。

　　失血、失液后血容量降低成为休克的始动因素,主要是由于静脉回流和心排血量降低,超过了机体代偿机制的限度。其后果与失血量或失液量密切相关。但是,患者机体代偿能力有差异,治疗的时间和方法又不相同。实际上,这类低血容量性休克的转归,与组织低灌注所造成的细胞代谢障碍和结构改变有更密切的关系。动物实验和临床经验均已证明,相同出血量所造成的休克,治疗时间越早,恢复越快;治疗时间延迟,就会增加并发症和病死率。此外,这类休克的治疗效果与扩充血容量的方法密切相关。然而,如何合理扩容的问题,虽有许多动物实验和临床观察的报道,至今尚未取得完全一致的结论,尚需深入研究。

一、失血、失液的估计

(一)失血、失液的有关因素

　　外科医师对低血容量性休克的一般诊断并不生疏。但对失血量和失液量的估计,如果仅凭借临床经验,估计量相差很大。作为计划扩充血容量方法的重要依据之一,估计丢失量应尽量接近实际缺少量。询问患者或亲友估计的失血量往往偏多,参考价值小。根据口渴、面色苍白、手足皮温降低、浅静脉不充盈等,可以粗略估计失血多或者不多。脉率、血压、血细胞比容和中心静脉压 4 项指标,一般可作为估计失血量的客观指标,表 4-1 列出平素健康者发生急性失血时的 4 项指标。这 4 项指标的变化,除了因为失血,还可能受其他因素的影响。例如:精神紧张、发热等可促使脉率加快,而老年人、运动员的脉率常较缓慢;血压高低与原有基础相关;血细胞比容在失血后短时间内变化不大,待组织间液充分补充后,血浆容量方能反映红细胞丢失程度;中心静脉压在右心房压增高时保持较高水平,而不能反映血容量过多或不足。因此,参考上述指标估计失血量,应加以具体分析。

表 4-1　估计急性失血量的 4 项指标

脉率/(次/分)	收缩压/kPa(mmHg)	血细胞比容/(%)	中心静脉压/kPa(cmH₂O)	失血量/mL
90~100	10.7~12.0(80~90)	30~40		500
100~120	8.0~10.7(60~80)			500~1000
大于120	小于8.0(60)	小于30	小于0.49(5)	大于1000

(二)失液量的计算方法

计算失液量可用下述的简易方法。基本原理是血液与细胞间液之间,原有比较恒定的联系。单纯丢失血浆时,红细胞浓缩,故血细胞比容增高;组织间液丢失时,血液浓缩,血细胞比容、血清蛋白浓度均可增高;如果血浆和组织间液均有丢失,则血细胞比容与血清蛋白浓度两者的变化不相称,据此,可测定血细胞比容和血清蛋白,前后相对比,按以下公式推算失液程度。

1.血浆丢失时

血浆容量降低(%)=$100\{1-[H_{t1}/(100-H_{t1})\times(100-H_{t2})/H_{t2}]\}$。$H_{t1}$ 为前一次测得的或正常的血细胞比容,H_{t2} 为近一次测得的血细胞比容。

2.水分、电解质丢失时

细胞外液容量降低(%)=$100(1-P_{r1}/P_{r2})$。P_{r1} 为前一次测得的或正常的血清蛋白浓度,P_{r2} 为近一次测得的血清蛋白浓度。

此种估计失液的方法,如只测定血细胞比容和血清蛋白浓度一次,则仅对平素健康人体具有参考价值。

二、休克程度的估计

低血容量性休克的开始阶段,心血管系统尚保持对儿茶酚胺等的效应,生命器官尚有一定的灌注。及时补充血容量后,休克较易好转。休克进展以后,乳酸、缓激肽、5-羟色胺、组胺等增多,促使毛细血管容积扩大,通透性增高,有效循环血量进一步降低;冠状血管灌注减少或心肌抑制因子等释出,心肌功能降低;肝、肾等器官功能也可降低。此时的治疗较开始阶段复杂。可见,计划治疗需要对休克的程度做正确的估计。临床上常将低血容量性休克分为轻、中、重三度,但其指标尚未统一规定,基本判断参见表 4-2。重度休克实际并有重要器官衰竭,或还有凝血机制障碍等。因此,需要实验检查,如尿/血肌酐、尿/血清钠、血清胆红素、转氨酶、血小板、纤维蛋白原等,以及心电图、胸部 X 线平片等指导休克的诊断与治疗。此外,测定动脉血乳酸可提示休克的严重性,如乳酸达 270.24 mmol/L(30 mg/dL)者病死率为30%,达360.32 mmol/L(40 mg/dL)者病死率超过 50%。

表 4-2　低血容量性休克的临床分度

程度	意识	脉率(次/分)	血压/kPa	中心静脉压/kPa	呼吸(次/分)	尿量/(mL/h)
轻度	正常	80～120	收缩压 9.3～12.0 脉压 2.6～4.0	0.59～0.98	小于 25	减少 密度增加
中度	烦躁不安， 表情淡漠	100～140	收缩压 6.6～9.3 脉压低于 2.6	低于 0.59		
重度	谵妄 或昏迷	大于 140，触 不清或不整	收缩压 0～6.6	低于 0.59 或大于 1.96	窘迫，发绀， 不规律	0～15， 密度下降

三、休克的监测

休克的监测对休克的治疗极为重要,既有助于了解病情程度,利于调整治疗方案,同时也能反映治疗的效果。

(一)一般监测

1.精神状态

患者的意识情况是反映休克的一项敏感指标。一旦脑组织血流灌注不足,就会出现意识改变。此时心率、血压等都可正常。在治疗中,若患者神志清楚,对外界的刺激能正常反应,则提示患者循环血量已基本正常。相反,若患者表情淡漠、谵妄或嗜睡、昏迷,则提示脑组织血液循环不足,存在不同程度休克。

2.皮肤温度、色泽

皮肤温度、色泽是体表血管灌注情况的标志,如患者的四肢温暖,皮肤干燥,轻压指甲口唇时,局部暂时缺血苍白,松压后色泽迅速转为正常,表明末梢循环已恢复,休克好转;反之则表明休克情况仍存在。感染性休克者,有时会表现为四肢温暖,即所谓暖休克,对此要有充足的认识,以免遗漏。

3.脉率

脉率快多出现在血压下降之前,是休克的早期诊断指标。休克患者治疗后,尽管血压仍然偏低,但若脉率已下降接近正常、肢体温暖,常表示休克已趋向好转。常用脉率/收缩压计算休克指数,帮助判定休克的有无及轻重。指数为 0.5 多表示无休克;指数为 1.0～1.5 表示有休克;指数大于 2 为严重休克。

4.血压

血压是机体维持稳定循环状态的三要素之一,与其他两个要素(心排血量和外周阻力)相比,血压值的获得较容易,因此血压是休克诊治中最常用也是最重要的指标,但是休克时血压的变化并不十分敏感,这是由于机体的代偿机制在起作用。例如,心排血量已有明显下降时,血压的下降却可能滞后发生;当心排血量尚未完全恢复时,血压可能已趋正常。因此,在判断病情时,还应兼顾其他的参数进行综合分析。动态地观察血压的变化,显然比单个测定值更有临床意义。通常认为,收缩压低于 12 kPa(90 mmHg)、脉压低于 2.7 kPa(20 mmHg)是休克存在的表现;血压回升、脉压增大则是休克好转的征象。

5.尿量

尿量是反映肾血流灌注情况的很有价值的指标。据此,尿量也能反映生命器官的血流灌注情况。尿少通常是早期休克和休克复苏不完全的表现。对休克者,应留置导尿管并连续监测每小时尿量。尿量小于25mL/h、密度增加者表明仍然存在肾血管收缩和血容量不足;血压正常但尿量仍少且密度偏低者,提示有急性肾衰竭可能。若尿量能稳定维持在 30 mL/h 以上时,则提示休克已被纠正。

(二)特殊监测

特殊监测包括以下多种血流动力学监测项目。

1.中心静脉压(CVP)

CVP 代表了右心房或胸腔段腔静脉内的压力变化,在反映全身血容量及心功能状态方面比动脉压要早。CVP 的正常值为 0.49~0.98 kPa(5~10 cmH$_2$O)。当 CVP 小于 0.49 kPa(5 cmH$_2$O)时,表示血容量不足;高于 1.47 kPa(15 cmH$_2$O)时,则提示心功能不全、静脉血管床过度收缩或肺循环阻力增高;若 CVP 超过 1.96 kPa (20 cmH$_2$O)时,则表示存在充血性心力衰竭。临床实践中强调对 CVP 进行连续测定,动态观察其变化趋势,其临床价值较单次测定为高。另外,无心脏器质性疾病病史者的 CVP 控制在偏高水平(1.177~1.471 kPa),将有利于提高心排血量。

2.肺毛细血管楔压(PCWP)

经周围静脉将 Swan-Ganz 漂浮导管置入,经右心进入肺动脉及其分支,可分别测得肺动脉压(PAP)和肺毛细血管楔压,可反映肺静脉左心房压和左心室压。肺毛细血管楔压(PCWP)与 CVP 相比,PCWP 所反映的左心房压更为确切。PAP 的正常值为 1.3~2.9 kPa(10~22 mmHg);PCWP 的正常值为 0.8~2 kPa(6~15mmHg)。若 PCWP 低于正常值,则提示有血容量不足(较 CVP 敏感)。PCWP增高则常见于肺循环阻力增高时,例如肺水肿。若发现 PCWP 有增高,即使此时 CVP值尚属正常,也应限制输液量,以免发生肺水肿。另外,通过 Swan-Ganz 漂浮导管还可获得混合静脉血标本进行血气分析,不仅可了解肺内动静脉分流/通气灌注比值的变化情况,而且混合静脉血氧分压(PvO$_2$)是重症患者重要的预后指标。PvO$_2$ 值明显降低,提示严重缺氧,预后极差。为便于连续监测,可采用带有血氧光度计的肺动脉导管,测得的混合静脉血氧饱和度(SvO$_2$)与 PvO$_2$ 具有相同意义。SvO$_2$ 降低反映氧供不足,影响因素有心排血量、血红蛋白浓度和动脉血氧分压等。若 SvO$_2$ 值低于 75%,提示有严重缺氧,预后不良。虽然 PCWP 的临床价值很大,由于肺动脉导管技术属有创性,且有发生严重并发症的可能(发生率为 3%~5%),故应严格掌握适应证。

3.心排血量(CO)、心脏指数(CI)

CO 是每搏输出量和心率的乘积。用漂浮 Swan-Ganz 漂浮导管由热稀释法测出，成人心排血量正常值为 $4\sim6$ L/min。单位体表面积的心排血量称心脏指数(CI)，正常值是 $2.5\sim3.5$ L/(min·m²)。此外，还可按下列公式计算出总外周血管阻力(SVR)：

SVR＝(平均动脉压－中心静脉压)×0.8/心排血量

了解和检测上述各参数对于抢救休克时及早发现和调整异常的血流动力学有重要的意义。通常在休克时，心排血量均较正常值有所降低；有的感染性休克时却可能高于正常值。

4.氧供应(DO₂)及氧消耗量(VO₂)

关于休克时 DO_2 和 VO_2 的变化及其相互关系很受重视。DO_2 是指机体组织所能获得的氧量，VO_2 是指组织所消耗的氧量。DO_2 和 VO_2 可通过公式计算得到：

DO_2＝1.34×SaO_2(动脉血氧饱和度)×HGB(血红蛋白)×CO×10

VO_2＝[CaO_2(动脉血氧含量)－CvO_2(静脉血氧含量)]×CO×10

CaO_2＝1.34×SaO_2×HGB

CvO_2＝1.34×SvO_2×HGB

氧供应和氧消耗在休克监测中的意义在于：当 VO_2 随 DO_2 而相应提高时，提示此时还不能满足机体代谢需要，应该继续努力提高，直至 VO_2 不再随 DO_2 升高而增加为止。即使此时心排血量仍低于正常值，也表明已满足机体代谢需要。

5.动脉血气分析

动脉血气分析是休克时不可缺少的项目。动脉血氧分压(PaO_2)正常值为 $10.7\sim13.0$ kPa ($80\sim100$ mmHg)，反映氧供应情况。在急性呼吸窘迫综合征时 PaO_2 降至 8 kPa(60 mmHg)以下，而且靠鼻导管吸氧不能得到改善。动脉血二氧化碳分压($PaCO_2$)的正常值为 $4.8\sim5.8$ kPa($36\sim44$ mmHg)，是通气和换气功能的指标，可作为呼吸性酸中毒或碱中毒的诊断依据。过度通气可使 $PaCO_2$ 降低，也可能是代谢性酸中毒代偿的结果。碱剩余(BE)正常值为 $-3\sim+3$ mmol/L，可反映代谢性酸中毒或碱中毒。BE 值过低或过高，则提示存在代谢性酸中毒或碱中毒。pH值则是反映总体的酸碱平衡状态，正常值为7.35～7.45。在酸中毒或碱中毒的早期通过代偿机制，pH 值可在正常范围内。

6.动脉血乳酸盐测定

无氧代谢是休克患者的特点。无氧代谢必然导致高乳酸血症的发生，监测其变化有助于估计休克程度及复苏趋势。乳酸正常值是 $1\sim1.5$ mmol/L，危重患者可达 2 mmol/L。乳酸值越高，预后越差，若超过 8 mmol/L 几乎无生存可能。

7.弥散性血管内凝血的检测

对有弥散性血管内凝血(DIC)的患者应测定血小板的数量和质量、凝血因子的消耗程度及反映纤溶活性的多项指标,在下列 5 项检查中若有 3 项以上出现异常,临床上又有休克及微血管栓塞症状和出血倾向时,便可诊断 DIC。5 项检查为:①血小板计数低于 $80 \times 10^9 /L$。②凝血酶原时间比对照组延长 3 s 以上。③血浆纤维蛋白原低于 1.5 g/L。④血浆鱼精蛋白副凝(3P)试验阳性。⑤血涂片中破碎红细胞超过 2% 等。

8.胃肠黏膜内 pH 值测量

休克时的缺血和缺氧可很早反映在胃肠道黏膜上。最近有人主张测量胃黏膜内 pH 值,认为它能反映组织局部的灌注和供氧情况,其异常也能提示休克的存在,也可提示疾病的预后。有研究报道:pH 值低于 7.35 者预后不良。由于测定方法比较复杂,应用技术也不够多,因此需进一步的研究。

四、治疗

补充血容量和积极制止出血是治疗的关键。两者不能偏废,否则病情将无法控制。

(一)补充血容量

失血性休克者所丢失的血量并非都是可见血,可根据血压和脉率的变化来估计失血量。虽然失血性休克时,丢失的主要是血液,但补充血容量时,并不需要全部补充血液。关键是抓紧时机及时增加静脉回流量。临床处理时,可先经静脉快速(30~45 min内)滴注等渗盐水或平衡盐溶液 1 000~2 000 mL。若患者血压很快恢复正常并维持正常,表明其失血量较小且已不再继续出血。此时,如果患者的血细胞比容超过 30%,表明血细胞的量能满足患者的生理需要(携氧能力),可不必输血。如上述治疗仍不能维持循环血量、血压仍很低时,表明其失血量很大,或继续有失血,则应输入血制品,包括全血或浓缩红细胞等,以保证携氧功能,防止组织缺氧。失血性休克时补给适量等渗盐水或平衡盐溶液具有重要意义,补充因钠和水进入细胞内所引起的功能性细胞外液减少,降低血细胞比容和纤维蛋白原浓度,降低毛细血管内血液黏度和改善微循环的灌注。临床上,可根据动脉血压和中心静脉压两个参数做综合分析,判断其异常现象的原因,并做出相应的处理。

补液试验,取等渗盐水 250 mL,于 5~10 min 内经静脉注入。如血压升高而中心静脉压不变,提示血容量不足;如血压不变而中心静脉压升高在 0.29~0.49 kPa(3~5 cmH$_2$O)范围内,则提示心功能不全。

(二)止血

对失血性休克者做积极的止血处理显然极为重要。否则,尽管补充了晶、胶体液,仍难以保持循环的稳定,休克不可能被纠正。能见效的临时止血措施有重要的临床意义。例如,用指压法控制体表动脉大出血,用三腔双气囊管压迫控制门脉高压食管胃底静脉曲张破裂大出血等,可为进行彻底的手术治疗赢得宝贵的时间。对于多数内脏出血(例如肝、脾破裂出血),手术才是根本性的处理方法。休克状态进行手术固然有其危险性,但如果犹豫不决,则可能因此而丧失手术时机。对于急性活动性出血病例,应在积极补充血容量的同时做好手术准备,及早施行手术止血,即使血压还不稳定,仍有手术适应证。

(三)给氧和用药

轻度失血、失液性休克患者一般无须氧治疗,中度和重度休克者需要增加吸入氧浓度,甚至用呼吸机辅助呼吸。

近年临床研究发现,低血容量性休克时血培养可呈阳性。其原因为肠缺血使黏膜屏障作用缺损,肝缺血使其网状内皮细胞功能降低,肠细菌及其毒素可进入体循环,此种病变是低血容性休克的加重因素之一。所以对中度和重度失血、失液性休克,应用抗生素。

(1)纠正代谢性酸碱失衡,在扩容的基础上根据血 pH 值、二氧化碳结合力或血气分析结果,选用碳酸氢钠纠正酸中毒。失液者常有高血清钾或低血氯,大量输血后可有低血清钙,应适当予以补充。

(2)对重症休克已经输液扩容、纠正酸中毒,应用血管活性药物等疗效不显著者,可试用高渗盐水。取 5%氯化钠,加温至 37 ℃,静脉推注每次 50 mL(3～5min 注入),间隔 15～20min,总量 400 mL。据研究高渗盐水能使血渗透压上升,毛细血管前微动脉扩张,左室最大压变(dp/dtmax)上升,心排血量增加故有助于休克逆转。

(3)根据中医经验,休克综合征可归属于脱证(亡阳亡阴)或厥逆,治疗宜回阳或救逆。前人治疗产科大出血所致的休克,用独参汤有一定的效果,还有参附汤、生脉散等,也是以人参为主药。现在将这类人参合剂制成注射液用于休克患者,可起稳定血压和改善一般状态的效应。另一种抗休克中药制剂为枳实注射液。枳实是治疗厥逆的四逆散成分之一。据研究,枳实注射液含羟福林和 N-甲基酚胺,有升高血压、增加冠状血管灌注和降低外周阻力的作用。

(四)病因治疗

对失血、失液的病因应及早处理,否则休克即使可暂时好转,仍将再加重。病因治疗先选用侵袭性较小的方法。例如,对食管胃底曲张静脉出血,可先用三腔气囊导管压迫、垂体后叶素静脉点滴或 Mansell 液(含硫酸高铁)口服,或经内镜曲张静脉栓塞术、选择性腹腔动脉导管注射血管收缩剂,必要时施行门奇静脉断流术或门静脉分流术。此类手术在紧急条件下施行,病死率高于择期手术者。所以,侵袭性较大的病因治疗措施,要争取在患者全身状态较稳定时实施。

第五章

外科输血

第一节　输血的适应证和方法

一、输血的意义

输血可以达到补充血容量、改善循环、增加携氧能力、提高血浆蛋白浓度、增进免疫力和改善凝血功能的目的。

二、输血适应证

(1)急性大出血:对于严重创伤、重大手术和大量出血的疾病(如输卵管妊娠破裂、上消化道大出血等),在出血量较大时,应及时输血治疗。

(2)贫血:通过输血提高携氧能力。

(3)低蛋白血症:可补充血浆或清蛋白。

(4)严重感染:对于经抗生素治疗无效、中性粒细胞计数低下的全身严重感染者,可考虑输入浓缩粒细胞。

(5)凝血机制障碍:根据引起患者凝血功能异常的病因,选用相关的血液成分进行治疗。如血友病A患者输Ⅷ因子;血友病B患者输Ⅺ因子;纤维蛋白原缺乏症者应输纤维蛋白原或冷沉淀制剂,或用新鲜全血或血浆代替。

(6)血小板减少:可补充浓缩血小板。

三、输血方法

(1)输血途径:静脉输血是最常用的方法,动脉输血已很少应用。

(2)血液过滤:所有血液制品均应经过带有过滤器的输血器输入,防止细胞聚集物或纤维蛋白块进入血管。

(3)输血速度:根据出血速度、出血量及心脏功能等情况而定。一般成人为每分钟5～10 mL,老年、小儿或心功能较差者应降低输入速度。急性大出血时,应大量、快速输血,可用加压输血的方法。

四、输血注意事项

（1）严格查对:输血前必须认真核对供血者和受血者的姓名、血型、交叉配血报告单,检查血袋有无破损渗漏、血液颜色是否正常及保存时间等。

（2）不加药物:输血前后用静脉注射生理盐水冲洗输血管道。血液内不得加入其他药物,如需稀释只能用生理盐水。

（3）加强观察:输血过程中应密切观察患者情况,注意有无输血不良反应,尤其应注意患者的体温、脉率、血压及尿的颜色。输血后的血袋应送回血库至少保存一天,以备必要时复查。

第二节　输血的并发症及其防治

一、发热反应

发热反应是最常见的输血并发症。

（一）原因

（1）致热原引起:致热原(如蛋白质、死亡的细菌或细菌的代谢产物等)污染储血器、输血器或保存液,输入人体后引起发热反应。随着一次性输血用具的应用,此类反应已少见。

（2）免疫反应:常见于经产妇或多次接受输血的患者,其体内已存在白细胞或血小板抗体,当再次输血时发生抗原抗体反应而引起发热反应。

（二）临床表现

临床表现主要为畏寒、寒战和高热。体温可达 39～40 ℃,伴有头痛、皮肤潮红、血压可无变化。持续 1～2 h 后体温逐渐下降,症状消失。少数反应严重的患者可出现抽搐、呼吸困难、血压下降,甚至昏迷。

（三）治疗

当出现发热反应后,可减慢输血速度,严重者应停止输血。可用解热镇痛药、肌内注射哌替啶 50 mg 和异丙嗪 25 mg,静脉输入地塞米松 5～10 mg。畏寒和寒战时应注意保暖,高热不退时可用物理降温。

（四）预防

（1）严格消毒输血用具,提倡使用一次性用品。

（2）对于多次输血者或经产妇可输入不含白细胞和血小板成分的血。

二、变态反应

(一)原因

变态反应的原因较为复杂,但主要是抗原抗体反应、活化补体导致血管活性物质释放所致。

(1)过敏性体质患者对血中蛋白质类物质过敏。

(2)受血者因多次输入血浆制品,体内产生多种抗血清免疫球蛋白抗体。

(二)临床表现

临床特点是只输入几毫升血液或血浆后就出现皮肤瘙痒或荨麻疹。严重者可出现支气管痉挛、血管神经性水肿,表现为喘鸣、呼吸困难、腹痛、腹泻,甚至发生过敏性休克。

(三)治疗

(1)当发现皮肤瘙痒或荨麻疹时,应减慢输血速度,并应用抗组胺药物,如异丙嗪、苯海拉明等,可静脉注射地塞米松 5~10 mg。

(2)对反应严重者应立即停止输血,皮下注射肾上腺素 0.5~1 mg,静脉输入肾上腺皮质激素。

(3)对出现喉头水肿、呼吸困难者,应适时行气管插管或气管切开术。

(四)预防

(1)对有过敏史的患者,可在输血前半小时口服抗过敏药(如苯海拉明 25 mg 或氯雷他定10 mg)和静脉注射肾上腺皮质激素。

(2)对多次输血者可输洗涤红细胞。

(3)过敏体质的人不宜献血。

三、溶血反应

溶血反应是极其严重的输血并发症,是输血后受血者体内红细胞发生非生理性破坏的一种输血反应,病死率高(20%~60%)。

(一)原因

(1)血型不合:引起以红细胞破坏为主的免疫反应。

(2)非免疫性溶血:由输入有缺陷的红细胞引起。如保存过期、过度预热或加入了不等渗溶液的血液。

(3)自身免疫性贫血的受血者其自身抗体破坏输入的红细胞而溶血。

(二)临床表现

输入少量血液后,患者出现头疼、腰背疼痛、寒战高热、胸闷、呼吸急促、血压下降和休克。在全麻手术中,如出现原因不明的广泛渗血,血压下降,应想到溶血反应的可能性。随之可出现血红蛋白尿、溶血性黄疸、弥散性血管内凝血(DIC),及急性肾衰竭。

（三）治疗

出现可疑症状时,应立即停止输血。治疗原则是严密观察病情,及早扩容利尿,控制溶血性贫血,抗休克,保护肾,防止 DIC。

（1）早期应用肾上腺皮质激素:如氢化可的松或地塞米松,可减轻免疫反应。

（2）抗休克:补充晶体液和胶体液,扩充血容量。对休克严重及有出血倾向的患者,应输入新鲜同型血液或补充血小板、冰冻血浆等凝血因子。

（3）保护肾:静脉输入 5％碳酸氢钠溶液,碱化尿液,促进血红蛋白结晶溶解,防止肾小管阻塞。使用利尿药加快游离血红蛋白的排出。肾衰竭者可行透析疗法。

（4）严重者可考虑换血疗法,清除异形红细胞及有害的抗原抗体复合物。

（四）预防

（1）严格执行配血及输血过程中的核查工作,杜绝错误输血。

（2）严格遵守输血操作规程,不向血液内加任何药物,严格掌握血液预热温度。

四、细菌污染血液

输入细菌污染血液的发生率很低,但后果严重。

（一）原因

在采血及储存环节中细菌污染血液。细菌多数为革兰阴性菌,可在低温及室温下繁殖,并可产生内毒素。

（二）临床表现

输入毒力小、数量少的污染血液,可只出现发热反应。反之,可立即出现内毒素性休克和DIC。患者可出现烦躁不安、寒战、高热、呼吸困难、发绀、恶心、呕吐、全身出血点、腹痛和休克。

（三）治疗

立即停止输血。对所输血液送检,做细菌学检查。采用一切抗感染和抗休克的治疗措施。

（四）预防

（1）严格遵守无菌制度,按无菌要求采血、贮血和输血。

（2）输血前要检查血液,发现颜色改变、透明度变浊或产气增多时不得使用。

五、输血传播的疾病

尽管对献血者进行严格的体检及有关血液鉴定检查,但通过输血、血液成分或血浆蛋白制品仍可传播疾病。

（1）病毒性肝炎:是常见的并发症,发生率为 2.4％～27.3％,主要为甲型、乙型和丙型肝炎等。

(2)艾滋病(AIDS):由人类免疫缺陷病毒(HIV)引起,输血是该病传播的重要途径。

(3)巨细胞病毒:感染者一般临床症状较轻,但新生儿、器官移植者、免疫缺陷者及老年体弱者可发生严重的全身感染。

(4)人T细胞白血病病毒Ⅰ型:与T细胞淋巴瘤-白血病发病有关,已证实该病可经输血传播。

(5)梅毒:可由输入二期梅毒患者的血液而直接传播。

(6)寄生虫病:疟疾、丝虫病、弓形虫病等。

六、其他不良反应

(1)循环超负荷:大量输血可致循环超负荷,导致肺水肿和充血性心力衰竭,尤其是老年人、心功能不全者或体弱儿童。

(2)低体温:发生于大量、快速输入冷藏血。

(3)碱中毒:大量输血时,枸橼酸钠在肝转化成碳酸氢钠。

(4)暂时性低钙血症:大量枸橼酸结合血中游离钙离子造成。

(5)移植物抗宿主病:免疫功能低下的患者输血后可引起移植物抗宿主病。

第三节　血液制品与成分输血

随着医学的发展和输血观念的进步,传统的输全血的方法已被改变。成分输血越来越受到重视。成分输血是将供血者的血液成分(红细胞、白细胞、血小板、血浆、血浆蛋白)用科学的方法分开,依据患者病情的实际需要,分别输入相关的血液成分。成分输血具有疗效显著、不良反应少、节约血源和经济方便的优越性。可一血多用,节约血源。

一、全血

全血每袋 200 mL 或 400 mL。保存期依保存液和温度不同而不同。4 ℃以下为 20~35 d。全血可用于补充血容量,主要是急性出血。出血量小于总血容量 10%,可不输血;大于 20% 时,可输胶体液、晶体液和红细胞;超过 50% 时,应输全血。输血的原则:①血红蛋白大于 100 g/L,可不输血。②血红蛋白小于 60 g/L,则需要输血。③血红蛋白在 60~100 g/L 时,应根据患者所可能承受的氧合不足的风险考虑是否输血,即应结合患者心肺功能和是否继续出血决定是否输血。

二、红细胞

红细胞是现代输血常用的制品,作用是增强运氧能力。浓缩红细胞最为常用,容量小,疗效高,不良反应少;每袋 110~120 mL,含 200 mL 全血中的全部红细胞,血细胞比容为 0.7~0.8,保存期同全血;适用于各种急性失血和慢性贫血,特别是有心功能不全的老年人或儿童。少白细胞红细胞是一种去除白细胞的红细胞制品,保存期为 4 ℃时 24 h;适用于输血产生白细胞抗体引起发热等输血不良反应的患者,或用于防止产生白细胞抗体的输血患者(如器官移植)。洗涤红细胞是将全血去除血浆和白细胞,用生理盐水洗涤 3~4 次,最后用生理盐水悬浮,保存期为 4 ℃以下 24 h;适用于对血浆蛋白有变态反应的贫血患者、自身免疫性溶血性贫血的患者、器官移植患者、尿毒症及血液透析(高钾血症)的患者。冰冻红细胞是将去血浆的红细胞加甘油保护剂,在 -80 ℃下可保存 10 年;适用于稀有血型患者或备以后自身输血。

三、白细胞

白细胞悬液是用细胞分离单采技术,从单个供血者循环血液中采集的。在 22 ℃下保存 24 h。其作用是提高机体的抗感染能力。适用于中性粒细胞低下、抗生素治疗无效的严重感染患者。因其疗效有限,可引起肺损伤及增加抗原抗体反应,故应从严掌握适应证。

四、血小板浓缩

血小板可以由全血手工分离制备,或用细胞分离单采技术,从单个供血者循环血液中采集。22 ℃轻振荡下,普通袋的保存期为 24 h,专用袋为 5 d。适用于血小板减少或功能障碍伴有出血或出血倾向的患者。手术及创伤时,血小板计数大于 $100 \times 10^9/L$,可以不输;小于 $50 \times 10^9/L$,应考虑输入;在 $(50~100) \times 10^9/L$ 之间,应根据是否有自发性出血或伤口渗血决定;如有不可控制的渗血,确定血小板功能低下,则输血小板不受上述限制。对于内科患者,血小板计数大于 $50 \times 10^9/L$,一般不输;小于 $5 \times 10^9/L$,应立即输注防止出血;在 $(10~50) \times 10^9/L$ 之间,应根据临床出血情况决定是否输注。预防性输注不可滥用,防止产生同种免疫导致输注无效。

五、血浆

新鲜液体血浆含有新鲜血液中的全部凝血因子(包括不稳定的凝血因子 Ⅴ 和 Ⅷ),保质期为 4 ℃下 24 h;作用是补充凝血因子,扩充血容量;适用于多种凝血因子缺乏引起的出血倾向。新鲜冰冻血浆含有全部凝血因子,在 -20 ℃以下的保质期为 1 年;其作用和适应证同上。普通冰冻血浆为保存 1 年后的新鲜冰冻血浆,在 -

20 ℃以下的保质期为 4 年;可补充稳定的凝血因子及血浆蛋白。冷沉淀为新鲜冰冻血浆融化后的沉淀物,含有Ⅷ因子和纤维蛋白原,在-20 ℃下的保存期为 1 年;用于补充凝血因子Ⅷ和纤维蛋白原;适用于甲型血友病、血管性血友病和纤维蛋白原缺乏症。

六、血浆蛋白

其包括清蛋白制剂、免疫球蛋白及浓缩凝血因子。

(1)清蛋白制剂:分为 5％、20％和 25％3 种浓度。常用者为 20％的浓缩清蛋白液,可在室温下保存,体积小,便于携带与运输。当稀释成 5％溶液应用时不但能提高血浆蛋白水平,且可用来补充血容量;直接应用有脱水作用,适用于治疗营养不良性水肿、肝硬化及低蛋白血症。

(2)免疫球蛋白:包括正常人免疫球蛋白(肌内注射用)、静脉注射免疫球蛋白和针对各种疾病的免疫球蛋白(抗乙肝、抗破伤风及抗牛痘等)。肌内注射免疫球蛋白多用于预防病毒性肝炎等传染病,静脉注射丙种球蛋白用于低球蛋白血症引起的重症感染。

(3)浓缩凝血因子:包括抗血友病因子(AHF)、凝血酶原复合物(Ⅸ因子复合物)、浓缩Ⅷ、Ⅺ因子与Ⅻ因子及ⅩⅢ因子复合物、抗凝血酶Ⅲ(anti-thrombinⅢ,AT-Ⅲ)和纤维蛋白原制剂等。用于治疗血友病及各种凝血因子缺乏症。其中Ⅻ因子复合物有利于促进伤口愈合。

第四节　自身输血

自身输血是将患者自身的血液或手术中丢失的血液再回输给患者的方法,可以避免血源传播的疾病和免疫抑制。自身输血包括自体血液储备、血液稀释和手术中血液回收 3 种方法。

一、术前预存自体库血

在手术前一定时间内采集患者自身血液进行保存,供手术期间输用;也可制成冰冻红细胞长期保存,待需要时回输。

二、急性等容血液稀释

在麻醉前或后,抽取患者一定量的血液,同时用胶体液和晶体液补充血容量,使血液适度稀释,降低血细胞比容,使手术中出血的血液有形成分减少。然后根据术中失血及患者情况再将自体血回输给患者。

三、手术中失血回输

可通过简便回收系统或"洗血细胞机"实现。洗血细胞机可收集术野的失血,经肝素抗凝、生理盐水洗涤和浓缩,从而得到浓缩红细胞,再回输给患者。

第六章

外科患者营养支持

外科患者常因为疾病或手术打击引起进食不足,导致代谢改变,影响了一个或多个器官功能,并使神经-内分泌系统功能紊乱,从而影响患者的营养状况。营养不良会削弱患者对手术和感染的耐受力,增加手术的危险性,影响疾病康复进程。因此,外科患者的营养支持越来越受到重视,尤其是危重患者,进行必要的营养支持已经成为一项必不可少的治疗措施。通过外科营养支持可以达到以下目的:①改善患者营养状态,提高手术耐受力和效果;②减少患者术后并发症的发生;③提高外科危重患者的救治成功率。外科营养支持,实际上是在手术、创伤、感染后,机体处于高分解代谢状态下对细胞代谢的支持,在很大程度上避免了细胞代谢障碍,有利于机体康复。

一、外科患者机体代谢特点

(一)禁食或饥饿状态下的代谢变化

其主要表现为内分泌、脂肪、蛋白质代谢的变化。在饥饿状态下,机体所需的外源性能量及营养物质缺乏,体内代谢随之发生一系列的变化以维持生存需要。

1.内分泌系统变化

内分泌系统的所有组成部分几乎均参与对饥饿的适应性反应,如血糖下降时,胰岛素分泌即减少。为维持血糖水平,胰高血糖素、生长激素、儿茶酚胺等分泌增加,加速肝糖原分解,脂肪酶使脂肪水解增加,以提供内源性能源。同时内分泌变化主要为脑或其他需糖组织供能,使肌肉和脂肪组织对糖的摄取减少。

2.能量储备消耗

机体在无外源性能量供应的情况下,只能动用自身的组织供能,其中肝糖原是首选的功能物质。但肝糖原的储备量小,远远不能满足机体 24 h 的需要;而肌糖原只能被肌肉自身利用;蛋白质虽然是体内最多的物质,但由于均以功能性组织的形式存在而不能被大量消耗产生能量;脂肪组织则由于储存量大,供能密度高,其消耗又与器官功能关系不大,因此它在饥饿时是最主要的内源性能源。

3.氨基酸代谢及糖异生

饥饿早期,糖是某些重要组织和器官主要或唯一的能量来源。当肝糖原被耗尽后,则主要靠糖异生提供葡萄糖。糖异生的主要底物是氨基酸,持续的糖异生必将使蛋白质被消耗,造成组织或器官功能衰竭甚至危及生命。到饥饿后期,机体产生适应性变化,脑组织逐渐适应由脂肪组织氧化产生的酮体代替葡萄糖作为能量来源。酮体的利用,减少了用于糖异生的蛋白质的分解,使氮的排出量下降至最低水平。

4.脂肪代谢

饥饿时的适应性改变是脂肪氧化功能,肌肉、肾及心脏等可以直接利用游离脂肪酸和酮体。

(二)创伤与感染时机体代谢的改变

创伤和感染在外科很常见。创伤和感染后机体为维持生命,常通过神经-内分泌系统来调节全身代谢,使机体处于应激状态,其结果是能量和蛋白质、脂肪代谢发生变化,表现为以分解代谢为主,静息能量消耗增加。

1.能量代谢增高

创伤和感染后的机体,由于应激状态的影响,交感神经高度兴奋,心率和呼吸加快;肝糖原异生作用加强,糖的生成成倍增加,而不被胰岛素抑制,此即胰岛素阻抗现象,加上组织对葡萄糖的利用减少,最终导致高血糖。

2.蛋白质分解加速,尿氮增加,出现负氮平衡

创伤时蛋白质的分解和合成均增加,但分解代谢高于合成代谢,如同时存在饥饿现象时,蛋白质的分解代谢更加明显。体内蛋白质分解的加速,导致尿氮增加,出现负氮平衡。

3.脂肪动员增加,体重减轻

应激状态下脂肪的动员加速,从而成为体内主要的能量来源。组织对脂肪的利用增强,使血内脂肪酸和甘油水平均有增高。

创伤或严重感染时,能量需求可增加 $100\% \sim 200\%$。另外,手术也是一种创伤,较大手术后的分解代谢期,一般要持续 $3 \sim 7d$,期间患者处于负氮平衡状态,热量消耗增加。

(三)创伤与感染时患者的营养支持

全胃肠外营养(TPN)技术目前已广泛应用于临床,为外科患者的饥饿性营养不良提供了较为理想的营养支持。但早期 TPN 主要是以高渗葡萄糖提供热源,以蛋白质或氨基酸提供氮源。此种方法不易彻底纠正负氮平衡,还有产生呼吸衰竭、肝功能损害、高糖高渗非酮性昏迷等并发症的危险。随着人们对机体在严重应激下代谢亢进及饥饿性代谢反应的区别的认识加深,塞拉(Cerra)提出了代谢支持的治疗方法。

营养支持与代谢支持是 TPN 应用和研究中先后出现的两个不同概念。代谢支持是营养支持在代谢亢进患者具体应用中的发展。应用原则是:①支持的底物由糖类、

脂肪和氨基酸混合组成;②减少葡萄糖负荷,40%的非蛋白热量由脂肪乳剂供给;③每天蛋白质供给增至 2～3 g/kg;④每天提供的非蛋白热量为 146～167 kJ/kg,热量与氮的比例不超过 418∶1。

二、营养需要量

正常机体对蛋白质、能量、水、电解质、微量元素及维生素有基本的生理需要量,主要来源为食物中的三大营养物质:糖、脂肪、蛋白质。其中糖是机体的重要能量来源,占所需能量的 50%～60% 左右;脂肪是体内主要的能量储备,在必要的时候可以迅速被动员进行氧化,以提供能量;蛋白质是机体结构的主要成分,一般情况下不能作为能量利用,不同年龄、性别的人生理需要量有一定的差异,正常成人一般每天需要能量约为 7 533 kJ。

(一)糖类

糖类重要的来源是每日膳食中的淀粉,它在消化道中被彻底水解为葡萄糖后吸收入血,再进行氧化,成为外源性供能方式,每 1 g 糖完全氧化分解可以产生 17 kJ 能量。

(二)脂肪

脂肪又称为三酰甘油。食物中的脂肪经消化道脂肪酶的作用,分解成甘油和脂肪酸,并在胆汁酸的作用下形成水溶性的混合微团后被肠黏膜细胞吸收入血,供给全身组织摄取利用。脂肪的主要生理功能是氧化产生能量,1 g 脂肪完全氧化所释放的能量为 39 kJ。正常饥饿时,以脂肪作为主要供能物质,禁食1～3 d后由脂肪供给的能量可达身体所需能量的 85% 左右。

(三)蛋白质

蛋白质的主要生理功能有:①构成组织细胞的主要成分,尤其是儿童阶段生长发育迅速,必须摄取足够的蛋白质才能维持生长和发育的需要,成年人维持组织更新也需要一定量的蛋白质,组织创伤时需要大量的蛋白质作为修复的原料;②产生一些生理活性物质,如酶、多肽类激素、神经递质及免疫球蛋白等;③氧化供能,一般情况下机体极少利用蛋白质氧化供能。

(四)维生素

维生素是维持人体健康必需的营养要素,在体内仅能合成很少种类和数量,远远不能满足机体需要,必须从食物中摄取。维生素既不构成组织,也不能氧化供能,其主要作用是调整物质代谢、促进生长发育和维持机体生理功能。根据维生素的性质可以分为水溶性和脂溶性两大类,其中水溶性维生素在体内几乎没有储备,每日必须经食物摄入。各种维生素的需要量见表 6-1。

5.无机盐

体液中的无机盐对维持机体内环境的稳定及营养代谢过程有特殊作用,其中关系最密切的是钾和钠,另外,镁是许多酶的激活剂,在代谢中也有重要作用,由于新陈代谢,每天都有一定数量的无机盐以各种途径排出。因而必须通过膳食予以补充。各种无机盐的需要量见表 6-2。

表 6-1　成人各种维生素需要量

水溶性维生素	需要量（mg/d）
维生素 B_1	25
维生素 B_2	25
维生素 PP	200
泛酸	50
维生素 B_6	50
叶酸	2.5
维生素 B_{12}	5
维生素 C	100

表 6-2　成人无机盐的需要量

无机盐	需要量（mmol/d）
钠	100～126
钾	60～80
钙	5～10
镁	7.5～12.5
磷酸盐	30

6.微量元素

机体除需要糖、脂肪、蛋白质和无机盐外,还需要具有重要生理作用的微量元素,主要有铁、锌、铜、硒和锰等。微量元素的主要作用是参与酶的合成、抗体合成及促进伤口愈合等,有些微量元素如锌,除参与 100 多种酶的组成外,还能影响毛发生长及伤口愈合;铜也是酶的成分,不仅与抗体生成有关,还可影响铁的代谢。正常成年人微量元素的需要量见表 6-3。

表 6-3　正常成人微量元素需要量

微量元素	需要量/每天
锌	10 mg
铜	0.5 mg
铬	20 μg
硒	70 μg
锰	2 μg
铁	25 μg

三、外科患者营养状态评估

在对患者进行营养支持之前,首先需要对其营养状况进行评估,以确定患者是否需要进行营养的支持,并为营养支持后的效果评价提供依据,治疗后的评估主要是了解营养支持的效果。

（一）营养不良的分类

（1）成人干瘦型营养不良:成人干瘦型营养不良主要由热量摄入不足引起。

（2）低清蛋白血症性营养不良:低清蛋白血症性营养不良主要由蛋白质摄入不足或丢失过多,而热量摄入正常或较多引起,主要表现为血清清蛋白和转铁蛋白等浓度降低,免疫功能受损,而其他测量指标仍正常或高于正常。

（3）混合型营养不良:混合型营养不良是最严重的一类营养不良,蛋白质和热量的摄入均不足,常见于晚期肿瘤患者和消化道瘘等患者,表现为低蛋白血症,各项检验指标均低于正常。

（二）营养状态评估内容

外科患者营养状态评定有助于了解患者应激时的代谢变化,确定营养不良的程度和类型,制订营养支持的方案及监测营养治疗的效果。

1.体重测定

体重的测量简单易行,一般可以直接反映机体的营养状况。标准体重与性别、身高及体型有关,可查表获得或用以下公式推算:

身高＞165 cm者,标准体重(kg)＝(身高－100)×0.9

身高＜165 cm者,男性标准体重(kg)＝(身高－105)×0.9

女性标准体重(kg)＝(身高－100)×0.9

如果不存在水、电解质紊乱的影响,体重的变化基本上可以客观反映患者的营养状态,尤其是实际体重和标准体重之比更有意义。实际体重与标准体重比值在80%～90%之间,为轻度营养不良;比值在60%～80%之间,为中度营养不良;比值低于60%时则为重度营养不良。

2.三头肌皮皱厚度

三头肌皮皱厚度是用特制夹子以一定夹力(10 g/mm²)捏住肩峰与尺骨鹰嘴连线中点处的上臂伸侧皮肤,测定其厚度,是间接测定机体脂肪储存的一个指标。

3.上臂中部肌肉周径

计算方法为:上臂中部肌肉周径(cm)＝上臂中部周径(cm)－三头肌皮皱厚度(cm)×3.14。实际值低于标准值的80%时,即存在营养不良;低于60%为严重营养不良。

4.内脏蛋白测定

（1）血清转铁蛋白量:由于转铁蛋白的半衰期为8 d,可以较敏感地反映营养不

良状况。用放射免疫法直接测定或通过测定总铁结合力,用下列公式推算:

转铁蛋白＝总铁结合力×0.8－43

正常值为 2.4～2.8 g/L。如在 1.5～1.75 g/L 之间为轻度营养不良;1.0～1.5 g/L 为中度营养不良;小于 1.0 g/L 为重度营养不良。

(2)清蛋白:血浆清蛋白是临床判断营养状态常用的指标,浓度低于 35 g/L 提示营养不良。但由于其半衰期较长,对营养状况的反映不如转铁蛋白敏感。

5.淋巴细胞总数

周围血液中淋巴细胞总数＝白细胞总数×淋巴细胞百分率,低于 $1.5×10^9/L$ 提示有免疫功能不良。

6.氮平衡

氮平衡常用于营养治疗中观察营养摄入是否足够和了解分解代谢的演变,虽然不够精确,仍是目前动态监测营养治疗效果的最好办法,其变化基本上与营养状态呈平行关系。方法:收集患者24 h尿液测定尿素氮的量。

24 h 尿内尿素氮(g)＝尿素氮(g/L)×24h 尿量(L)

24 h 排出氮量(g)＝24h 尿内尿素氮(g)＋3 g(代表从尿、肺、皮肤等损失的非尿素氮)。每排便一次,在公式中加 1 g(粪便中丧失的氮)。

24 h 摄入氮量＝蛋白质摄入量(g)÷6.25(6.25g 蛋白质＝1 g 氮)

氮平衡＝24 h 摄入氮量－24 h 排出氮量

当摄入氮量大于排出氮量时为正氮平衡,反之为负氮平衡。

四、外科营养支持的适应证

(1)胃肠道梗阻患者。

(2)重症胰腺炎、肠瘘及短肠综合征患者。

(3)肠道广泛炎性疾病患者。

(4)大面积烧伤、多发性伤、严重感染或复杂手术后患者。

(5)接受大面积放疗和化疗的肿瘤患者。

(6)肝肾衰竭患者。

第七章

胸外科疾病护理

第一节 胸部损伤

胸廓由胸椎、胸骨、肋骨和肋间组织组成,外有胸壁和肩部肌肉,内有胸膜。上口由胸骨上缘和第 1 肋组成,下口为膈所封闭,主动脉、胸导管、奇静脉、食管和迷走神经以及下腔静脉穿过各自裂孔进入腹腔。膈是重要呼吸肌,呼气时变为圆顶形,吸气时变为扁平以增加胸腔容量。

纵隔为两肺间的胸内空隙,前为胸骨,后为胸椎,两侧为左右胸膜。除两肺外,胸内器官均居于纵隔。纵隔的位置有赖于两侧胸膜腔压力的平衡。

胸膜腔左右各一。胸膜有内外两层,即脏层和壁层,两层间为潜在的胸膜腔,只有少量浆液。腔内压力约 $-0.79 \sim -0.98$ kPa($-8 \sim -10$ cmH$_2$O),如负压消失肺即萎陷,故在胸部损伤或开胸手术后,保持胸膜腔内的负压,至关重要。

一、病因与发病机制

胸部损伤(chest trauma)一般根据是否穿破壁层胸膜,造成胸膜腔与外界相通而分为闭合性和开放性损伤两类。闭合性损伤多由暴力挤压、冲撞或钝器打击胸部引起,轻者造成胸壁软组织挫伤或单根肋骨骨折,重者可发生多根多处肋骨骨折或伴有胸腔内器官损伤;开放性损伤多为利器或枪弹伤所致,胸膜的完整性遭到破坏,导致开放性气胸或血胸,并常伴有胸腔内器官损伤,若同时伤及腹部脏器,称之为胸腹联合伤。

二、临床表现

(一)胸痛
胸痛是胸部损伤的主要症状,常位于受损处,伴有压痛,呼吸时加剧。
(二)呼吸困难
胸部损伤后,疼痛可使胸廓活动受限、呼吸浅快。血液或分泌物堵塞气管、支气管,肺挫伤导致肺水肿、出血或瘀血,气、血胸使肺膨胀不全等均致呼吸困难。多根多处肋骨骨折,胸壁软化引起胸廓反常呼吸运动,则加重呼吸困难。

（三）咯血

小支气管或肺泡破裂,出现肺水肿及毛细血管出血者,痰中常带血或咯血;大支气管损伤者,咯输出较多,且出现较早。

（四）休克

胸内大出血、张力性气胸、心包腔内出血、疼痛及继发感染等,均可导致休克的发生。

（五）局部体征

因损伤性质和轻重而不同,可有胸部挫裂伤、胸廓畸形、反常呼吸运动、皮下气肿、骨摩擦音、伤口出血、气管和心脏向健侧移位征象。胸部叩诊呈鼓音或浊音,听诊呼吸音减低或消失。

三、护理

（一）护理目标

(1)患者能采取有效的呼吸方式或维持氧的供应,肺内气体交换得到改善。

(2)患者掌握正确的咳嗽排痰方法,保持呼吸道通畅和胸腔闭式引流的效果。

(3)维持体液平衡和血容量。

(4)疼痛缓解或消失。

(5)患者情绪稳定,减轻或解除心理压力。

(6)防治感染,并发症及时发现或处理。

（二）护理措施

1.严密观察生命体征和病情变化

如患者出现烦躁、口渴、面色苍白、呼吸短促、脉搏快弱、血压下降等休克症状时,应针对导致休克的原因加强护理。失血性休克的患者,应在中心静脉压的监测下,迅速补充血容量,维持水、电解质和酸碱平衡。对开放性气胸,应立即在深呼气末用无菌凡士林纱布及厚棉垫加压封闭伤口,以避免纵隔扑动。张力性气胸则应迅速在患者锁骨中线第 2 肋间行粗针头穿刺减压,置管行胸腔闭式引流术,以降低胸膜腔压力,减轻肺受压,改善呼吸和循环功能。

经以上措施处理后,病情无明显好转,血压持续下降或一度好转后又继续下降,血红蛋白量、红细胞计数、血细胞比容持续降低,胸穿抽出血很快凝固或因血凝固抽不出血液,X 线检查显示胸膜腔阴影继续增大,胸腔闭式引流抽出液体≥200 mL/h,并持续大于 3 h,应考虑胸膜腔内有活动性出血。咯血或咯大量泡沫样血痰,呼吸困难加重,胸腔闭式引流有大量气体溢出,常提示肺、支气管严重损伤,应迅速做好剖胸手术准备工作。

2.多肋骨骨折

应紧急行胸壁加压包扎固定或牵引固定,矫正胸壁凹陷,以消除或减轻反常呼吸运动,维持正常呼吸功能,促使伤侧肺膨胀。

3.保持呼吸道通畅

严密观察呼吸频率、幅度及缺氧症状,给予氧气吸入,氧流量 $2\sim4$ L/min。鼓励和协助患者有效咳嗽排痰,痰液黏稠不易排出时,应用祛痰药及超声雾化或氧气雾化吸入。疼痛剧烈者,遵医嘱给予止痛剂。及时清除口腔、上呼吸道、支气管内分泌物或血液,可采用鼻导管深部吸痰或支气管镜下吸痰,以防窒息。必要时行气管切开呼吸机辅助呼吸。

4.解除心包压塞

疑有心脏压塞患者,应迅速配合医生施行剑突下心包穿刺或心包开窗探查术,以解除急性心包填塞,并尽快准备剖胸探查术。术前快速大量输血,行抗休克治疗。对刺入心脏的致伤物尚留存在胸壁,手术前不宜急于拔除。如发生心搏骤停,须配合医生急行床旁开胸挤压心脏,解除心包压塞,指压控制出血,并迅速送入手术室继续抢救。

5.防治胸内感染

胸部损伤尤其是胸部穿透伤引起血胸的患者易导致胸内感染,要密切观察体温的变化,定时测体温。在清创、缝合、包扎伤口时注意无菌操作,防止伤口感染,合理使用抗生素。高热患者,给予物理或药物降温。患者出现寒战、发热、头痛、头晕、疲倦等中毒症状,血常规示白细胞计数升高,胸穿抽出血性混浊液体,并查见脓细胞,提示血胸已继发感染形成脓胸,应按脓胸处理。

6.行闭式引流

行胸穿或胸腔闭式引流术患者,按胸穿或胸腔闭式引流常规护理。

7.做好生活护理

因伤口疼痛及带有各种管道,患者自理能力下降,护士应关心体贴患者,根据患者需要做好生活护理。协助患者床上排大小便,做好伤侧肢体及肺的功能锻炼,鼓励患者早期下床活动。

8.做好心理护理

患者由于意外创伤的打击,对治疗效果担心,对手术恐惧,患者表现为心情紧张、烦躁、忧虑等。护士应加强与患者沟通,做好心理护理。向患者及其家属解释各项治疗、护理过程,愈后情况及手术的必要性,提供有关疾病变化及各种治疗信息,鼓励患者树立信心,积极配合治疗。

第二节　血　胸

一、概述

胸部穿透性或非穿透性创伤,由于损伤了肋间或乳内血管、肺实质、心脏或大血管而形成血胸。成人胸腔内积液体在 0.5 L 以下,称为少量血胸;积血 0.5~1 L 为中量血胸;胸积血 1 L 以上,称为大量血胸。内出血的速度和量取决于出血伤口的部位及大小。肺实质的出血常常能自行停止,但心脏或其他动脉出血需要外科修补。根据出血的量分为少量血胸、中量血胸、大量血胸(见图 7-1)。

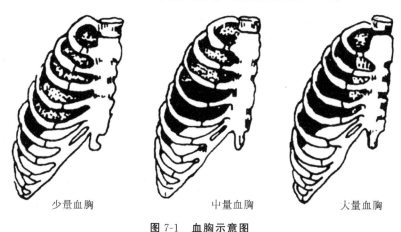

少量血胸　　　　　　　中量血胸　　　　　　　大量血胸

图 7-1　血胸示意图

二、护理评估

(一)临床症状的评估与观察

患者多因失血过多处于休克状态,胸膜腔内积血压迫肺及纵隔,导致呼吸系统循环障碍,患者严重缺氧。血胸还可能继发感染引起中毒性休克,如合并气胸,则上胸部叩诊鼓音,下胸部叩诊浊音,呼吸音下降或消失。

(二)辅助检查

根据病史体征可做胸穿,如抽出血液即可确诊,行 X 线胸片检查可进一步证实。

三、护理问题

(一)低效性呼吸形态

与胸壁完全受损及可能合并有肺实质损伤有关。

(二)气体交换障碍

与肺实质损伤及有关。

（三）恐惧

与呼吸窘迫有关。

（四）有感染的危险

与污染伤口有关。

（五）有休克的危险

与有效循环输出缺失及其他应激生理反应有关。

四、护理措施

（一）维持有效呼吸

（1）半卧位，卧床休息。膈肌下降利于肺复张，减轻疼痛及非必要的氧气需要量。如有休克应采取中凹卧位。

（2）吸氧：根据缺氧状态给予鼻导管及面罩吸氧，并及时发现患者有无胸闷、气短、烦躁、发绀等缺氧症状，及观察皮肤、黏膜的情况。

（3）协助患者翻身，鼓励深呼吸及咳痰。为及时排出痰液可给予雾化吸入及化痰药，必要时吸痰以排出呼吸道分泌物，预防肺不张及肺炎的发生。

（二）维持正常心排血量

（1）迅速建立静脉通路，保证通畅。

（2）在监测中心静脉压的前提下，遵医嘱快速输液、输血、给予血管活性药物等综合抗休克治疗。

（3）严密观察有无胸腔内出血征象：脉搏增快，血压下降；补液后血压虽短暂上升，又迅速下降；胸腔闭式引流量大于 200 mL/h，并持续 2～3 h 以上。必要时开胸止血。

（三）病情观察

（1）严密监测生命体征，注意神志、瞳孔、呼吸的变化。

（2）抗休克：观察是否有休克的征象及症状，如皮肤苍白、湿冷、不安、血压过低、脉搏浅快等情形。若有应立即通知医生并安置一条以上的静脉通路输血、补液，同时严密监测病情变化。

（3）如出现心脏压塞（呼吸困难、心前区疼痛、面色苍白、心音遥远等症状）应立即抢救。

（四）胸腔引流管的护理

严密观察失血量，补足失血及预防感染。如有进行性失血、生命体征恶化应做开胸止血手术，清除血块以减少日后粘连。

（五）心理护理

（1）提供安静舒适的环境。

（2）活动与休息：保证充足睡眠，劳逸结合，逐渐增加活动量。

（3）保持排便通畅，不宜下蹲过久。

第三节 气 胸

一、概述

胸膜腔内积气称为气胸(见图 7-2)。气胸是由于利器或肋骨断端刺破胸膜、肺、支气管或食管后,空气进入胸腔所造成。气胸分 3 种。

(1)闭合性气胸,即伤口伤道已闭,胸膜腔与大气不相通。

(2)开放性气胸,胸膜腔与大气相通。可造成纵隔扑动:吸气时,健侧胸膜腔负压升高,与伤侧压力差增大,纵隔向健侧移位;呼气时,两侧胸膜腔压力差减少,纵隔移向正常位置,这样纵隔随呼吸来回摆动的现象,称为纵隔扑动。

(3)张力性气胸,即有受伤的组织起活瓣作用,空气只能入不能出,胸膜腔内压不断增高,如抢救不及时,可因急性呼吸衰竭而死亡。

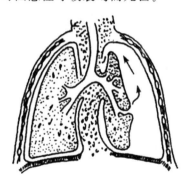

图 7-2　气胸示意图

二、护理评估

(一)临床症状评估与观察

(1)闭合性气胸:小的气胸多无症状。超过 30% 的气胸,可有胸闷及呼吸困难;气管及心脏向健侧偏移;伤侧叩诊呈鼓音,呼吸渐弱,严重者有皮下气肿及纵隔气肿。

(2)开放性气胸:患者有明显的呼吸困难及发绀,空气进入伤口发出"嘶嘶"的响声。

(3)张力性气胸:重度呼吸困难,发绀常有休克,颈部及纵隔皮下气肿明显。

(二)辅助检查

根据上述适应证,结合 X 线胸片即可确诊,必要时做患侧第 2 肋间穿刺,常能确诊。

三、护理问题

(一)低效性呼吸形态

与胸壁完全受损及可能合并有肺实质损伤有关。

(二)疼痛

与胸部伤口及胸腔引流管刺激有关。

(三)恐惧

与呼吸窘迫有关。

(四)有感染的危险

与污染伤口有关。

四、护理措施

(一)维持或恢复正常的呼吸功能

(1)半卧位,卧床休息。膈肌下降利于肺复张、疼痛减轻及增加非必要的氧气需要量。

(2)吸氧:根据缺氧状态给予鼻导管及面罩吸氧,并及时发现患者有无胸闷、气短、烦躁、发绀等缺氧症状以及观察皮肤、黏膜的情况。

(3)协助患者翻身,鼓励其深呼吸及咳痰,及时排出痰液,可给予雾化吸入及化痰药,必要时吸痰,排出呼吸道分泌物,预防肺不张及肺炎的发生。

(二)皮下气肿的护理

皮下气肿在胸腔闭式引流第 3～7 d 可自行吸收,也可用粗针头做局部皮下穿刺,挤压放气。纵隔气肿加重时,要在胸骨柄切迹上做一 2 cm 的横行小切口。

(三)胸腔引流管的护理

(1)体位:半卧位,利于呼吸和引流。鼓励患者进行有效的咳嗽和深呼吸运动,利于积液排出,恢复胸膜腔负压,使肺复张。

(2)妥善固定:下床活动时,引流瓶位置应低于膝关节,运送患者时双钳夹管。引流管末端应在水平线下 2～3 cm,保持密封(见图 7-3)。

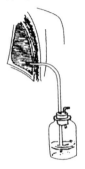

图 7-3 胸腔闭式引流

（3）保持引流通畅：闭式引流主要靠重力引流，水封瓶液面应低于引流管胸腔出口平面60 cm，任何情况下不得高于胸腔，以免引流液逆流造成感染。高于胸腔时，引流管要夹闭。定时挤压引流管以免阻塞。水柱波动反应残腔的大小与胸腔内负压的大小。其正常时上下可波动 4～6 cm。如无波动，患者出现胸闷气促，气管向健侧移位等肺受压的症状，应疑为引流管被血块堵塞，应挤捏或用负压间断抽吸引流瓶短玻璃管，促使其通畅，并通知医生。

（4）观察记录：观察引流液的量、性状、颜色、水柱波动范围，并准确记录。若引流量≥200 m/h，并持续 2～3 h 以上，颜色为鲜红色或红色，性质较黏稠、易凝血则疑为胸腔内有活动性出血，应立即报告医生，必要时开胸止血。每天更换水封瓶并记录引流量。

（5）保持管道的密闭和无菌：使用前注意引流装置是否密封，胸壁伤口、管口周围用油纱布包裹严密，更换引流瓶时双钳夹管，严格执行无菌操作。

（6）脱管处理：如引流管从胸腔滑脱，立即用手捏闭伤口处皮肤，消毒后用油纱封闭伤口，协助医生做进一步处理。

（7）拔管护理：24 h 引流液＜50 mL，脓液＜10 mL，X 线胸片检查示肺膨胀良好、无漏气，患者无呼吸困难即可拔管。拔管后严密观察患者有无胸闷、憋气、呼吸困难、切口漏气、渗液、出血、皮下气肿等症状。

（四）急救处理

（1）积气较多的闭合性气胸：经锁骨中线第 2 肋间行胸膜腔穿刺，或行胸膜腔闭式引流术，迅速抽尽积气，同时应用抗生素预防感染。

（2）开放性气胸：用无菌凡士林纱布加厚敷料封闭伤口，再用宽胶布或胸带包扎固定，使其转变成闭合性气胸，然后穿刺胸膜腔抽气减压，解除呼吸困难。

（3）张力性气胸：立即减压排气。在危急情况下可用一粗针头在伤侧第 2 肋间锁骨中线处刺入胸膜腔，尾部扎一橡胶手指套，将指套顶端剪一约 1 cm 开口起活瓣作用（见图 7-4）。

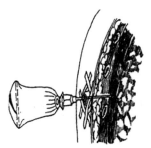

图 7-4　气胸急救处理

（五）预防感染

（1）密切观察体温变化，每 4 h 测体温一次。

(2)有开放性气胸者,应配合医生及时清创缝合。更换伤口及引流瓶应严格无菌操作。

(3)遵医嘱合理应用化痰药及抗生素。

(六)健康指导

(1)教会或指导患者腹式呼吸及有效排痰。

(2)加强体育锻炼,增加肺活量和机体抵抗力。

第四节 脓 胸

一、病因病理

其常见致病菌为金黄色葡萄球菌。感染途径从肺或邻近脏器的病灶直接蔓延,或经血行到达胸膜腔,也可因血胸继发感染引起。病理改变主要有胸膜充血、水肿、浆液性渗出,继而形成脓胸,同时可出现感染中毒症状。迁延不愈可成为慢性脓胸。

二、临床表现

(1)急性脓胸:高热、脉速、食欲缺乏、胸痛、呼吸急促、全身乏力。积脓较多者尚有胸闷、咳嗽、咳痰症状,严重者可出现发绀和休克。患侧呼吸运动减弱,肋间隙饱满;患侧语颤音减弱;叩诊呈浊音,听诊呼吸音减弱或消失。

(2)慢性脓胸:低热、消瘦、营养不良、贫血、低蛋白血症、胸痛、咳痰。查体可见患侧胸部塌陷,呼吸音减弱或消失;严重者有脊椎侧凸;支气管及纵隔偏向患侧;可有杵状指。

三、治疗原则

(1)加强营养。

(2)积极治疗原发病灶。

(3)用抗生素控制感染。

(4)行闭式胸膜腔引流或开放引流术排净脓液。

(5)久治不愈的慢性脓胸可采用手术治疗。

四、护理

(一)全身治疗护理

增加营养、高热量、高蛋白、高维生素饮食,必要时少量多次输血,合理使用抗生素。

（二）局部治疗护理

（1）胸膜腔穿刺：穿刺中要观察有无不良反应。

（2）闭式胸膜腔引流护理。

（3）行开放引流术后，每日更换敷料 1～2 次，保持创口周围皮肤清洁。

（三）慢性脓胸手术后患者护理

对做胸膜纤维板剥除术的患者，术后应注意观察闭式胸腔引流水封瓶中有无大量出血或气体逸出。对胸廓改形术的患者，因术后可出现反常呼吸运动，故患侧胸廓需用纱布垫及多头胸带加压包扎固定3～4周。

第八章

普外科疾病护理

第一节　胃十二指肠溃疡

一、胃溃疡和十二指肠溃疡

胃十二指肠溃疡(gastroduodenal ulcer)是指发生于胃十二指肠黏膜的局限性圆形或椭圆形的全层黏膜缺损。因溃疡的形成与胃酸-蛋白酶的消化作用有关,故又称为消化性溃疡。纤维内镜技术的不断完善、新型制酸剂和抗幽门螺杆菌药物的合理应用使得大部分患者经内科药物治疗可以痊愈,需要外科手术的溃疡患者显著减少。外科治疗主要用于溃疡穿孔、溃疡出血、瘢痕性幽门梗阻、药物治疗无效及恶变的患者。

(一)病因与发病机制

胃十二指肠溃疡病因复杂,是多种因素综合作用的结果。其中最为重要的是幽门螺杆菌(*Helieobacter pylori*,HP)感染、胃酸分泌异常和黏膜防御机制的破坏,某些药物的作用以及其他因素也参与溃疡病的发病。

1.HP 感染

HP 感染与消化性溃疡的发病密切相关。90％以上的十二指肠溃疡患者与近70％的胃溃疡患者中检出 HP 感染,HP 感染者发展为消化性溃疡的累计危险率为15％～20％;HP 可分泌多种酶,部分 HP 还可产生毒素,使细胞发生变性反应,损伤组织细胞。HP 感染破坏胃黏膜细胞与胃黏膜屏障功能,损害胃酸分泌调节机制,引起胃酸分泌增加,最终导致胃十二指肠溃疡。幽门螺杆菌被清除后,胃十二指肠溃疡易被治愈且复发率低。

2.胃酸分泌过多

溃疡只发生在经常与胃酸相接触的黏膜。胃酸过多的情况下,激活胃蛋白酶,可使胃、十二指肠黏膜发生自身消化。十二指肠溃疡可能与迷走神经张力及兴奋性过度增高有关,也可能与壁细胞数量的增加及壁细胞对胃泌素、组胺、迷走神经刺激敏感性增高有关。

3.黏膜屏障损害

非类固醇消抗炎药(nonsteroidal antiinflammatory drug,NSAID)、肾上腺皮质激素、胆汁酸盐、酒精等均可破坏胃黏膜屏障,造成 H^+ 逆流入黏膜上皮细胞,引起胃黏膜水肿、出血、糜烂,甚至溃疡。长期使用 NSAID 者胃溃疡的发生率显著增加。

4.其他因素

包括遗传、吸烟、心理压力和咖啡因等。遗传因素在十二指肠溃疡的发病中起一定作用。O 型血者患十二指肠溃疡的概率比其他血型者显著增高。

正常情况下,酸性胃液对胃黏膜的侵蚀作用和胃黏膜的防御机制处于相对平衡状态。如平衡受到破坏,侵害因子的作用增强,胃黏膜屏障等防御因子的作用削弱,胃酸、胃蛋白酶分泌增加,将最终导致消化性溃疡的形成。

(二)临床表现

典型消化道溃疡的表现为节律性和周期性发作的腹痛,与进食有关,且呈现慢性病程。

1.症状

(1)十二指肠溃疡:主要表现为上腹部或剑突下的疼痛,有明显的节律性,与进食密切相关,常表现为餐后延迟痛(餐后 3～4 h 发作),进食后腹痛能暂时缓解,服制酸药物能止痛。饥饿痛和夜间痛是十二指肠溃疡的特征性症状,与胃酸分泌过多有关,疼痛多为烧灼痛或钝痛,程度不一。腹痛具有周期性发作的特点,好发于秋冬季。十二指肠溃疡每次发作时,症状持续数周后缓解,间歇 1～2 个月再发。若间歇期缩短,发作期延长,腹痛程度加重,则提示溃疡病变加重。

(2)胃溃疡:腹痛是胃溃疡的主要症状,多于餐后 0.5～1 h 开始疼痛,持续 1～2 h,进餐后疼痛不能缓解,有时反而加重,服用抗酸药物疗效不明显。疼痛部位在中上腹偏左,但腹痛的节律性不如十二指肠溃疡明显。胃溃疡经抗酸治疗后常容易复发,除易引起大出血、急性穿孔等严重并发症外,约有 5% 胃溃疡可发生恶变;其他症状为反酸、嗳气、恶心、呕吐、食欲缺失,病程迁延可致消瘦、贫血、失眠、心悸及头晕等症状。

2.体征

溃疡活动期剑突下或偏右有一固定的局限性压痛,十二指肠溃疡压痛点在脐部偏右上方,胃溃疡压痛点位于剑突与脐的正中线或略偏左。缓解期无明显体征。

(三)实验室及其他检查

1.内镜检查

胃镜检查是诊断胃十二指肠溃疡的首选检查方法,可明确溃疡部位,并可经活检做病理学检查及 HP 检测。

2.X线钡餐检查

可在胃十二指肠部位显示一周围光滑、整齐的龛影或见十二指肠壶腹部变形。上消化道大出血时不宜行钡餐检查。

(四)治疗要点

无严重并发症的胃十二指肠溃疡一般均采取内科治疗,外科手术治疗主要针对胃十二指肠溃疡的严重并发症进行治疗。

1.非手术治疗

(1)一般治疗:包括养成生活规律、定时进餐的良好习惯,避免过度劳累及精神紧张等。

(2)药物治疗:包括根除 HP、抑制胃酸分泌和保护胃黏膜的药物。

2.手术治疗

(1)适应证。

十二指肠溃疡外科治疗。外科手术治疗的主要适应证包括十二指肠溃疡急性穿孔、内科无法控制的急性大出血、瘢痕性幽门梗阻及经内科正规治疗无效的十二指肠溃疡,即顽固性溃疡。

胃溃疡的外科治疗。胃溃疡外科手术治疗的适应证:①包括抗幽门螺杆菌措施在内的严格内科治疗 8～12 周,溃疡不愈合或短期内复发者。②发生胃溃疡急性大出血、溃疡穿孔及溃疡穿透至胃壁外者。③溃疡巨大(直径＞2.5 cm)或高位溃疡者。④胃十二指肠复合型溃疡者。⑤溃疡不能除外恶变或已经恶变者。

(2)手术方式。

胃大部切除术。这是治疗胃十二指肠溃疡的首选术式。胃大部切除术治疗溃疡的原理是:①切除胃窦部,减少 G 细胞分泌的胃泌素所引起的体液性胃酸分泌。②切除大部分胃体,减少了分泌胃酸、胃蛋白酶的壁细胞和主细胞数量。③切除了溃疡本身及溃疡的好发部位。胃大部切除的范围是胃远侧2/3～3/4,包括部分胃体、胃窦部、幽门和十二指肠壶腹部的近胃部分。胃大部切除术后胃肠道重建的基本术式包括胃十二指肠吻合或胃空肠吻合。术式包括:

毕(Billroth)Ⅰ式胃大部切除术:在胃大部切除后将残胃与十二指肠吻合(见图8-1),多适用于胃溃疡。其优点是重建后的胃肠道接近正常解剖生理状态,胆汁、胰液反流入残胃较少,术后因胃肠功能紊乱而引起的并发症亦较少;缺点是有时为避免残胃与十二指肠吻合口的张力过大致切除胃的范围不够,增加了术后溃疡的复发机会。

毕(Billroth)Ⅱ式胃大部切除术:切除远端胃后,缝合关闭十二指肠残端,将残胃与空肠行断端侧吻合(见图8-2)。适用于各种胃及十二指肠溃疡,特别是十二指肠溃疡。十二指肠溃疡切除困难时,可行溃疡旷置。优点是即使胃切除较多,胃空肠吻合口张力也不致过大,术后溃疡复发率低;缺点是吻合方式改变了正常的解剖生理关系,术后发生胃肠道功能紊乱的可能性较毕Ⅰ式大。

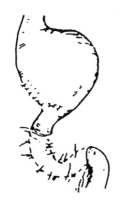
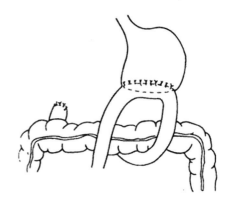

图 8-1 毕Ⅰ式胃大部切除术　　　图 8-2 毕Ⅱ式胃大部切除术

胃大部切除后胃空肠 Roux-en-Y 吻合术:胃大部切除后关闭十二指肠残端,在距十二指肠悬韧带 10～15 cm 处切断空肠,将残胃和远端空肠吻合,据此吻合口以下 45～60 cm 处将空肠与空肠近侧断端吻合。此法临床应用较少,但有防止术后胆汁、胰液进入残胃的优点。

胃迷走神经切断术:此手术方式临床已较少使用。迷走神经切断术治疗溃疡的原理是:①阻断迷走神经对壁细胞的刺激,消除神经性胃酸分泌。②阻断迷走神经引起的促胃泌素的分泌,减少体液性胃酸分泌。可分为 3 种类型:①迷走神经干切断术。②选择性迷走神经切断术。③高选择性迷走神经切断术。

(五)常见护理诊断/问题

1.焦虑、恐惧

焦虑、恐惧与对疾病缺乏了解,担心治疗效果及预后有关。

2.疼痛

疼痛与胃十二指肠黏膜受侵蚀及手术后创伤有关。

3.潜在并发症

出血、感染、十二指肠残端破裂、吻合口瘘、胃排空障碍、消化道梗阻、倾倒综合征等。

(六)护理措施

1.术前护理

(1)心理护理:关心、了解患者的心理和想法,告知有关疾病治疗和手术的知识、手术前和手术后的配合,耐心解答患者的各种疑问,消除患者的不良心理,使其能积极配合疾病的治疗和护理。

(2)饮食护理:一般择期手术患者饮食宜少食多餐,给予高蛋白、高热量、高维生素等易消化的食物,忌酸辣、生冷、油炸、浓茶、烟酒等刺激性食品。患者营养状况较差或不能进食者常伴有贫血、低蛋白血症,术前应给予静脉输液,补充足够的热量,必要时补充血浆或全血,以改善患者的营养状况,提高其对手术的耐受力。术前 1 d 进流质饮食,术前 12 h 禁食水。

(3)协助患者做好各种检查及手术前常规准备,做好健康教育,如教会患者深呼吸、有效咳嗽、床上翻身及肢体活动方法等。

(4)术日晨留置胃管,必要时遵医嘱留置胃肠营养管,并铺好麻醉床,备好吸氧装置,综合心电监护仪等。

2.术后护理

(1)病情观察:术后严密观察患者生命体征的变化,测量次数为 30 min/次,直至血压平稳,如病情较重仍需 1～2 h/次,或根据医嘱给予心电监护。同时观察患者神志、体温、尿量、伤口渗血、渗液情况。并且注意有无内出血、腹膜刺激征、腹腔脓肿等迹象,发现异常及时通知医师给予处理。

(2)体位:全身麻醉未醒的患者去枕平卧,头后仰并偏向一侧,麻醉清醒、血压平稳后改半卧位,以保持腹部松弛,减少切口缝合处张力,减轻疼痛和不适,以利腹腔引流,也有利于呼吸和循环。

(3)引流管护理:十二指肠溃疡术后患者常留有胃管、尿管及腹腔引流管等。护理时应注意 3 点。①妥善固定各种引流管,防止松动和脱出,并做好标识,一旦脱出后不可自行插回。②保持引流通畅、持续有效,防止引流管受压、扭曲及折叠等,可经常挤捏引流管以防堵塞。如若堵塞,可在医生指导下用生理盐水冲洗引流管。③密切观察并记录引流液的性质、颜色和量,发现异常及时通知医生,协助处理。

留置胃管可减轻胃肠道张力,促进吻合口愈合。护理时还应注意:胃大部切除术后 24 h 内可由胃管内引流出少量血液或咖啡样液体,若引流液有较多鲜血,应警惕吻合口出血,需及时与医师联系并处理;术后胃肠减压量减少,腹胀减轻或消失,肠蠕动功能恢复,肛门排气后可拔除胃管。

(4)疼痛护理:术后切口疼痛的患者,可遵医嘱给予镇痛药物或应用自控止痛泵,应用自控止痛泵的患者应注意预防并处理可能发生的并发症,如尿潴留、恶心、呕吐等。

(5)禁食及静脉补液:禁食期间应静脉补充液体。因胃肠减压期间,引流出大量含有各种电解质的胃肠液,加之患者禁食水,易造成水、电解质及酸碱失调和营养缺乏。因此,术后需及时补充患者所需的各种营养物质,包括糖、脂肪、氨基酸、维生素及电解质等,必要时输血、血浆或清蛋白,以改善患者的营养状况,促进切口的愈合。同时详细记录 24 h 液体出入量,为合理补液提供依据。

(6)早期肠内营养支持的护理:术前或术中放置空肠喂养管的患者,术后早期(术后 24 h)可经喂养管输注肠内营养制剂,对改善患者的全身营养状况,维持胃肠道屏障结构和功能,促进肠功能恢复等均有益处。护理时应注意 3 点。①妥善固定喂养管,避免过度牵拉,防止滑脱、移动、扭曲和受压;保持喂养管的通畅,每次输注前后及输注中间每隔4～6 h用温开水或温生理盐水冲洗管道,防止营养液残留堵塞管腔。②早期肠内营养支持应用,应遵循从少到多、由慢至快和由稀到浓的原则,使肠道能更好地适应。③营养液的温度以37 ℃左右为宜,温度偏低会刺激肠道引起肠痉挛,导致腹痛、腹泻;温度过高则可灼伤肠道黏膜,甚至可引起溃疡或出血。同时观察患者有无恶心、呕吐、腹痛、腹胀、腹泻和水电解质紊乱等并发症的发生。

(7)饮食护理:功能恢复、肛门排气后可拔除胃管,拔除胃管后当日可给少量饮水或米汤;如无不适,第2 d进半量流食,每次50～80 mL;第3 d进全量流食,每次100～150 mL;进食后若无不适,第4 d可进半流食,以温、软、易于消化的食物为好;术后第10～14 d可进软食,忌生、冷、硬和刺激性食物。要少食多餐,开始每天5～6餐,以后逐渐减少进餐次数并增加每餐进食量,逐步过渡到正常饮食。术后早期禁食牛奶及甜品,以免引起腹胀及胃酸。

(8)鼓励患者早期活动:围床期间,鼓励并协助患者翻身,病情允许时,鼓励并协助患者早期下床活动。如无禁忌,术日可活动四肢,术后第1 d床上翻身或坐起做轻微活动,第2～3 d视情况协助患者床边活动,第4 d可在室内活动。患者活动量应根据个体差异而定,以不感到劳累为宜。

(9)胃大部切除术后并发症的观察及护理。

术后出血:包括胃和腹腔内出血。胃大部切除术后24 h内可由胃管内引流出少量血液或咖啡样液体,一般24 h内不超过300 mL,且逐渐减少、颜色逐渐变浅变清,出血自行停止;若术后短期内从胃管不断引流出新鲜血液,24 h后仍未停止,则为术后出血。发生在术后24 h以内的出血,多属术中止血不确切;术后4～6 d发生的出血,常为吻合口黏膜坏死脱落所致;术后10～20 d发生的出血,与吻合口缝线处感染或黏膜下脓肿腐蚀血管有关。术后要严密观察患者的生命体征变化,包括血压、脉搏、心率、呼吸、神志和体温的变化;加强对胃肠减压及腹腔引流的护理,观察和记录胃液及腹腔引流液的量、颜色和性质,若短期内从胃管引流出大量新鲜血液,持续不止,应警惕有术后胃出血;若术后持续从腹腔引流管引出大量新鲜血性液体,应怀疑腹腔内出血,须立即通知医生协助处理。遵医嘱采用静脉给予止血药物、输血等措施,或用冰生理盐水洗胃,一般可控制。若非手术疗法不能有效止血或出血量大于500 mL/h时,需再次手术止血,应积极完善术前准备,并做好相应的术后护理。

十二指肠残端破裂:一般多发生在术后24～48 h,是毕Ⅱ式胃大部切除术后早期的严重并发症,原因与十二指肠残端处理不当及胃空肠吻合口输入袢梗阻引起的十二指肠腔内压力升高有关。临床表现为突发性上腹部剧痛、发热和出现腹膜刺激征及白细胞计数增加,腹腔穿刺可有胆汁样液体。一旦确诊,应立即进行手术治疗。

胃肠吻合口破裂或吻合口瘘:胃大部切除术后早期并发症,常发生在术后1周左右。原因与术中缝合技术不当、吻合口张力过大、组织供血不足有关,表现为高热、脉速等全身中毒症状,还有上腹部疼痛及腹膜炎的表现。如发生较晚,多形成局部脓肿或外瘘。临床工作中应注意观察患者生命体征和腹腔引流情况,一般情况下,患者术后体温逐渐趋于正常,腹腔引流液逐日减少和变清。若术后腹腔引流量仍不减,伴有黄绿色胆汁或呈脓性、带臭味,伴腹痛,体温再次升高,应警惕吻合口瘘的可能,须及时通知医师,协助处理。处理包括:①出现吻合口破裂伴有弥漫性腹膜炎的患者须立即手术治疗,做好急症手术准备。②症状较轻无弥漫性腹膜炎的患者,可先行禁食、胃肠减压、充分引流,合理应用抗生素并给予肠外营养支持,纠正水、电解质紊乱和酸碱平衡失调。③保护瘘口周围皮肤,应及时清洁瘘口周围皮肤并保持干燥,局部可涂以氧化锌软膏或使用皮肤保护膜加以保护,以免皮肤破溃继发感染。经上述处理后多数患者吻合口瘘可在 4～6 周自愈;若经久不愈,须再次手术。

胃排空障碍:也称胃瘫,常发生在术后 4～10 d,发病机制尚不完全明了。临床表现为拔除胃管后,患者出现上腹饱胀、钝痛和呕吐,呕吐物含食物和胆汁,消化道 X 线造影检查可见残胃扩张、无张力、蠕动波少而弱,且通过胃肠吻合口不畅。处理措施包括:①禁食、胃肠减压,减少胃肠道积气、积液,降低胃肠道张力,使胃肠道得到充分休息,并记录 24 h 出入量。②输液及肠外营养支持,纠正低蛋白血症,维持水、电解质和酸碱平衡。③应用胃动力促进剂如甲氧氯普安、多潘立酮,促进胃肠功能恢复,也可用 3% 温盐水洗胃。一般经上述治疗均可痊愈。

术后梗阻:根据梗阻部位可分为输入袢梗阻、输出袢梗阻和吻合口梗阻。

输入袢梗阻:可分为急、慢性两类:①急性完全性输入袢梗阻,多发生于毕Ⅱ式结肠前输入段对胃小弯的吻合术式。临床表现为上腹部剧烈疼痛,频繁呕吐,呕吐量少,多不含胆汁,呕吐后症状不缓解,且上腹部有压痛性肿块。系输出袢系膜悬吊过紧压迫输入袢,或是输入袢过长穿入输出袢与横结肠的间隙孔形成内疝所致,属闭袢性肠梗阻,易发生肠绞窄,应紧急手术治疗。②慢性不完全性输入袢梗阻患者,表现为进食后出现右上腹胀痛或绞痛,呈喷射状呕吐大量不含食物的胆汁,呕吐后症状缓解。多由于输入袢过长扭曲或输入袢过短在吻合口处形成锐角,使输入袢内胆汁、胰液和十二指肠液排空不畅而滞留。由于消化液潴留在输入袢内,进食后消化液分泌明显增加,输入袢内压力增高,刺激肠管发生强烈的收缩,引起喷射样呕吐,也称输入袢综合征。

输出袢梗阻:多因粘连、大网膜水肿或坏死、炎性肿块压迫所致。临床表现为上腹饱胀,呕吐食物和胆汁。如果非手术治疗无效,应手术解除梗阻。

吻合口梗阻:因吻合口过小或是吻合时胃肠壁组织内翻过多而引起,也可因术后吻合口炎性水肿出现暂时性梗阻。患者表现为进食后出现上腹部饱胀感和溢出性呕吐等,呕吐物含或不含胆汁。应即刻禁食,给予胃肠减压和静脉补液等保守治疗。若保守治疗无效,可手术解除梗阻。

倾倒综合征:由于胃大部切除术后,胃失去幽门窦、幽门括约肌、十二指肠壶腹部等结构对胃排空的控制,导致胃排空过速所产生的一系列综合征。可分为早期倾倒综合征和晚期倾倒综合征。

早期倾倒综合征:多发生在进食后半小时内,患者以循环系统症状和胃肠道症状为主要表现。患者可出现心悸、乏力、出汗、面色苍白等一过性血容量不足表现,并有恶心、呕吐、腹部绞痛、腹泻等消化道症状。处理:主要采用饮食调整,嘱患者少食多餐,饭后平卧 20～30min,避免过甜食物,减少液体摄入量并降低食物渗透浓度,多数可在术后半年或一年内逐渐自愈。极少数症状严重而持久的患者需手术治疗。

晚期倾倒综合征:主要因进食后,胃排空过快,高渗性食物迅速进入小肠被过快吸收而使血糖急剧升高,刺激胰岛素大量释放,而当血糖下降后,胰岛素并未相应减少,继而发生低血糖,故又称低血糖综合征。表现为餐后 2～4 h,患者出现心慌、无力、眩晕、出汗、手颤、嗜睡以至虚脱。消化道症状不明显,可有饥饿感,出现症状时稍进饮食即可缓解。饮食中减少糖类含量,增加蛋白质比例,少食多餐可防止其发生。

(七)健康指导

(1)向患者及家属讲解有关胃十二指肠溃疡的知识,使之能更好地配合治疗和护理。

(2)指导患者学会自我情绪调整,保持乐观进取的精神风貌,注意劳逸结合,减少溃疡病的客观因素。

(3)指导患者饮食应定时定量,少食多餐,营养丰富,以后可逐步过渡至正常人饮食。少食腌、熏食品,避免进食过冷、过烫、过辣及油煎炸食物,切勿酗酒、吸烟。

(4)告知患者及家属有关手术后期可能出现的并发症的表现和预防措施。

(5)定期随访,如有不适及时就诊。

二、胃十二指肠溃疡急性穿孔

胃十二指肠溃疡急性穿孔(acute perforation of gastroduodenal ulcer)是胃十二指肠溃疡的严重并发症,为常见的外科急腹症。起病急,变化快,病情严重,需要紧急处理,若诊治不当可危及生命。其发生率呈逐年上升趋势,发病年龄逐渐趋于老龄化。十二指肠溃疡穿孔男性患者较多,胃溃疡穿孔则多见于老年妇女。

(一)病因及发病机制

溃疡穿孔是活动期胃十二指肠溃疡向深部侵蚀、穿破浆膜的结果。胃溃疡穿孔60%发生在近幽门的胃小弯,而90%的十二指肠溃疡穿孔发生在壶腹部前壁偏小弯侧。急性穿孔后,具有强烈刺激性的胃酸、胆汁、胰液等消化液和食物进入腹腔,引起化学性腹膜炎和腹腔内大量液体渗出,6～8 h 后细菌开始繁殖并逐渐转变为化脓性腹膜炎。病原菌以大肠埃希菌、链球菌多见。因剧烈的腹痛、强烈的化学刺激、细胞外液的丢失及细菌毒素吸收等因素,患者可出现休克。

(二)临床表现

1.症状

穿孔多突然发生于夜间空腹或饱食后,主要表现为突发性上腹部刀割样剧痛,很快波及全腹,但仍以上腹为重。患者疼痛难忍,常伴恶心、呕吐、面色苍白、出冷汗、脉搏细速、血压下降、四肢厥冷等表现。其后由于大量腹腔渗出液的稀释,腹痛略有减轻,继发细菌感染后,腹痛可再次加重;当胃内容物沿右结肠旁沟向下流注时,可出现右下腹痛。溃疡穿孔后病情的严重程度与患者的年龄、全身情况、穿孔部位、穿孔大小和时间及是否空腹穿孔密切相关。

2.体征

体检时患者呈急性病容,表情痛苦,蜷曲位、不愿移动;腹式呼吸减弱或消失;全腹有明显的压痛、反跳痛,腹肌紧张呈"木板样"强直,以右上腹部最为明显,肝浊音界缩小或消失,可有移动性浊音,肠鸣音减弱或消失。

(三)实验室及其他检查

1.X 线检查

大约 80% 的患者行站立位腹部 X 线检查时,可见膈下新月形游离气体影。

2.实验室检查

提示血白细胞计数及中性粒细胞比例增高。

3.诊断性腹腔穿刺

临床表现不典型的患者可行诊断性腹腔穿刺,穿刺抽出液可含胆汁或食物残渣。

(四)治疗要点

根据病情选用非手术或手术治疗。

1.非手术治疗

(1)适应证:一般情况良好,症状及体征较轻的空腹状态下穿孔者;穿孔超过 24 h,腹膜炎症已局限者;胃十二指肠造影证实穿孔已封闭者;无出血、幽门梗阻及恶变等并发症者。

(2)治疗措施:①禁食,持续胃肠减压,减少胃肠内容物继续外漏,以利于穿孔的闭合和腹膜炎症消退。②输液和营养支持治疗,以维持机体水、电解质平衡及营养需求。③全身应用抗生素,以控制感染。④应用抑酸药物,如给予 H_2 受体阻断剂或质子泵拮抗剂等制酸药物。

2.手术治疗

(1)适应证:①上述非手术治疗措施 6～8 h,症状无减轻,而且逐渐加重者要改手术治疗。②饱食后穿孔,顽固性溃疡穿孔和伴有幽门梗阻、大出血、恶变等并发症者,应及早进行手术治疗。

(2)手术方式:①单纯缝合修补术,即缝合穿孔处并加大网膜覆盖。此方法操作简单,手术时间短,安全性高。适用于穿孔时间超过 8 h,腹腔内感染及炎症水肿严重者;以往无溃疡病史或有溃疡病史但未经内科正规治疗,无出血、梗阻并发症者;有其他系统器质性疾病不能耐受急诊彻底性溃疡切除手术者。②彻底的溃疡切除手术(连同溃疡一起切除的胃大部切除术),手术方式包括胃大部切除术,对十二指肠溃疡穿孔行迷走神经切断加胃窦切除术,或缝合穿孔后行迷走神经切断加胃空肠吻合术,或行高选择性迷走神经切断术。

(五)常见护理诊断/问题

1.疼痛

疼痛与胃十二指肠溃疡穿孔后消化液对腹膜的强烈刺激及手术后切口有关。

2.体液不足

体液不足与溃疡穿孔后消化液的大量丢失有关。

(六)护理措施

1.术前护理/非手术治疗的护理

(1)禁食、胃肠减压:溃疡穿孔患者要禁食禁水,有效地施行胃肠减压,以减少胃肠内容物继续流入腹腔。做好引流期间的护理,保持引流通畅和有效负压,注意观察和记录胃液的颜色、性质和量。

(2)体位:休克者取休克体位(头和躯干抬高 20°～30°角、下肢抬高 15°～20°角),以增加回心血量;无休克者或休克改善后取半卧位,以利于漏出的消化液积聚于盆腔最低位和便于引流,减少毒素的吸收,同时也可降低腹壁张力和减轻疼痛。

(3)静脉输液,维持体液平衡。①观察和记录 24 h 出入量,为合理补液提供依据。②给予静脉输液,根据出入量和医嘱,合理安排输液的种类和速度,以维持水、电解质及酸碱平衡;同时给予营养支持和相应护理。

(4)预防和控制感染:遵医嘱合理应用抗菌药。

(5)做好病情观察:密切观察患者生命体征、腹痛、腹膜刺激征及肠鸣音变化等。若经非手术治疗6～8 h病情不见好转,症状、体征反而加重者,应积极做好急诊手术准备。

2.术后护理

加强术后护理,促进患者早日康复。

三、胃十二指肠溃疡大出血

胃十二指肠溃疡出血是上消化道大出血中最常见的原因,占 50% 以上。其中5%～10%需要手术治疗。

（一）病因与病理

因溃疡基底的血管壁被侵蚀而导致破裂出血，患者过去多有典型溃疡病史，近期可有服用非甾体类抗炎药物、疲劳、饮食不规律等诱因。胃溃疡大出血多发生在胃小弯，出血源自胃左、右动脉及其分支或肝胃韧带内较大的血管。十二指肠溃疡大出血通常位于壶腹部后壁，出血多来自胃十二指肠动脉或胰十二指肠上动脉及其分支；溃疡基底部的血管侧壁破裂出血不易自行停止，可引发致命的动脉性出血。大出血后，因血容量减少、血压下降、血流变慢，可在血管破裂处形成血凝块而暂时止血。由于胃酸、胃肠蠕动和胃十二指肠内容物与溃疡病灶的接触，部分病例可发生再次出血。

（二）临床表现

1.症状

患者的主要表现是呕血和黑便，多数患者只有黑便而无呕血，迅猛的出血则表现为大量呕血和排紫黑色血便。呕血前患者常有恶心，便血前多突然有便意，呕血或便血前后患者常有心悸、目眩、无力甚至昏厥。如出血速度缓慢则血压、脉搏改变不明显。如果短期内失血量超过 400 mL 时，患者可出现面色苍白、口渴、脉搏快速有力，血压正常或略偏高的循环系统代偿表现；当失血量超过 800 mL 时，可出现休克症状：患者烦躁不安、出冷汗、脉搏细速、血压下降、呼吸急促、四肢厥冷等。

2.体征

腹稍胀，上腹部可有轻度压痛，肠鸣音亢进。

（三）实验室及其他检查

1.内镜检查

胃十二指肠纤维镜检查可明确出血原因和部位，出血 24 h 内阳性率可达 70%～80%，超过 24 h 则阳性率下降。

2.血管造影

选择性腹腔动脉或肠系膜上动脉造影可明确病因与出血部位，并可采取栓塞治疗或动脉注射垂体升压素等介入性止血措施。

3.实验室检查

大量出血早期，由于血液浓缩，血常规变化不大；以后红细胞计数、血红蛋白、血细胞比容均呈进行性下降。

（四）治疗要点

胃十二指肠溃疡出血的治疗原则：补充血容量防止失血性休克，尽快明确出血部位并采取有效止血措施。

1.非手术治疗

（1）补充血容量：迅速建立静脉通路，快速静脉输液、输血。失血量达全身总血量的 20% 时，应输注右旋糖酐、羟乙基淀粉或其他血浆代用品，出血量较大时可输注浓缩红细胞,必要时可输全血,保持血细胞比容不低于30%。

(2)禁食、留置胃管:用生理盐水冲洗胃腔,清除血凝块,直至胃液变清。还可经胃管注入200 mL含8 mg去甲肾上腺素的生理盐水溶液,每4～6 h/次。

(3)应用止血、制酸等药物:经静脉或肌内注射巴曲酶等止血药物;静脉给予H_2受体拮抗剂(西咪替丁等)、质子泵抑制剂(奥美拉唑)或生长抑素等。

(4)胃镜下止血:急诊胃镜检查明确出血部位后同时实施电凝、激光灼凝、注射或喷洒药物、钛夹夹闭血管等局部止血措施。

2.手术治疗

(1)适应证:①重大出血,短期内出现休克,或短时间内(6～8 h)需输入大量血液(>800 mL)方能维持血压和血细胞比容者。②正在进行药物治疗的胃十二指肠溃疡患者发生大出血,说明溃疡侵蚀性大,非手术治疗难于止血,或暂时血止后又复发。③60岁以上伴血管硬化症者自行止血机会较小,应及早手术。④近期发生过类似的大出血或合并溃疡穿孔或幽门梗阻。⑤胃镜检查发现动脉搏动性出血或溃疡底部血管显露、再出血危险性大者。

(2)手术方式:①胃大部切除术,适用于大多数溃疡出血的患者。②贯穿缝扎术,在病情危急,不能耐受胃大部切除手术时,可采用单纯贯穿缝扎止血法。③在贯穿缝扎处理溃疡出血后,可行迷走神经干切断加胃窦切除或幽门成形术。

(五)常见护理诊断/问题

1.焦虑、恐惧

焦虑、恐惧与突发胃十二指肠溃疡大出血及担心预后有关。

2.体液不足

体液不足与胃十二指肠溃疡出血致血容量不足有关。

(六)护理措施

1.非手术治疗的护理(包括术前护理)

(1)缓解焦虑和恐惧:关心和安慰患者,给予心理支持,减轻患者的焦虑和恐惧。及时为患者清理呕吐物。情绪紧张者,可遵医嘱适当给予镇静剂。

(2)体位:取平卧位,卧床休息。有呕血者,头偏向一侧。

(3)补充血容量:迅速建立多条畅通的静脉通路,快速输液、输血,必要时可行深静脉穿刺输液。开始输液时速度宜快,待休克纠正后减慢滴速。

(4)采取止血措施:遵医嘱应用止血药物或冰盐水洗胃,以控制出血。

(5)做好病情观察:严密观察患者生命体征的变化,判断、观察和记录呕血、便血情况,观察患者有无口渴、肢端湿冷、尿量减少等循环血量不足的表现。必要时测量中心静脉压并做好记录。观察有无鲜红色血性胃液从胃管流出,以判断有无活动性出血和止血效果。若出血仍在继续,短时间内(6～8 h)需大量输血(>800 mL)才能维持血压和血细胞比容,或停止输液、输血后,病情又恶化者,应及时报告医师,并配合做好急症手术的准备。

（6）饮食：出血时暂禁食，出血停止后，可进流质或无渣半流质饮食。

2.术后护理

加强术后护理，促进患者早日康复。

四、胃十二指肠溃疡瘢痕性幽门梗阻

胃十二指肠溃疡患者因幽门管、幽门溃疡或十二指肠壶腹部溃疡反复发作形成瘢痕狭窄、幽门痉挛水肿而造成幽门梗阻。

（一）病因与病理

瘢痕性幽门梗阻常见于十二指肠壶腹部溃疡和位于幽门的胃溃疡。溃疡引起幽门梗阻的机制有幽门痉挛、炎性水肿和瘢痕三种，前两种情况是暂时的和可逆的，在炎症消退、痉挛缓解后梗阻解除，无需外科手术；而瘢痕性幽门梗阻属于永久性，需要手术方能解除梗阻。梗阻初期，为克服幽门狭窄，胃蠕动增强，胃壁肌肉代偿性增厚。后期，胃代偿功能减退，失去张力，胃高度扩大，蠕动减弱甚至消失。由于胃内容物潴留引起呕吐而致水、电解质的丢失，导致脱水、低钾低氯性碱中毒；长期慢性不全性幽门梗阻者由于摄入减少，消化吸收不良，患者可出现贫血与营养障碍。

（二）临床表现

1.症状

患者表现为进食后上腹饱胀不适并出现阵发性胃痉挛性疼痛，伴恶心、嗳气与呕吐。呕吐多发生在下午或晚间，呕吐量大，一次达 1 000～2 000 mL，呕吐物内含大量宿食，有腐败酸臭味，但不含胆汁。呕吐后自觉胃部舒适，故患者常自行诱发呕吐以缓解症状。常有少尿、便秘、贫血等慢性消耗表现。体检时可见患者常有消瘦、皮肤干燥、皮肤弹性消失等营养不良的表现。

2.体征

上腹部可见胃型和胃蠕动波，用手轻拍上腹部可闻及振水声。

（三）实验室及其他检查

1.内镜检查

可见胃内有大量潴留的胃液和食物残渣。

2.X 线钡餐检查

可见胃高度扩张，24 h 后仍有钡剂存留（正常 24 h 排空）。已明确幽门梗阻者避免做此检查。

（四）治疗要点

瘢痕性幽门梗阻以手术治疗为主。最常用的术式是胃大部切除术，但年龄较大、身体状况极差或合并其他严重内科疾病者，可行胃空肠吻合加迷走神经切断术。

(五)常见护理诊断/问题

1.体液不足

体液不足与大量呕吐、胃肠减压引起水、电解质的丢失有关。

2.营养失调:低于机体需要量

营养失调:低于机体需要量与幽门梗阻致摄入不足、禁食和消耗、丢失体液有关。

(六)护理措施

1.术前护理

(1)静脉输液:根据医嘱和电解质检测结果合理安排输液种类和速度,以纠正脱水及低钾、低氯性碱中毒。密切观察及准确记录 24 h 出入量,为静脉补液提供依据。

(2)饮食与营养支持:非完全梗阻者可给予无渣半流质饮食,完全梗阻者术前应禁食水,以减少胃内容物潴留。根据医嘱于手术前给予肠外营养,必要时输血或其他血液制品,以纠正营养不良、贫血和低蛋白血症,提高患者对手术的耐受力。

(3)采取有效措施,减轻疼痛,增进舒适。

禁食、胃肠减压:完全幽门梗阻患者,给予禁食,保持有效胃肠减压,减少胃内积气、积液,减轻胃内张力。必要时遵医嘱给予解痉药物,以减轻疼痛,增加患者的舒适度。

体位:取半卧位,卧床休息。呕吐时,头偏向一侧。呕吐后及时为患者清理呕吐物。情绪紧张者,可遵医嘱给予镇静剂。

(4)洗胃:完全幽门梗阻者,除持续胃肠减压排空胃内潴留物外,须做术前胃的准备,即术前 3 d 每晚用 300～500 mL 温盐水洗胃,以减轻胃黏膜水肿和炎症,有利于术后吻合口愈合。

2.术后护理

加强术后护理,促进患者早日康复。

第二节 小肠破裂

一、概述

小肠是消化管中最长的一段肌性管道,也是消化与吸收营养物质的重要场所。人类小肠全长 3～9 m,平均 5～7 m,个体差异很大。其分为十二指肠、空肠和回肠 3 部分,十二指肠属上消化道,空肠及其以下肠段属下消化道。

各种外力的作用所致的小肠穿孔称为小肠破裂。小肠破裂在战时和平时均较常见,多见于交通事故,工矿事故,生活事故如坠落、挤压、刀伤和火器伤。小肠可因穿透性与闭合性损伤造成肠管破裂或肠系膜撕裂。小肠占满整个腹部,又无骨骼保护,因此易受到损伤。由于小肠壁厚,血运丰富,故无论是穿孔修补或肠段切除吻合术,其成功率均较高,发生肠瘘的机会少。

二、护理评估

(一)健康史

了解患者腹部损伤的时间、地点及致伤源、伤情、就诊前的急救措施、受伤至就诊之间的病情变化,如果患者神志不清,应询问目击人员。

(二)临床表现

小肠破裂后在早期即产生明显的腹膜炎的体征,这是因为肠管破裂肠内容物溢出腹腔所致。症状以腹痛为主,程度轻重不同,可伴有恶心及呕吐,腹部检查肠鸣音消失,腹膜刺激征明显。

小肠损伤初期一般均有轻重不等的休克症状,休克的深度除与损伤程度有关外,主要取决于内出血的多少,表现为面色苍白、烦躁不安、脉搏细速、血压下降、皮肤发冷等。若为多发性小肠损伤或肠系膜撕裂大出血,可迅速发生休克并进行性恶化。

(三)辅助检查

(1)实验室检查:白细胞计数升高说明腹腔炎症;血红蛋白含量取决于内出血的程度,内出血少时变化不大。

(2)X线检查:X线透视或摄片检查有无气腹与肠麻痹的征象,因为一般情况下小肠内气体很少,且损伤后伤口很快被封闭,不但膈下游离气体少见,且使一部分患者早期症状隐匿。因此,阳性气腹有诊断价值,但阴性结果也不能排除小肠破裂。

(3)腹部B超检查:对小肠及肠系膜血肿、腹腔积液均有重要的诊断价值。

(4)CT或磁共振检查:对小肠损伤有一定诊断价值,而且可对其他脏器进行检查,有时可能发现一些未曾预料的损伤,有助于减少漏诊。

(5)腹腔穿刺:有混浊的液体或胆汁色的液体,说明肠破裂,穿刺液中白细胞、淀粉酶含量均升高。

(四)治疗原则

小肠破裂的诊断一旦确诊,应立即进行手术治疗。手术方式以简单修补为主。肠管损伤严重时,则应做部分小肠切除吻合术。

(五)心理、社会因素

小肠损伤大多在意外情况下突然发生,加之伤口、出血及内脏脱出的视觉刺激和对预后的担忧,患者多表现为紧张、焦虑、恐惧。应了解其患病后的心理反应,对本病的认知程度和心理承受能力,家属及亲友对其支持情况、经济承受能力等。

三、护理问题

(一)有体液不足的危险

与创伤致腹腔内出血、体液过量丢失、渗出及呕吐有关。

(二)焦虑、恐惧

与意外创伤的刺激、疼痛、出血、内脏脱出的视觉刺激及担心疾病的预后等有关。

(三)体温过高

与腹腔内感染毒素吸收和伤口感染等因素有关。

(四)疼痛

与小肠破裂或手术有关。

(五)潜在并发症

腹腔感染、肠瘘、失血性休克。

(六)营养失调,低于机体需要量

与消化道的吸收面积减少有关。

四、护理目标

(1)患者体液平衡得到维持,生命体征稳定。

(2)患者情绪稳定,焦虑或恐惧减轻,主动配合医护工作。

(3)患者体温维持正常。

(4)患者主诉疼痛有所缓解。

(5)护士密切观察病情变化,如发现异常,及时报告医生,并配合处理。

(6)患者体重不下降。

五、护理措施

(一)一般护理

(1)伤口处理:对开放性腹部损伤者,妥善处理伤口,及时止血和包扎固定。若有肠管脱出,可用消毒或清洁器皿覆盖保护后再包扎,以免肠管受压、缺血而坏死。

(2)病情观察:密切观察生命体征的变化,每15 min测定脉搏、呼吸、血压一次。重视患者的主诉,若主诉心慌、脉快、出冷汗等,及时报告医生。不注射止痛药(诊断明确者除外),以免掩盖伤情。不随意搬动伤者,以免加重病情。

(3)腹部检查:每30 min检查一次腹部体征,注意腹膜刺激征的程度和范围变化。

(4)禁食和灌肠:禁食和灌肠可避免肠内容物进一步溢出,造成腹腔感染或加重病情。

（5）补充液体和营养：注意纠正水、电解质及酸碱平衡失调，保证输液通畅，对伴有休克或重症腹膜炎的患者可进行中心静脉补液，这不仅可以保证及时大量的液体输入，而且有利于中心静脉压的监测，根据患者具体情况，适量补给全血、血浆或人血清蛋白，尽可能补给足够的热量和蛋白质、氨基酸及维生素等。

（二）心理护理

关心患者，加强交流，讲解相关病情、治疗方式及预后，使患者了解自己的病情，消除患者的焦虑和恐惧，保持良好的心理状态，并与其一起制定合适的应对机制，鼓励患者，增加治疗的信心。

（三）术后护理

（1）妥善安置患者：麻醉清醒后取半卧位，有利于腹腔炎症的局限，改善呼吸状态。了解手术的过程，查看手术的部位，对引流管、输液管、胃管及氧气管等进行妥善固定，做好护理记录。

（2）监测病情：观察患者血压、脉搏、呼吸、体温的变化。注意腹部体征的变化。适当应用止痛药，减轻患者的不适。若切口疼痛明显，应检查切口，排除感染。

（3）引流管的护理：腹腔引流管保持通畅，准确记录引流液的性状及量。腹腔引流液应为少量血性液，若为绿色或褐色渣样物，应警惕腹腔内感染或肠瘘的发生。

（4）饮食：继续禁食、胃肠减压，待肠功能逐渐恢复、肛门排气后，方可拔除胃肠减压管。拔除胃管当日可进清流食，第 2 日进流食，第 3 日进半流食，逐渐过渡到普食。

（5）营养支持：维持水、电解质和酸碱平衡，增加营养。维生素主要是在小肠被吸收，小肠部分切除后，要及时补充维生素 C、维生素 D、维生素 K 和复合维生素 B 等维生素和微量元素钙、镁等，可经静脉、肌内注射或口服进行补充，预防贫血，促进伤口愈合。

（四）健康教育

（1）注意饮食卫生，避免暴饮暴食，进易消化食物，少食刺激性食物，避免腹部受凉和饭后剧烈活动，保持排便通畅。

（2）注意适当休息，加强锻炼，增加营养，特别是回肠切除的患者要长期定时补充维生素 B_{12} 等营养素。

（3）定期门诊随访。若有腹痛，腹胀，停止排便及伤口红、肿、热、痛等不适，应及时就诊。

（4）加强社会宣传，增进劳动保护、安全生产、安全行车、遵守交通规则等知识，避免损伤等意外的发生。

（5）普及各种急救知识，在发生意外损伤时，能进行简单的自救或急救。

（6）无论腹部损伤的轻重，都应经专业医务人员检查，以免贻误诊治。

第三节 脾破裂

一、概述

脾脏是一个血供丰富而质脆的实质性器官,脾脏是腹部脏器中最容易受损伤的器官,发生率几乎占各种腹部损伤的40%。它被与其包膜相连的诸韧带固定在左上腹的后方,尽管有下胸壁、腹壁和膈肌的保护,但外伤暴力很容易使其破裂引起内出血。以真性破裂多见,约占85%。根据不同的病因,脾破裂分成两大类:①外伤性破裂,占绝大多数,都有明确的外伤史,裂伤部位以脾脏的外侧凸面为多,也可在内侧脾门处,主要取决于暴力作用的方向和部位。②自发性破裂,极少见,且主要发生在病理性肿大(门静脉高压症、血吸虫病、淋巴瘤等)的脾脏;如仔细追询病史,多数仍有一定的诱因,如剧烈咳嗽、打喷嚏或突然改变体位等。

二、护理评估

(一)健康史

了解患者腹部损伤的时间、地点及致伤源、伤情、就诊前的急救措施、受伤至就诊之间的病情变化,如果患者神志不清,应询问目击人员。患者一般有上腹火器伤、锐器伤或交通事故、工伤等外伤史或病理性(门静脉高压症、血吸虫病、淋巴瘤等)的脾脏肿大病史。

(二)临床表现

脾破裂的临床表现以内出血及腹膜刺激征为特征,并常与出血量和出血速度密切相关。出血量大而速度快的患者很快就出现低血容量性休克,伤情十分危急;出血量少而慢者症状轻微,除左上腹轻度疼痛外,无其他明显体征,不易诊断。随着时间的推移,出血量越来越大,才出现休克前期的表现,继而发生休克。由于血液对腹膜的刺激而有腹痛,起始在左上腹,慢慢涉及全腹,但仍以左上腹最为明显,同时有腹部压痛、反跳痛和腹肌紧张。

(三)诊断及辅助检查

创伤性脾破裂的诊断主要依赖:①损伤病史或病理性脾脏肿大病史。②临床有内出血的表现。③腹腔诊断性穿刺抽出不凝固血液等。④对诊断确有困难、伤情允许的病例,采用腹腔灌洗、B超、核素扫描、CT或选择性腹腔动脉造影等帮助明确诊断。B超是一种常用检查,可明确脾脏破裂程度。⑤实验室检查发现红细胞、血红蛋白和血细胞比容进行性降低,提示有内出血。

（四）治疗原则

随着对脾功能认识的深化，在坚持"抢救生命第一，保留脾第二"的原则下，尽量保留脾的原则已被绝大多数外科医生接受。彻底查明伤情后尽可能保留脾脏，方法有生物胶黏合止血、物理凝固止血、单纯缝合修补、部分脾切除等，必要时行全脾切除术。

（五）心理、社会因素

导致脾破裂的原因均是意外，患者痛苦大、病情重，且在创伤、失血之后，处于紧张状态。患者常有恐惧、急躁、焦虑，甚至绝望表现，因担心手术能否成功，而对手术产生恐惧心理。

三、护理问题

（一）体液不足

与损伤致腹腔内出血、失血有关。

（二）组织灌注量减少

与导致休克的因素依然存在有关。

（三）疼痛

与脾部分破裂、腹腔内积血有关。

（四）焦虑或恐惧

与意外创伤的刺激、出血及担心预后有关。

（五）潜在并发症

出血。

四、护理目标

（1）患者体液平衡能得到维持，不发生失血性休克。

（2）患者神志清楚，四肢温暖、红润，生命体征平稳。

（3）患者腹痛缓解。

（4）患者焦虑或恐惧程度缓解。

（5）护士要密切观察病情变化，如发现异常，及时报告医生，并配合处理。

五、护理措施

（一）一般护理

（1）严密观察监护伤员病情变化：把患者的脉率、血压、神志、氧饱和度（SaO_2）及腹部体征作为常规监测项目，建立治疗时的数据，为动态监测患者生命体征提供依据。

（2）补充血容量：建立两条静脉通路，快速输入平衡盐液及血浆或代用品，扩充血容量,维持水、电解质及酸碱平衡,改善休克状态。

(3)保持呼吸道通畅:及时吸氧,改善因失血而导致的机体缺氧状态,改善有效通气量,并注意清除口腔中异物、假牙,防止误吸,保持呼吸道通畅。

(4)密切观察患者尿量变化:怀疑脾破裂病员应常规留置导尿管,观察单位时间的尿量,如尿量大于 30 mL/h,说明病员休克已纠正或处于代偿期。如尿量 < 30 mL/h 甚至无尿,则提示患者已进入休克或肾衰竭期。

(5)术前准备:观察中如发现继续出血(48h 内输血超过 1200 mL)或有其他脏器损伤,应立即做好药物皮试、备血、腹部常规备皮等手术前准备。

(二)心理护理

对患者要耐心做好心理安抚,让患者知道手术的目的、意义及手术效果,消除紧张恐惧心理,还要尽快通知家属并取得其同意和配合,使患者和家属都有充分的思想准备,积极主动配合抢救和治疗。

(三)术后护理

(1)体位:术后应去枕平卧,头偏向一侧,防止呕吐物吸入气管,如清醒后血压平稳,病情允许可采取半卧位,以利于腹腔引流。患者不得过早起床活动。一般需卧床休息 10～14d。以 B 超或 CT 检查为依据,观察脾脏愈合程度,确定能否起床活动。

(2)密切观察生命体征变化:按时测血压、脉搏、呼吸、体温,观察再出血倾向。部分脾切除患者,2～3 周内体温持续在 38～40 ℃,化验检查白细胞计数不高,称为"脾热"。对"脾热"的患者,按高热护理及时给予物理降温,并补充水和电解质。

(3)管道护理:保持大静脉留置管输液通畅,保持无菌,定期消毒。保持胃管、导尿管及腹腔引流管通畅,妥善固定,防止脱落,注意引流物的量及性状的变化。若引流管引流出大量的新鲜血性液体,提示活动性出血,及时报告医生处理。

(4)改善机体状况,给予营养支持:术后保证患者有足够的休息和睡眠,禁食期间补充水、电解质,避免酸碱平衡失调,肠功能恢复后方可进食。应给予高热量、高蛋白、高维生素饮食,静脉滴注复方氨基酸、血浆等,保证机体需要,促进伤口愈合,减少并发症。

(四)健康教育

(1)患者住院 2～3 周后出院,出院时复查 CT 或 B 超,嘱患者每月复查 1 次,直至脾损伤愈合,脾脏恢复原形态。

(2)嘱患者若出现头晕、口干、腹痛等不适反应,均应停止活动并平卧,及时到医院检查治疗。

(3)继续注意休息,脾损伤未愈合前避免体力劳动,避免剧烈运动,如弯腰、下蹲、骑摩托车等。注意保护腹部,避免外力冲撞。

(4)避免增加腹压,保持排便通畅,避免剧烈咳嗽。

(5)脾切除术后,患者免疫力低下,注意保暖,预防感冒,避免进入拥挤的公共场所。坚持锻炼身体,提高机体免疫力。

第四节　急性化脓性腹膜炎

一、概念

急性化脓性腹膜炎是指由化脓性细菌,包括需氧菌和厌氧菌或两者混合所引起的腹膜腔急性感染。急性化脓性腹膜炎累及整个腹腔称为急性弥漫性腹膜炎,腹膜腔炎症仅局限于病灶局部称为局限性腹膜炎,并可形成脓肿。根据腹腔内有无病变又分为原发性腹膜炎和继发性腹膜炎。腹腔内无原发病灶,而是血源性引起的,称为原发性腹膜炎,占 2%。继发于腹腔内空腔脏器穿孔、损伤破裂、炎症扩散和手术污染等所引起的腹膜炎,称之为继发性腹膜炎,是急性化脓性腹膜炎中最常见的一种,占 98%。

二、临床表现

(一)腹痛

腹痛是最主要的症状,一般都很剧烈,不能忍受,且呈持续性,在患者深呼吸、咳嗽、转动体位时加重,故患者多不愿意改变体位。疼痛先以原发病灶处最明显,随炎症扩散可波及全腹。

(二)恶心、呕吐

恶心、呕吐为早期出现的胃肠道症状。腹膜受到刺激,引起反射性恶心、呕吐,呕吐物为胃内容物。当出现麻痹性肠梗阻时,可吐出黄绿色胆汁,甚至粪质样内容物。

(三)全身症状

随着炎症发展,患者出现高热、大汗、口干、脉速、呼吸浅快等全身中毒症状,后期出现眼窝凹陷、四肢发冷、呼吸急促、脉搏细弱、血压下降、严重缺水、代谢性酸中毒及感染性休克的表现。但年老体衰或病情晚期者体温不一定升高,如脉搏加快,体温反而下降,提示病情恶化。

(四)腹部体征

腹胀明显,腹式呼吸减弱或消失。腹部有压痛、反跳痛、肌紧张等症状,是腹膜炎的重要体征,称为腹膜刺激征。腹肌呈"木板样"多为胃十二指肠穿孔的临床表现,而老年、幼儿或极度虚弱的患者腹肌紧张可不明显,易被忽视。胃十二指肠穿孔时,腹腔可有游离气体,叩诊肝浊音界缩小或消失。腹腔内有较多积液时,移动性浊音呈阳性。

三、辅助检查

（一）血液检查

白细胞总数及中性粒细胞升高,可出现中毒性颗粒。病情危重或机体反应低下时,白细胞计数可不增高。

（二）腹部 X 线检查

立位平片,可见膈下游离气体;卧位片,在腹膜炎有肠麻痹时可见肠襻普遍胀气,肠间隙增宽及腹膜外脂肪线模糊以至消失。

（三）直肠指检

有无直肠前壁触痛、饱满,可判断有无盆腔感染或盆腔脓肿形成。

（四）B 超检查

B 超检查可帮助判断腹腔病变部位。

（五）腹腔穿刺

可根据抽出液性状、气味、混浊度做细菌培养、涂片,以及淀粉酶测定来帮助诊断及确定病变部位和性质。

四、护理措施

急性腹膜炎的治疗分为非手术和手术两种方法。非手术疗法主要适用于:原发性腹膜炎;急性腹膜炎原因不明,病情不重,全身情况较好;炎症已有局限化趋势,症状有所好转。手术疗法主要适用于:腹腔内病变严重;腹膜炎重或腹膜炎原因不明,无局限趋势;患者一般情况差,腹腔积液多,肠麻痹重或中毒症状明显,甚至出现休克者;经短期(一般不超过 8～12 h)非手术治疗症状及体征不缓解反而加重者。其治疗原则是:处理原发病灶,消除引起腹膜炎的病因,清理或引流腹腔,促使腹腔脓性渗出液尽早局限、吸收。

（一）术前护理

（1）病情观察:定时监测体温、脉搏、呼吸、血压,准确记录 24 h 出入量。观察腹部体征变化,对休克患者应监测中心静脉压及血气分析数值。

（2）禁食:尤其是胃肠道穿孔者,可减少胃肠道内容物继续溢入腹腔。

（3）胃肠减压:可减轻胃肠道内积气、积液,减少胃肠内容物继续溢入腹腔,有利或减轻腹膜的疼痛刺激,减少毒素吸收,降低肠壁张力,改善肠壁血液供给,利于炎症局限,并促进胃肠道蠕动恢复。

（4）保持水、电解质平衡:腹膜炎时,腹腔内有大量液体渗出,加之呕吐,患者不仅丧失水、电解质,也丧失了大量的血浆,应根据患者的临床表现和血生化测定、中心静脉压等监测,输入适量的晶体液和胶体液,纠正水、电解质和酸碱失衡,保持尿量 30 mL/h 以上。

(5)抗感染:继发性腹膜炎常为混合感染,因此需针对性地、大剂量联合应用抗生素。

(6)对诊断不明确者,应严禁使用止痛剂,以免掩盖病情,贻误诊断和治疗。

(7)积极做好手术准备,做好患者及家属的工作,解除思想顾虑,积极配合治疗。

(二)术后护理

(1)定时监测体温、脉搏、呼吸、血压及尿量的变化。

(2)患者血压平稳后,应取半卧位,以利于腹腔引流,减轻腹胀,改善呼吸。

(3)补液与营养:由于术前大量体液丧失,患者术后又需禁食,故要注意水、电解质平衡,酸碱平衡和营养的补充。

(4)继续胃肠减压:腹膜炎患者虽经手术治疗,但腹膜的炎症尚未清除,肠蠕动尚未恢复,故应禁食。同时采用有效的胃肠减压,直至肠蠕动恢复,肛门排气后,方可拔除胃管,开始进食。

(5)引流的护理:妥善固定引流管,避免受压、扭曲,保持通畅,观察并记录引流量、颜色、气味等。如需用负压吸引者应注意负压大小。如用双套管引流者,常需用抗生素盐水冲洗,冲洗时应注意无菌操作,记录冲洗量和引流量及性状。冲洗时注意保持床铺的干燥。

(6)应用抗生素以减轻和防治腹腔残余感染。

(7)为了减少患者的不适,酌情使用止痛剂。

(8)鼓励患者早期活动,防止肠粘连。

(9)观察有无腹腔残余脓肿,如患者体温持续不退或下降后又有升高,白细胞计数升高,全身有中毒症状,以及腹部局部体征的变化,大便次数增多等提示有残余脓肿,应及时报告医生处理。

(三)健康教育

(1)术后肠功能恢复后的饮食要根据不同疾病具体计划,先吃流质饮食,再过渡到半流食。应指导和鼓励患者吃易消化、高蛋白、高热量、高维生素饮食。

(2)向患者解释术后半卧位的意义。在病情允许的情况下,应鼓励患者尽早下床活动。

(3)出院后如突然出现腹痛加重,应及时到医院就诊。

第五节　肠梗阻

肠腔内容物不能正常运行或通过肠道发生障碍时,称为肠梗阻,是外科常见的急腹症之一。

一、疾病概要

（一）病因和分类

1.按梗阻发生的原因分类

（1）机械性肠梗阻：最常见，是由各种原因引起的肠腔变窄、肠内容物通过障碍。主要原因有三。①肠腔堵塞，如寄生虫、粪块、异物等。②肠管受压，如粘连带压迫、肠扭转、嵌顿性疝等。③肠壁病变，如先天性肠道闭锁、狭窄、肿瘤等。

（2）动力性肠梗阻：较机械性肠梗阻少见。肠管本身无病变，梗阻原因是神经反射和毒素刺激引起肠壁功能紊乱，致肠内容物不能正常运行。可分为①麻痹性肠梗阻，常见于急性弥漫性腹膜炎、腹部大手术、腹膜后血肿或感染等。②痉挛性肠梗阻，由于肠壁肌肉异常收缩所致，常见于急性肠炎或慢性铅中毒。

（3）血运性肠梗阻：较少见。由于肠系膜血管栓塞或血栓形成，使肠管血运障碍，继而发生肠麻痹，肠内容物不能通过。

2.按肠管血运有无障碍分类

（1）单纯性肠梗阻：无肠管血运障碍。

（2）绞窄性肠梗阻：有肠管血运障碍。

3.按梗阻发生的部位分类

高位性肠梗阻（空肠上段）和低位性肠梗阻（回肠末段和结肠）。

4.按梗阻的程度分类

完全性肠梗阻（肠内容物完全不能通过）和不完全性肠梗阻（肠内容物部分可通过）。

5.按梗阻病情的缓急分类

急性肠梗阻和慢性肠梗阻。

（二）病理生理

1.肠管局部的病理生理变化

（1）肠蠕动增强：单纯性机械性肠梗阻，梗阻以上的肠蠕动增强，以克服肠内容物通过的障碍。

（2）肠管膨胀：肠腔内积气、积液所致。

（3）肠壁充血水肿、血运障碍，严重时可导致坏死和穿孔。

2.全身性病理生理变化

（1）体液丢失和电解质、酸碱平衡失调。

（2）全身性感染和毒血症，甚至发生感染中毒性休克。

（3）呼吸和循环功能障碍。

(三)临床表现

1.症状

(1)腹痛:单纯性机械性肠梗阻的特点是阵发性腹部绞痛;绞窄性肠梗阻表现为持续性剧烈腹痛伴阵发性加剧;麻痹性肠梗阻呈持续性胀痛。

(2)呕吐:早期常为反射性,呕吐胃内容物,随后因梗阻部位不同,呕吐的性质各异。高位肠梗阻呕吐出现早且频繁,呕吐物主要为胃液、十二指肠液、胆汁;低位肠梗阻呕吐出现晚,呕吐物常为粪样物;若呕吐物为血性或棕褐色,常提示肠管有血运障碍;麻痹性肠梗阻呕吐多为溢出性。

(3)腹胀:高位肠梗阻腹胀不明显;低位肠梗阻及麻痹性肠梗阻则腹胀明显。

(4)停止肛门排气排便:完全性肠梗阻时,患者多停止排气、排便,但在梗阻早期,梗阻以下肠管内尚存的气体或粪便仍可排出。

2.体征

(1)腹部:①视诊。单纯性机械性肠梗阻可见腹胀、肠型和异常蠕动波,肠扭转时腹胀多不对称。②触诊。单纯性肠梗阻可有轻度压痛但无腹膜刺激征;绞窄性肠梗阻可有固定压痛和腹膜刺激征。③叩诊。绞窄性肠梗阻时腹腔有渗液,可有移动性浊音。④听诊。机械性肠梗阻肠鸣音亢进,可闻及气过水声或金属音;麻痹性肠梗阻肠鸣音减弱或消失。

(2)全身:单纯性肠梗阻早期多无明显全身性改变,梗阻晚期可有口唇干燥、眼窝凹陷、皮肤弹性差、尿少等脱水征。严重脱水或绞窄性肠梗阻时,可出现脉搏细速、血压下降、面色苍白、四肢发冷等中毒和休克征象。

3.辅助检查

(1)实验室检查:肠梗阻晚期,血红蛋白和血细胞比容升高,并有水、电解质及酸碱平衡失调。绞窄性肠梗阻时,白细胞计数和中性粒细胞比例明显升高。

(2)X线检查:一般在肠梗阻发生 4～6h 后,立位或侧卧位 X 线平片可见肠胀气及多个液气平面。

(四)治疗原则

1.一般治疗

(1)禁食。

(2)胃肠减压:治疗肠梗阻的重要措施之一。通过胃肠减压,吸出胃肠道内的气体和液体,从而减轻腹胀、降低肠腔内压力,改善肠壁血运,减少肠腔内的细菌和毒素。

(3)纠正水、电解质及酸碱平衡失调。

(4)防治感染和中毒。

(5)其他:对症治疗。

2.解除梗阻

解除梗阻分为非手术治疗和手术治疗两大类。

（五）常见几种肠梗阻

1.粘连性肠梗阻

粘连性肠梗阻是肠粘连或肠管被粘连带压迫所致的肠梗阻,较为常见。主要由于腹部手术、炎症、创伤、出血、异物等所致。以小肠梗阻为多见,多为单纯性不完全性梗阻。粘连性肠梗阻多采取非手术治疗,如无效或发生绞窄性肠梗阻时应及时手术治疗。

2.肠扭转

肠扭转指一段肠管沿其系膜长轴旋转而形成的袢性肠梗阻,常发生于小肠,其次是乙状结肠。①小肠扭转:多见于青壮年,常在饱餐后立即进行剧烈活动时发病。表现为突发腹部绞痛,呈持续性伴阵发性加剧,呕吐频繁,腹胀不明显。②乙状结肠扭转:多见于老年人,常有便秘习惯,表现为腹部绞痛,明显腹胀,呕吐不明显。肠扭转是较严重的机械性肠梗阻,可在短时间内发生肠绞窄、坏死,一经诊断,应行急症手术治疗。

3.肠套叠

肠套叠指一段肠管套入与其相连的肠管内,以回结肠型(回肠末端套入结肠)最多见。肠套叠多见于 2 岁以下婴幼儿。典型表现为阵发性腹痛、果酱样血便和腊肠样肿块(多位于右上腹),右下腹触诊有空虚感。X 线空气或钡剂灌肠显示空气或钡剂在结肠内受阻,梗阻端的钡剂影像呈"杯口状"或"弹簧状"阴影。早期肠套叠可试行空气灌肠复位,无效或病期超过 48h,怀疑有肠坏死或肠穿孔者,应行手术治疗。

4.蛔虫性肠梗阻

由于蛔虫聚集成团并刺激肠管痉挛致肠腔堵塞,多见于 2~10 岁儿童,驱虫不当常为诱因。主要表现为阵发性脐部周围腹痛,伴呕吐,腹胀不明显。部分患者腹部可触及变形、变位的条索状团块。少数患者可并发肠扭转或肠壁坏死穿孔,蛔虫进入腹腔引起腹膜炎。单纯性蛔虫堵塞多采用非手术治疗,包括解痉挛止痛、禁食、酌情胃肠减压、输液、口服植物油驱虫等,若无效或并发肠扭转、腹膜炎时,应行手术取虫。

二、肠梗阻患者的护理

（一）护理诊断/问题

1.疼痛

与肠内容物不能正常运行或通过障碍有关。

2.体液不足

与呕吐、禁食、胃肠减压、肠腔积液有关。

3.潜在并发症

肠坏死、腹腔感染、休克。

(二)护理措施

1.非手术治疗的护理

(1)饮食:禁食,梗阻缓解 12 h 后可进少量流质饮食,忌甜食和牛奶;48 h 后可进半流食。

(2)胃肠减压:做好相关护理。

(3)体位:生命体征稳定者可取半卧位。

(4)解痉挛、止痛:若无肠绞窄或肠麻痹,可用阿托品解除痉挛、缓解疼痛,禁用吗啡类止痛药,以免掩盖病情。

(5)输液:纠正水、电解质和酸碱失衡,记录 24 h 出入液量。

(6)防治感染和中毒:遵照医嘱应用抗生素。

(7)严密观察病情变化:出现下列情况时应考虑有绞窄性肠梗阻的可能,应及早采取手术治疗。①腹痛发作急骤,为持续性剧烈疼痛,或在阵发性加重之间仍有持续性腹痛。肠鸣音可不亢进。②早期出现休克。③呕吐早、剧烈而频繁。④腹胀不对称,腹部有局部隆起或触及有压痛的包块。⑤明显的腹膜刺激征,体温升高,脉快,白细胞计数和中性粒细胞比例增高。⑥呕吐物、胃肠减压抽出液、肛门排出物为血性,或腹腔穿刺抽出血性液体。⑦腹部 X 线检查可见孤立、固定的肠袢。⑧经积极非手术治疗后症状、体征无明显改善者。

2.手术前后的护理

(1)术前准备:除上述非手术护理措施外,按腹部外科常规行术前准备。

(2)术后护理:①病情观察,观察患者生命体征、腹部症状和体征的变化,伤口敷料及引流情况,及早发现术后并发症。②麻醉清醒、血压平稳后取半卧位。③禁食、胃肠减压,待排气后逐步恢复饮食。④防止感染,遵照医嘱应用抗生素。⑤鼓励患者早期活动。

第六节　腹股沟疝

发生在腹股沟区的腹外疝统称为腹股沟疝。腹股沟疝可分为腹股沟斜疝和腹股沟直疝,以斜疝最常见,占全部腹外疝的 75%～90%。疝囊经腹壁下动脉外侧的腹股沟管内环(深环)突出,向内、向下、向前斜行经过腹股沟管,再穿出腹股沟管外环(皮下环、浅环)进入阴囊者,称为腹股沟斜疝。疝囊经腹壁下动脉内侧的直疝三角(Hesselbach 三角)直接突出,不经内环,也不进入阴囊,称为腹股沟直疝。

腹股沟区位于下腹部前外侧壁,为左右各一的三角形区域,其上界为髂前上棘至腹直肌外侧缘的水平线,下界为腹股沟韧带,内界为腹直肌外缘。成人腹股沟管长 4～5 cm,位于腹前壁、腹股沟韧带的内上方,相当于腹内斜肌、腹横肌弓状下缘与腹股沟韧带之间的斜行裂隙,其走向由外向内、由上向下、由深向浅斜行。有两口和四壁。内口即深环,是腹横筋膜中卵圆形的裂隙;外口即浅环,是腹外斜肌腱膜下方的三角形裂隙。腹股沟管的前壁有皮肤、皮下组织和腹外斜肌筋膜,但外侧 1/3 部分尚有腹内斜肌覆盖;后壁有腹横筋膜和腹膜,内侧 1/3 尚有腹股沟镰;上壁有腹内斜肌、腹横肌的弓状下缘;下壁有腹股沟韧带和腔隙韧带。女性腹股沟管内有子宫圆韧带通过,男性则有精索通过(见图 8-3)。

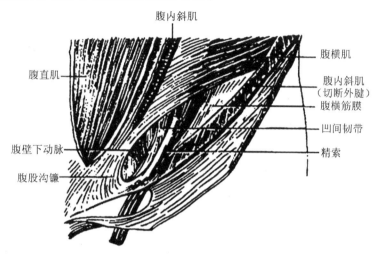

图 8-3 左侧腹股沟区

直疝三角的外侧边为腹壁下动脉,内侧边为腹直肌外侧缘,底边为腹股沟韧带。此处腹壁缺乏完整的腹肌覆盖,且腹横筋膜比周围部分薄,因此易发生疝。腹股沟直疝在此由后向前突出。

一、病因及发病机制

(一)腹股沟斜疝

有先天性和后天性因素。

(1)先天性因素:婴儿出生后,若鞘突不闭锁或闭锁不全,则与腹腔相通,当小儿啼哭、排便等腹内压力增加时,鞘突则成为先天性斜疝的疝囊(检查图 8-4)。因右侧睾丸下降比左侧略晚,鞘突闭锁也较迟,故右侧斜疝多于左侧。

(2)后天性因素:腹股沟区解剖缺损、腹壁肌或筋膜发育不全,腹内压力增加时,内环处的腹膜自腹壁薄弱处向外突出形成疝囊,腹腔内器官、组织也随之进入疝囊(见图 8-5)。

(二)腹股沟直疝

直疝三角处腹壁缺乏完整的腹肌覆盖,且腹横筋膜比周围部分薄,故易发生疝。

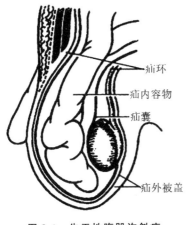

图 8-4　先天性腹股沟斜疝

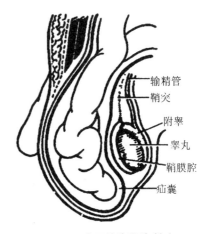

图 8-5　后天性腹股沟斜疝

二、临床表现

（一）腹股沟斜疝

（1）易复性斜疝：腹股沟区有肿块，偶有胀痛感。肿块多呈带蒂柄的梨形，可降至阴囊或大阴唇。常在站立、行走、咳嗽或用力时出现，平卧休息或用手将肿块向腹腔内推送，肿块可向腹腔回纳并消失。以手指通过阴囊皮肤伸入外环，可感外环扩大，嘱患者咳嗽时，手指有冲击感。用手指紧压腹股沟深环，让患者起立并咳嗽等腹压增高时，疝块不再出现，移去手指，则可见疝块由外上方向内下突出。疝内容物若为肠袢，肿块柔软光滑，叩之呈鼓音，并常在肠袢回纳入腹腔时发出咕噜声；若为大网膜，则肿块坚韧叩呈浊音，回纳缓慢。

（2）难复性斜疝：除胀痛稍重外，主要特点是疝块不能完全回纳。

（3）嵌顿性疝：发生于强体力劳动或用力排便等腹内压骤增时。疝块突然增大，伴有明显疼痛，平卧或用手推送不能使之回纳。肿块张力高且硬度大，有明显触痛。若嵌顿内容物为肠袢，可伴有机械性肠梗阻的临床表现。疝一旦嵌顿，自行回纳的机会较少；如不及时处理，多数患者的症状逐步加重，最后发展成为绞窄性疝。

（4）绞窄性疝：临床症状多且较严重。肠袢坏死穿孔时，疼痛可因疝内压力骤降而暂时有所缓解。因此，疼痛减轻而肿块仍存在时，不可误认为是病情好转。绞窄时间较长者，可因疝内容物继发感染，侵及周围组织而引起疝外被盖组织的急性炎症；严重者可发生脓毒血症。

（二）腹股沟直疝

腹股沟直疝多见于老年人。站立时，在腹股沟内侧端、耻骨结节外上方见一半球形肿块由直疝三角突出，不进入阴囊，且无疼痛及其他症状，疝基底较宽，平卧后肿块多能自行回纳腹腔而消失，极少发生嵌顿。腹股沟直疝与腹股沟斜疝的鉴别如下(见表 8-1)。

表 8-1　腹股沟斜疝与腹股沟直疝的鉴别

鉴别点	斜疝	直疝
发病年龄	多见于儿童及青壮年	多见于老年
突出途径	经腹股沟管突出,可进阴囊	由直疝三角突出,不进阴囊
疝块外形	椭圆或梨形,上部呈蒂柄状	半球形,基底较宽
回纳疝块后压住深环	疝块不再突出	疝块仍可突出
精索与疝囊的关系	精索在疝囊后方	精索在疝囊前外方
疝囊颈与腹壁下动脉的关系	疝囊颈在腹壁下动脉外侧	疝囊颈在腹壁下动脉内侧
嵌顿机会	较多	极少

三、处理原则

根据病史、典型临床表现,一般可明确诊断。除少数特殊情况外,腹股沟疝一般均应尽早施行手术治疗。

(一)非手术治疗

半岁以下婴幼儿可暂不手术,用绷带压住腹股沟管深环,防止疝块突出。对年老体弱或有严重疾病不能耐受手术者,可用疝带压住内环,防止腹腔内容物突出。

(二)手术治疗

手术的基本原则是关闭疝门即内环口,加强或修补腹股沟管管壁。手术方法有:①疝囊高位结扎术。②疝修补术,包括传统的疝修补术、无张力疝修补术和经腹腔镜疝修补术。

(三)嵌顿性疝和绞窄性疝的处理

嵌顿性疝原则上需紧急手术治疗,但下列情况可试行手法复位:①嵌顿时间在 3～4 h 以内,局部压痛不明显且无腹膜刺激征者。②年老体弱或伴有较严重疾病而肠袢未绞窄坏死者。绞窄性疝的内容物已坏死,应及时手术。

四、护理诊断及医护合作性问题

(一)疼痛

疼痛与疝块突出、嵌顿或绞窄及术后切口张力较大有关。

(二)体液不足

嵌顿疝或绞窄性疝引起的机械性肠梗阻可致体液不足。

(三)潜在并发症

术后阴囊水肿、切口感染、复发。

五、护理措施

(一)非手术治疗患者的护理

卧床休息,下床活动时应压住疝环口;对引起腹内压力升高的因素,如咳嗽、便秘、排尿困难等,应给予相应处理;指导患者合理饮食,保持排便通畅;吸烟者应戒烟;密切观察腹部情况,若发生明显腹痛,伴疝块突然增大,应注意是否有嵌顿疝的可能,应立即通知医师,并做好紧急手术准备。

(二)手术治疗患者的护理

1.术前护理

帮助患者做好心理护理;备皮,术前晚灌肠,以防术后腹胀及排便困难;嵌顿疝伴有肠梗阻者,应禁食、胃肠减压,纠正水、电解质及酸碱平衡失调,尽早应用抗生素抗感染等。其他同非手术治疗患者的护理。

2.术后护理

(1)体位与活动:术后平卧 3 d,膝下垫一软枕,使髋关节微屈,以降低腹内压力和切口张力,有利于切口愈合和减轻切口疼痛;一般术后 3~5 d 可离床活动。

(2)饮食:术后 6~12 h,患者若无恶心、呕吐,可进流食,次日可进软食或普食。肠切除吻合术后应禁食、胃肠减压,肠功能恢复后可进流食,逐渐过渡为半流食、普食。

(3)防止腹内压力升高:避免受凉引起咳嗽,指导患者咳嗽时用手按压保护切口;鼓励患者多饮水、多吃粗纤维食物,保持大便通畅,便秘时给予通便药物。

(4)减轻疼痛:取舒适体位;必要时遵医嘱应用止痛药。

(5)并发症的预防:为避免阴囊内积血、积液及阴囊水肿,术后可用丁字带将阴囊托起,并密切观察阴囊肿胀情况;预防切口感染,合理应用抗生素;及时更换并保持切口敷料干燥;密切观察切口愈合情况,一旦发现感染征象,应尽早处理。

(三)健康教育

告知患者预防和及时治疗使腹内压升高的各种疾病,如剧烈咳嗽、便秘等;出院后应逐渐增加活动量,3 个月内避免重体力劳动或提举重物;定期随诊,若有疝复发,应及早诊治。

第七节　胆石症

一、疾病概述

(一)概念

胆石症(cholelithiasis,又称胆结石)是指胆管系统任何部位发生的结石,包括发生在胆囊和胆管内的结石,是胆管系统最普遍的疾病。在我国,胆石症已由以胆管的胆色素结石为主转变为胆囊的胆固醇结石为主,胆石症的患病率为 0.9%～10.1%,平均 5.6%;男女比例为 1:2.57. 近二十余年来,随着影像学(B 型超声、CT 及 MRI 等)检查的普及,在自然人群中,胆石症的发病率达 10% 左右,国内尸检结果报告显示,胆石症的发生率为 7%。随着生活水平的提高及饮食习惯的改变,胆石症的发生率有逐年增高的趋势,在我国,胆石症以胆管的胆色素结石为主逐渐转变为以胆囊的胆固醇结石为主。

(二)相关病理生理

多年来的研究已证明,胆石是在多种因素影响下,经过一系列病理生理过程而形成的。这些因素包括胆汁成分的改变、过饱和胆汁或胆固醇呈过饱和状态、胆汁囊泡及胆固醇单水晶体的沉淀、促成核因子与抗成核因子的失调、胆囊功能异常、氧自由基的参与及胆管细菌、寄生虫感染等。部分胆管结石并不引起后果。一般胆石引起胆囊炎、结石嵌顿或阻塞胆管等重要和常见的后果。小的胆囊结石可移动到胆囊管、胆总管而使其发生堵塞,还可到达十二指肠内胆总管的末端。

(三)胆石的成因

胆石的成因非常复杂,迄今仍未完全明确,可能是多种因素综合作用的结果。有大量的研究探讨并从不同的侧面阐述了胆石的成因,提出了诸如胆固醇过饱和学说、β-葡萄糖醛酸苷酶学说、胆红素钙沉淀-溶解平衡学说等。随着生物医学的不断发展,人们对胆石形成诱因的认识也在不断深入。主要归纳为以下几个方面。

1.胆管感染

各种原因所致胆汁滞留,细菌或寄生虫侵入胆管而致感染。细菌产生的 β-葡萄糖醛酸酶和磷脂酶能水解胆汁中的脂质,使可溶性的结合胆红素水解为游离胆红素,后者与钙结合形成胆红素钙,促使胆色素结石形成。

2.胆管异物

胆汁中脱落的上皮细胞、炎症细胞、寄生虫残体和虫卵可构成胆红素钙结石的核心。胆管手术后的手术线结或 Oddi 括约肌功能紊乱时,食物残渣随肠内容物反流入胆管可成为结石形成的核心。

3.胆管梗阻

胆管梗阻引起胆汁淤滞,胆汁排出受阻,为胆红素钙的析出、沉淀、成核、聚积成石做了时间上的准备。其中的胆色素在细菌的作用下分解为非结合性胆红素,形成胆色素结石。

4.代谢因素

胆汁内的主要成分为胆盐、磷脂酰胆碱和胆固醇,3 种成分按一定比例组成。正常情况下,胆固醇会保持相对高的浓度而又成溶解状态。胆固醇一旦代谢失调,如回肠切除术后,胆盐的肝肠循环被破坏,三种成分聚合点落在 ABC 曲线范围外,即可使胆固醇呈过饱和状态并析出、沉淀、结晶,从而形成胆固醇结石。此外,胆汁中的某些成核因子(如糖蛋白、黏蛋白和 Ca^{2+} 离子等)有明显的促成核作用,缩短了成核时间,促进结石的生长。

5.胆囊功能异常

胆囊排空障碍,淤胆是胆囊结石形成的动力学机制,为结石生长提供了充足的时间和空间。

6.其他

雌激素会影响肝内葡萄糖醛酸胆红素的形成,使非结合胆红素增高,而雌激素又影响胆囊排空,引起胆汁淤滞,促发结石形成。绝经后服用雌激素者,胆石症发病率明显增高。遗传因素与胆石症的成因有关。

(四)胆石的分类

从胆石含有的化学成分的种类来看,所有的胆石都大致相同:有胆固醇、胆红素、糖蛋白、脂肪酸、胆汁酸、磷脂等有机物,碳酸盐、磷酸盐等无机盐,以及钙、镁、铜、铁等十余种金属元素。但不同的结石中,各种化学成分的含量却差别甚大。

(1)根据结石的主要成分将常见的结石分为三大类:胆固醇结石、胆色素结石和混合性结石。其中以胆固醇结石最为多见。其他少见的结石有以脂肪酸盐为主要成分的脂肪酸盐结石、以蛋白质为主要成分的蛋白结石。①胆固醇结石,主要成分是胆固醇,成石诱因为脂类代谢紊乱。结石质坚,色白或浅黄。80%胆固醇结石位于胆囊内,小结石可通过胆囊管降入胆总管成为继发性胆总管结石。肝内胆管结石中虽然也有胆固醇结石,但极罕见。②胆色素结石,分为棕色胆色素结石和黑色胆色素结石两个亚类,主要成分都是胆红素的化合物,包括胆红素酸与钙等金属离子形成的盐和螯合型高分子聚合物。③混合型结石。

(2)根据胆石在胆管中的位置分类,可分为:①胆囊结石,指位于胆囊内的结石,其中 70%以上是胆固醇结石;②肝外胆管结石;③肝内胆管结石。其中胆囊结石约占结石总数的 50%。

1.胆囊结石

(1)概念:胆囊结石是指发生在胆囊内的结石,常与急性胆囊炎并存。是胆管系统的常见病、多发病。在我国,其患病率约为 7%～10%,其中 70%～80%的胆囊结石为胆固醇结石,约 25%为胆色素结石。多见于女性,男女比例约为 1:2～3。40岁以后发病率随着年龄增长呈增高的趋势,随着年龄增长性别差异逐渐缩小,老年男女发病比例基本相等。

(2)病因:胆囊结石,尤其是胆固醇结石成因的研究一度成为胆管外科的热点。研究表明,胆囊结石的形成不仅有多种生物学因素的影响,遗传因素和环境因素也是不可忽视的条件。胆囊结石是综合性因素作用的结果,主要与胆汁中胆固醇过饱和、胆固醇成核过程异常及胆囊功能异常有关。这些因素引起胆汁的成分和理化性质发生变化,使胆汁中的胆固醇呈过饱和状态,沉淀析出、结晶而形成结石。胆囊结石有明显的"4F 征",即 female(女性)、forty(40 岁)、fat(肥胖)、fertile(多产次)。此外,相关疾病也与胆石症的发生有关,如肝硬化患者的胆石症患病率高于非肝硬化患者;糖尿病患者的胆石症患病率也明显偏高;多数胆囊结石含有胆固醇部分,而胆固醇饱和指数与血脂有关,故胆囊结石与血清总胆固醇水平呈正相关;胃切除术后,患者容易并发胆石症。

(3)病理生理:饱餐、进食油腻食物后胆囊收缩,或睡眠时体位改变致结石移位并嵌顿于胆囊颈部,导致胆汁排出受阻,胆囊强烈收缩而发生胆绞痛。结石长时间持续嵌顿和压迫胆囊颈部,或排入并嵌顿于胆总管,临床可出现胆囊炎、胆管炎或梗阻性黄疸,称为 Mirizzi 综合征。较小的结石可经过胆囊管排入胆总管,形成继发性胆管结石。进入胆总管的结石在通过胆总管下端时可损伤 Oddi 括约肌或嵌顿于壶腹部引起胆源性胰腺炎;较大结石可经胆囊十二指肠瘘进入小肠引起个别患者发生胆石性肠梗阻。此外,结石及炎症反复刺激胆囊黏膜可诱发胆囊癌。若胆囊结石长期嵌顿而未合并感染时,积聚于胆囊胆汁中的胆色素被胆囊膜吸收,加上胆囊分泌的黏性物质而形成胆囊积液,积液呈无色透明,称为白色胆汁。

(4)临床表现:部分单发或多发的胆囊结石,在胆囊内自由存在,不易发生嵌顿,很少产生症状,被称为无症状胆囊结石。约 30% 的胆囊结石患者可终身无临床症状。仅于体检或手术时发现的结石称为静止性结石。单纯性胆囊结石,未合并梗阻或感染时,在早期常无临床症状,大多数是在常规体检、手术或尸体解剖中偶然发现,或仅有轻微的消化系统症状被误认为是胃病而没有及时就诊。当结石嵌顿时,则可出现明显症状和体征。

(5)症状:①胆绞痛为典型的首发症状,表现为突发的右上腹、阵发性剧烈绞痛。临床症状也可在几小时后自行缓解。常发生于饱餐、进食油腻食物后或睡眠时,是由于油腻饮食后胆囊素大量分泌,胆囊平滑肌痉挛,收缩功能增强,引起胆囊内压力增高;加之胆汁酸刺激胆囊黏膜,胆囊壁充血、水肿、炎性物质渗出,导致急性胆囊炎发生;或由于睡眠时体位改变,导致结石移位并嵌顿于胆囊颈部,胆汁不能通过胆囊颈和胆囊管排出,导致胆囊内压力增高,胆囊强烈收缩所致。有部分患者的临床症状可以在几小时后自行缓解。如果胆囊结石嵌顿持续不缓解,胆囊将继续增大、积液,甚至合并感染,从而进展为急性胆囊炎。如果治疗不及时,少部分患者可以进展为急性化脓性胆囊炎或胆囊坏疽,严重时可发生胆囊穿孔,临床后果严重。多数患者有右肩部、肩胛部或背部放射性疼痛,常伴有恶心、呕吐、厌油、腹胀等消化不良症状。②消化道症状主要表现为上腹部或右上腹部闷胀不适、饱胀、嗳气、恶心、呕吐、厌食、呃逆等非特异性的消化道症状。大多数患者仅在进食后,特别是进食油腻食物后,胃肠道症状更明显,服用治"胃病"药物多可缓解,易被误诊。

(6)体征:①腹部体征有时可在右上腹部触及肿大的胆囊。可有右上腹胆囊区压痛,若继发感染,右上腹部可有明显压痛、肌紧张或反跳痛。检查者将左手平放于患者右肋部,拇指置于右腹直肌外缘与肋弓交界处,嘱患者缓慢深吸气,使肝脏下移,若患者因拇指触及肿大的胆囊引起疼痛而突然屏气,称为墨菲征(Murphy 征)阳性。②胆囊结石形成 Mirizzi 综合征时黄疸明显。黄疸时患者常有尿色变深、粪色变浅的症状。

(7)辅助检查:①腹部超声是胆囊结石病首选的诊断方法,特异性高、诊断准确率高达 96%。②口服胆囊造影,胆囊显影率很高,可达 80%以上,故可发现胆囊内,甚至肝外胆管内有无结石存在。但由于显影受到较多因素的影响,故诊断胆囊结石的准确率仅为 50%～60%。③CT 或 MRI 检查,经 B 型超声波检查未能发现病变时,可进一步做 CT 或 MRI 检查。CT 扫描对含钙的结石敏感性很高,常可显示直径为 2 mm 的小结石,CT 扫描诊断胆石的准确率可达 80%～90%。平扫即可显示肝内胆管总肝管、胆总管及胆囊内的含钙量高的结石;经口服或静脉注射造影剂后,CT 可显示胆色素性结石和混合性结石,亦能显示胆囊内的泥沙样结石。CT 扫描对单纯胆固醇性结石有时易发生漏诊。近年来 MRI 诊断技术已逐渐应用于临床,其诊断胆石症的准确率也很高。由于 CT 或 MRI 检查的费用较昂贵,所以一般不作为首选的检查方法。

(8)主要处理原则:胆囊结石治疗的历史较长、方法较多,但仍以外科手术治疗为主。胆石症的治疗目的在于缓解症状、消除结石、减少复发、避免并发症的发生。急性发作期宜先行非手术治疗,待症状控制后,进一步检查,明确诊断;如病情严重,非手术治疗无效,应在初步诊断的基础上及时进行手术治疗。

(9)非手术治疗:①适应证。初次发作的青年患者;经非手术治疗症状迅速缓解者;临床症状不典型者;发病已逾 3d,无紧急手术适应证且在非手术治疗下症状有消退者;合并严重心血管疾病不能耐受手术的老年患者。②常用的非手术疗法主要包括卧床休息、禁饮食、低脂饮食或胃肠减压、输液、纠正水电解质和酸碱平衡紊乱、合理使用抗生素、解痉止痛和支持对症处理。有休克应加强抗休克的治疗,如吸氧、维持血容量、及时使用升压药物等。还可采用溶石疗法、排石疗法、体外冲击波碎石治疗等。

(10)手术治疗:①适应证。胆囊造影时胆囊不显影;结石直径超过 2 cm;胆囊萎缩或瓷样胆囊;B超提示胆囊局限性增厚;病程超过 5 年,年龄在 50 岁以上的女性患者;结石嵌顿于颈部或胆囊管;慢性胆囊炎,结石反复发作引起临床症状;无症状,但结石已充满整个胆囊。②胆囊切除术是胆囊结石治疗的首选方法。但对无症状的胆囊结石,一般无须立即手术切除胆囊,只需观察和随诊。根据病情选择经腹或腹腔镜做胆囊切除术。继发胆管感染的患者,最好是待控制急性感染发作和缓解症状后再择期手术治疗。

2.胆管结石

(1)概念:胆管结石为发生在肝内、外胆管的结石,又分为原发性和继发性胆管结石。原发于胆囊的结石迁徙到肝外胆管,称继发性胆管结石;不是来自胆囊,而是直接在肝外胆管生成的结石,称原发性胆管结石。因此,凡是不伴有胆囊结石者可确认为原发性胆管结石。但伴有胆囊结石的胆管结石是原发性还是继发性,要具体分析。肝内胆管结石无论是否合并胆囊结石,均为原发性胆管结石。

(2)病因:胆管结石的主要原因包括胆汁淤滞、细菌感染和脂类代谢异常。肝外胆管结石的形成除上述原因外,胆管内异物,如虫卵和蛔虫的尸体亦可成为结石的核心;胆囊内结石或肝内胆管结石在某些因素作用下进入肝外胆管(左右肝管汇合部以下)引起肝外胆管结石。

(3)病理生理:胆管结石所致的病理生理改变与结石的部位、大小及病史的长短有关。胆管结石可引起胆管不同程度的梗阻,梗阻可使近端胆管呈现不同程度的扩张,管壁增厚,胆汁滞留在胆管内;胆管壁的充血、水肿进一步加重梗阻,使之从不完全梗阻变为完全性梗阻而出现梗阻性黄疸。胆管的完全性梗阻可激发化脓性感染,引起急性梗阻性化脓性胆管炎;脓液在胆管内积聚,使胆管内压力继续升高,当胆管内压力超过 1.96 kPa(20 cmH$_2$O)时,细菌和毒素可随胆汁逆流入血,引起脓毒血症;当感染致胆管壁坏死、破溃,甚至形成胆管与肝动脉或门静脉瘘时,可并发胆管大出血。胆管的梗阻和化脓性感染可造成肝细胞损害,甚至肝细胞坏死或形成肝源性肝脓肿;长期梗阻和(或)反复发作可引起胆汁性肝硬化和门脉高压症。当结石嵌顿于胆总管壶腹部时,可造成胰液排出受阻甚至发生逆流而引起胆源性急、慢性胰腺炎。

肝内胆管结石可局限于一叶或一段肝内,也可弥漫分布于所有肝内胆管,临床以左叶及右叶肝内胆管结石多见。其基本病理生理改变为结石导致的肝内胆管狭窄或扩张、胆管炎及肝纤维组织增生、肝硬化、萎缩,甚至癌变。

(4)分类:根据胆管结石发病的病因,胆管结石可分为原发性胆管结石和继发性胆管结石。在胆管内形成的结石称为原发性胆管结石,以胆色素结石和混合性结石多见。胆管结石来自胆囊结石者,称为继发性胆管结石,以胆固醇结石多见。根据结石所在的部位,胆管结石可分为肝外胆管结石和肝内胆管结石。肝管分叉部以下的胆管结石为肝外胆管结石,肝管分叉部以上的胆管结石为肝内胆管结石。

(5)临床表现:取决于胆管有无梗阻、感染及其程度。当结石阻塞胆管并继发感染时,典型的表现是反复发作的腹痛、寒战高热和黄疸,称为查科三联征(Charcot triad)。

肝外胆管结石:①腹痛多为剑突下或右上腹部阵发性绞痛,或持续性疼痛、阵发性加剧,呈阵发性刀割样,疼痛常向右肩背部放射。这是由于结石下移嵌顿于胆总管下端或壶腹部,刺激胆管平滑肌,引起Oddi括约肌痉挛收缩和胆管高压所致。②寒战、高热是结石阻塞胆管并继发感染后引起的全身性中毒症状。由于胆管梗阻,胆管内压升高,感染随胆管逆行扩散,细菌和毒素通过肝窦入肝静脉进入体循环,引起菌血症或毒血症。多发生于剧烈腹痛后,体温可高达 39～40 ℃,呈弛张热型,伴有寒战。③黄疸是胆管梗阻后胆红素逆流入血所致。胆管结石嵌于 Vater 壶腹部不缓解,1～2 日后即可出现黄疸。患者首先表现为尿黄,接着出现巩膜黄染,然后出现皮肤黄染伴瘙痒。黄疸的程度取决于梗阻的程度及是否继发感染,若梗阻不完全或结石有松动,则黄疸程度轻,且呈波动性;若为完全性梗阻,则黄疸呈进行性加深。若梗阻性黄疸长期未得到解决,将会导致严重的肝功能损害。部分患者结石嵌顿不重,阻塞的胆管近端扩张,胆石可漂移上浮,或小结石通过壶腹部排入十二指肠,使上述症状缓解。间歇性黄疸是肝外胆管结石的特点。④多数患者有恶心、腹胀、嗳气、厌食油腻食物等消化道症状。

肝内胆管结石:常与肝外胆管结石并存,其临床表现与肝外胆管结石相似。一般没有肝外胆管结石那样典型和严重。位于周围胆管的小结石平时可无症状。当胆管梗阻和感染仅发生在部分肝叶、段胆管时,患者可无症状或仅有轻微的肝区和患侧背部胀痛。位于Ⅱ、Ⅲ级胆管的结石平时只有肝区不适或轻微疼痛。结石位于Ⅰ、Ⅱ级胆管或整个肝内胆管充满结石,患者会有肝区胀痛,常无胆绞痛,一般无黄疸。若一侧肝内胆管结石合并感染而未能及时治疗,并发展为叶、段胆管积脓或肝脓肿时,则出现寒战、高热、轻度黄疸,甚至休克,称为急性梗阻性化脓性胆管炎(acute obstructive suppurative cholangitis,AOSC)。1983 年,我国胆管外科学组建议将原"AOSC"改称为"急性重症胆管炎(acute cholangitis of sever type,ACST),因为,胆管梗阻引起的急性化脓性胆管炎并非全部表现为 AOSC,还有一部分表现为没有休克的轻型急性化脓性胆管炎,而且后者为多数。因此,目前在我国,AOSC一词已逐渐被废弃,被更能反映实际病因、病例特点的 ACST 替代。患者可由于长时间发热、消耗而出现消瘦、体弱等表现。部分患者可有肝大、肝区压痛和叩痛等体征。

(6)辅助检查:①实验室检查,血常规检查可见血白细胞计数和中性粒细胞比例明显升高;血清胆红素、转氨酶和碱性磷酸酶升高。尿液检查示尿胆红素升高,尿胆原降低甚至消失,粪便检查示粪中尿胆原减少。高热时血细菌培养阳性,以大肠杆菌最多见,厌氧菌感染也常见。②影像学检查,B 超诊断肝内胆管结石的准确率可达 100%。检查可显示胆管内结石影,提示胆石存在的部位、胆管有无扩张、有无肝萎缩。同时可提供是否合并肝硬化、脾大、门脉高压及肝外胆管结石等信息。内镜逆行胰胆管造影(ERCP)、检查可显示梗阻部位、程度、结石大小和数量等。

(7)处理原则:以手术治疗为主。原则为解除胆管梗阻或狭窄,取净结石,去除感染灶。肝内胆管结石的治疗难度明显高于肝外胆管结石。胆管术后常放置 T 引流管。主要目的有四。①引流胆汁和减压,防止因胆汁排出受阻导致胆总管内压力增高、胆汁外漏而引起胆汁性腹膜炎。②引流残余结石,使胆管内残余结石,尤其是泥沙样结石通过 T 管排出体外。③支撑胆管,防止胆总管切口瘢痕狭窄、管腔变小、粘连狭窄等。④经 T 管溶石或造影等。

此外,术后注意调整水、电解质及酸碱失衡,合理应用抗生素,注意保护肝功能。

二、护理评估

(一)一般评估

1.生命体征(T、P、R、BP)

胆石症患者如与细菌感染并存,可出现体温偏高,疼痛刺激可能会导致心率加快、呼吸频率加快、血压上升,应监测生命体征的变化。还要注意评估患者的神志、皮肤色泽、肢端循环、尿量等,以判断有无休克的发生。

2.患者主诉

腹痛、腹胀、恶心等不适症状,发病及诊治经过等。

3.相关记录

体重、体位、饮食、面容与表情、皮肤、出入量等。

(二)身体评估

1.视诊

面部表情、皮肤黏膜颜色(黄疸、贫血)、体态、体位、腹部外形等。

2.触诊

(1)腹部触诊:腹壁紧张度、压痛与反跳痛、腹腔内包块。

(2)胆囊触诊:胆囊肿大、Murphy 征等。

3.叩诊

胆囊叩击痛(胆囊炎的重要体征)。

4.听诊

一般无特殊。

(三)心理-社会评估

患者在疾病治疗过程中的心理反应与需求,家庭及社会支持情况,引导患者正确配合疾病的治疗与护理。

(四)辅助检查阳性结果评估

1.实验室检查

胆管结石血常规检查可见血白细胞计数和中性粒细胞比例明显升高;血清胆红素、转氨酶和碱性磷酸酶升高,凝血酶原时间延长。尿液检查示尿胆红素升高,尿胆原降低甚至消失,粪便检查示粪中尿胆原减少。

2.影像学检查

胆囊结石 B 超检查可显示胆囊内结石影;胆管结石可显示胆管内结石影,近端胆管扩张。PTC、ERCP 或 MRCP 等检查可显示梗阻部位、程度,结石大小和数量等。

(五)治疗效果的评估

1.非手术治疗评估要点

生命体征平稳、疼痛缓解。

2.手术治疗评估要点

(1)患者自觉症状:有无腹痛、恶心、呕吐的情况。

(2)生命体征稳定,无腹部疼痛(术后伤口疼痛除外)。

(3)腹部及全身体征:腹部无阳性体征、肠鸣音恢复正常、皮肤无黄染及瘙痒等不适。

(4)伤口愈合情况:一期愈合。

(5)T 管引流的评估:引流液色泽正常、引流量逐渐减少。

(6)结合辅助检查:胆管造影无结石残留或结合 B 超检查判断。

三、主要护理诊断(问题)

(一)疼痛

与胆囊结石突然嵌顿、胆汁排空受阻致胆囊强烈收缩及手术后伤口疼痛有关。

(二)体温过高

与细菌感染致急性胆囊炎或胆管结石梗阻导致急性胆管炎有关。

(三)知识缺乏

与缺乏胆石症和腹腔镜手术相关知识、引流管及饮食保健知识有关。

(四)有体液不足的危险

与恶心、呕吐及感染性休克有关。

(五)营养失调

低于机体需要量与胆汁流动途径受阻有关。

(六)焦虑

与手术及不适有关。

(七)潜在并发症

(1)术后出血:与术中结扎血管线脱落、肝断面渗血及凝血功能障碍有关。

(2)胆瘘:与胆管损伤、胆总管下端梗阻、T 管引流不畅等有关。

(3)胆管感染:与腹部切口及多种置管(引流管、尿管、输液管)有关。

(4)胆管梗阻:与手术及引流不畅有关。

(5)水、电解质平衡紊乱:与患者恶心、呕吐、体液补充不足有关。

(6)皮肤受损:与胆管梗阻,胆盐沉积致皮肤黄疸、瘙痒及术后胆汁渗漏有关。

四、主要护理措施

（一）减轻或控制疼痛

根据疼痛的程度,采取非药物或药物方法止痛。

1.加强观察

观察疼痛的程度、性质;发作的时间、诱因及缓解的相关因素;与饮食、体位、睡眠的关系;腹膜刺激征及 Murphy 征是否阳性等,为进一步治疗和护理提供依据。

2.卧床休息

协助患者采取舒适体位,指导其有节律的深呼吸,达到放松和减轻疼痛的效果。

3.合理饮食

根据病情指导患者进食清淡饮食,忌食油腻食物;病情严重者予以禁食、胃肠减压,以减轻腹胀和腹痛。

4.药物止痛

对诊断明确的剧烈疼痛者,可遵医嘱通过口服、注射等方式给予消炎利胆、解痉或止痛药,以缓解疼痛。

（二）降低体温

根据患者的体温情况,采取物理降温和(或)药物降温的方法尽快降低患者的体温。遵医嘱应用足量有效的抗菌药,以有效控制感染,恢复患者正常体温。

（三）营养支持

对于梗阻未解除的禁食患者,通过胃肠外途径补充足够的热量、氨基酸、维生素、水、电解质等,以维持良好的营养状态。对梗阻已解除、进食量不足者,指导和鼓励患者进食高蛋白、高碳水化合物、高维生素和低脂饮食。

（四）皮肤护理

1.提供相关知识

胆管结石患者常因胆管梗阻致胆汁淤滞、胆盐沉积而引起皮肤瘙痒等,应告知患者相关知识,不可用手抓挠,防止抓破皮肤。

2.保持皮肤清洁

可用温水擦洗皮肤,减轻瘙痒。瘙痒剧烈者,遵医嘱使用外用药物和(或)其他药物治疗。

3.注意引流管周围皮肤的护理

若术后放置引流管,应注意其周围皮肤的护理。若引流管周围见胆汁样渗出物,应及时更换被胆汁浸湿的敷料,局部皮肤涂氧化锌软膏,防止胆汁刺激和损伤皮肤。

（五）心理护理

关心体贴患者，使患者保持良好情绪，减轻焦虑，安心接受治疗与护理。

（六）并发症的预防与护理

1.出血的预防和护理

术后早期出血的原因多由于术中结扎血管线脱落、肝断面渗血及凝血功能障碍所致，应加强预防和观察。

（1）卧床休息：对于肝部分切除术后的患者，术后应卧床 3～5d，以防过早活动致肝断面出血。

（2）改善和纠正凝血功能：遵医嘱予以维生素 K 110 mg 肌内注射，每日 2 次，以纠正凝血机制障碍。

（3）加强观察：术后早期若患者腹腔引流管内引流出血性液增多，100 mL/h，持续 3 h 以上。若患者出现腹胀、腹围增大，伴面色苍白、脉搏细速、血压下降等表现时，提示患者可能有腹腔内出血，应立即报告医生，并配合医生进行相应的急救和护理。如经积极的保守治疗效果不佳，则应及时采用介入治疗或手术探查止血。

2.胆瘘的预防和护理

胆管损伤、胆总管下端梗阻、T 管引流不畅等均可引起胆瘘。

（1）加强观察：术后患者若出现发热、腹胀、腹痛等腹膜炎的表现，或患者腹腔引流液呈黄绿色胆汁样，常提示患者发生胆瘘。应及时与医生联系，并配合进行相应处理。

（2）妥善固定引流管：无论是腹腔引流管还是 T 管，均应用缝线或胶布将其妥善固定于腹壁，避免将管道固定在床上，以防患者在翻身或活动时被牵拉而脱出，T 管引流袋挂于床旁应低于引流口平面。对躁动及不合作的患者，应采取相应的防护措施，防止脱出。

（3）保持引流通畅：避免腹腔引流管或 T 管扭曲、折叠及受压，定期从引流管的近端向远端挤捏，以保持引流通畅，术后 5～7d 内，禁止加压冲洗引流管。

（4）观察引流情况：定期观察并记录引流管引出胆汁的量、颜色及性质。正常成人每日分泌胆汁的量为 800～1200 mL，呈黄绿色，清亮无沉渣，有一定黏性。术后 24h 内引流量为 300～500 mL，恢复进食后，每日可有 600～700 mL，以后逐渐减少至每日 200 mL 左右。术后 1～2d 胆汁的颜色可呈淡黄色、混浊状，以后逐渐加深、清亮。若胆汁突然减少甚至无胆汁引出，提示引流管阻塞、受压、扭曲、折叠或脱出，应及时查找原因和处理；若引出胆汁量较多，常提示胆管下端梗阻，应进一步检查，并采取相应的处理措施。

3.感染的预防和护理

（1）采取合适体位：病情允许时应采取半坐或斜坡卧位，以利于引流和防止腹腔内渗液积聚于膈下而发生感染；平卧时引流管的远端不可高于腋中线，坐位、站立或行走时不可高于腹部手术切口,以防止引流液和(或)胆汁逆流而引起感染。

(2)加强皮肤护理:每日清洁、消毒腹壁引流管口周围皮肤,并覆盖无菌纱布,保持局部干燥,防止胆汁浸润皮肤而引起炎症反应。

(3)加强引流管护理:定期更换引流袋,并严格执行无菌技术操作。

(4)保持引流通畅:避免腹腔引流管或 T 管扭曲、折叠和滑脱,以免胆汁引流不畅、胆管内压力升高而致胆汁渗漏和腹腔内感染。

(七)T 管拔管的护理

若 T 管引流出的胆汁色泽正常,且引流量逐渐减少,可在术后 10 d 左右,试行夹管 1～2 d,夹管期间应注意观察病情,患者若无发热、腹痛、黄疸等症状,可经 T 管做胆管造影,如造影无异常发现,在持续开放 T 管 24 h 充分引流造影剂后,再次夹管 2～3 d,患者仍无不适时即可拔管。拔管后残留窦道可用凡士林纱布填塞,1～2 d 可自行闭合。若胆管造影发现有结石残留,则需保留 T 管 6 周以上,再做取石或其他处理。

五、护理效果评估

(1)患者自觉症状好转(腹痛等不适消失),食欲增加。

(2)疾病愈合良好,无并发症发生。

(3)患者对疾病的心理压力得到及时的调适与干预。

(4)患者依从性较好,并对疾病的治疗和预防有一定的了解。

第八节　胆管感染

胆道感染是临床上常见的疾病,按发生部位分为胆囊炎和胆管炎,按发病急缓和病程经过分为急性、亚急性和慢性炎症。胆道感染与胆石症互为因果关系。胆石症引起胆道梗阻胆汁淤积,细菌繁殖致胆道感染,胆道感染的发作又是胆石形成的重要的致病因素和促发因素。

急性胆囊炎是胆囊发生的急性化学性或细菌性炎症。约 95％的患者合并有胆囊结石,称结石性胆囊炎,发病原因为结石导致胆囊管梗阻及继发细菌感染。致病菌可通过胆道逆行侵入胆囊,或经血循环或淋巴途径进入胆囊。致病菌主要为革兰阴性杆菌,以大肠埃希菌最常见,其次有肠球菌、铜绿假单胞菌、厌氧菌等。5％的患者未合并有胆囊结石,称非结石性胆囊炎,发病原因尚不十分清楚,易发生在严重创伤、烧伤、手术后及危重患者中,可能是这些患者都有不同程度的低血压和组织低血流灌注,胆囊也受到低血流灌注损害,导致黏膜糜烂,胆囊壁受损。急性胆囊炎病理过程分为急性单纯性胆囊炎、急性化脓性胆囊炎和急性坏疽性胆囊炎 3 个阶段。

慢性胆囊炎是急性胆囊炎反复发作的结果,70%～95%的患者合并胆囊结石。

急性梗阻性化脓性胆管炎又名急性重症胆管炎,是急性胆管炎和胆道梗阻未解除,感染未控制,病情进一步发展的结果。由于胆管内压力持续升高,管腔内充满脓性胆汁,高压脓性胆汁逆流入肝,大量细菌和毒素经肝窦入血,导致脓毒症和感染性休克。

一、护理评估

（一）健康史

注意询问患者饮食习惯和饮食种类,发病是否与饱食和高脂饮食有关,既往有无胆囊结石、胆囊炎、胆管结石、胆管炎及黄疸病史。

（二）身体状况

1.急性胆囊炎

（1）腹痛:急性发作典型表现是突发右上腹阵发性绞痛,常在饱餐、进油腻食物后,或在夜间发作。疼痛常放散到右肩部、肩胛部和背部。病变发展可出现持续性疼痛并阵发性加重。

（2）发热:患者常有轻度发热,通常无寒战。如果胆囊积脓、穿孔或合并急性胆管炎,可出现明显的寒战高热。

（3）消化道症状:疼痛时常伴有恶心、呕吐、厌食等消化道症状。

（4）体格检查:右上腹部可有不同程度和范围的压痛、反跳痛及肌紧张,Murphy征阳性,可扪及肿大的胆囊。

（5）并发症:胆囊积脓、胆囊穿孔、弥漫性腹膜炎、急性化脓性胆管炎、急性坏死性胰腺炎。

2.慢性胆囊炎

临床症状常不典型,多数患者有胆绞痛病史,尔后有厌油腻、腹胀、嗳气等消化道症状,右上腹部和肩背部隐痛,一般无畏寒、高热和黄疸。体格检查右上腹胆囊区轻压痛或不适感,Murphy 征可呈阳性。

3.急性梗阻性化脓性胆管炎

发病急骤,病情发展迅速,并发症凶险。除一般胆道感染的查科三联征（腹痛、寒战高热、黄疸）外,患者迅速出现休克、中枢神经系统受抑制表现,即雷诺（Reynolds）五联征,如果患者不及时治疗,可迅速死亡。查体可有不同程度的上腹部压痛和腹膜刺激征。

（三）心理-社会状况

即将面临手术、担心预后、疾病反复发作等因素会引起患者及其亲属的焦虑与恐惧心理。急性梗阻性化脓性胆管炎患者,因病情危重,患者及其亲属常难以应对。

（四）辅助检查

1.实验室检查

胆囊炎患者白细胞计数和中性粒细胞比例增高；急性梗阻性化脓性胆管炎患者，白细胞计数大于 $10 \times 10^9/L$，中性粒细胞比例增高，胞浆可出现中毒颗粒。血小板计数降低，凝血酶原时间延长。

2.B超检查

急性胆囊炎可见胆囊肿大、壁厚、囊内有结石。慢性胆囊炎囊壁厚或萎缩，其内有结石或胆固醇沉着。急性梗阻性化脓性胆管炎患者可在床旁检查，能及时了解胆道梗阻的部位和病变性质，以及肝内外胆管扩张情况。

（五）治疗要点

1.非手术治疗

保守治疗包括禁食，输液，纠正水、电解质及酸碱失衡，全身支持疗法，选用有效的抗生素控制感染，解痉止痛等处理。大多数急性胆囊炎患者病情能控制，待以后行择期手术。而急性梗阻性化脓性胆管炎患者，如病情较轻，可在 6 h 内试行非手术治疗，若无明显好转，应紧急行手术治疗。

2.手术治疗

（1）急性胆囊炎发病在 72 h 内，经非手术治疗无效且病情恶化或有胆囊穿孔、弥漫性腹膜炎、急性化脓性胆管炎、急性坏死性胰腺炎等并发症者，均应行急诊手术。争取行胆囊切除术，但高危患者，或局部炎症水肿，粘连重，解剖关系不清者，应选用胆囊造口术，3 个月后再行胆囊切除术。

（2）其他胆囊炎患者均应在患者情况处于最佳状态时择期行胆囊切除术。

（3）急性梗阻性化脓性胆管炎手术的目的是抢救生命，应力求简单有效，常采用胆总管切开减压、T 形管引流。其他方法还有经皮肝穿刺胆道引流术（PTCD）、经内镜鼻胆管引流术（ENAD）等。

二、护理诊断及合作性问题

（一）焦虑与恐惧

与疼痛、病情反复发作、手术有关。

（二）急性疼痛

与疾病本身和手术伤口有关。

（三）体温升高

与术前感染、术后炎症反应有关。

（四）营养失调

低于机体需要量与胆道功能失调，胆汁排出受阻，或手术后胆汁引流至体外导致消化不良、食欲不佳、肝功能受损有关。

（五）体液不足

与 T 形管引流、呕吐、感染性休克有关。

（六）潜在并发症

胆囊穿孔、弥漫性腹膜炎、急性化脓性胆管炎、急性坏死性胰腺炎、感染性休克等。

三、护理目标

患者情绪平稳,积极配合治疗,疼痛缓解,体温正常,营养得到改善,能维持体液平衡,无胆囊穿孔、弥漫性腹膜炎、急性化脓性胆管炎、急性坏死性胰腺炎、感染性休克等并发症发生。

四、护理措施

（一）非手术疗法及术前护理

（1）心理护理:加强与患者沟通,介绍胆囊炎的有关知识,解释术前准备的目的和必要性,使之配合。急性梗阻性化脓性胆管炎患者应将其病情的严重性告知患者亲属,使其理解配合。

（2）病情观察:应密切观察体温、脉搏、血压、黄疸、神志、腹痛程度及腹部体征,发现异常,及时通知医生。

（3）禁食、输液:急性胆囊炎需禁食,补充水、电解质和纠正酸碱紊乱。凝血酶原低者,补充维生素 K;若紧急手术者,可输全血供给凝血酶原。

（4）营养支持:向慢性胆囊炎患者解释进食低脂饮食的意义,提供低脂、高热量饮食。

（5）抗感染与对症处理:遵医嘱应用解痉、镇痛及抗感染药物,高热者用物理或药物降温。

（6）急性梗阻性化脓性胆管炎患者应及时完成手术前各项准备工作,如扩容、广谱、足量、联合使用抗生素等,视病情使用激素、血管活性药物等抗休克措施,争取尽快手术。

（二）术后护理

同胆石症患者术后护理,急性梗阻性化脓性胆管炎患者仍需严密观察病情变化,继续积极抗休克治疗。

（三）健康指导

指导患者宜进低脂、高热量、高维生素、易消化饮食。如出现发热、腹痛、黄疸等情况,及时来医院就诊。

五、护理评价

患者是否情绪平稳,是否积极配合治疗,疼痛是否缓解,体温是否恢复正常;营养是否得到改善,能否维持体液平衡,有无胆囊穿孔、弥漫性腹膜炎、急性化脓性胆管炎、急性坏死性胰腺炎、感染性休克等并发症发生。

第九节　胰腺疾病

一、胰腺解剖生理概要

(一)解剖

胰腺位于腹膜后,横贴在腹后壁,相当于第 1～2 腰椎前方。分头、颈、体、尾四部分,总长15～20 cm,头部与十二指肠第二段紧密相连,两者属同一血液供应系统。胰尾靠近脾门,这两者也属同一血液供应系统。胰管与胰腺长轴平行,主胰管直径2～3 mm。多数人的主胰管与胆总管汇合形成共同通道,开口于十二指肠第二段的乳头部,少数人胰管与胆总管分别开口在十二指肠。两者开口于十二指肠又是胆、胰发生逆行感染的解剖基础。胰腺除主胰管外,有时有副胰管。

(二)生理

胰腺具有内、外分泌的双重功能,内分泌主要由分散在胰腺实质内的胰岛来实现,其最主要功能是调控血糖。胰腺的外分泌功能是分泌胰液,每日分泌可达750～1 500 mL。呈强碱性,含有多种消化酶,包括蛋白酶、淀粉酶、脂肪酶等。外分泌是由腺细胞分泌的胰液,进入胰管,经共同通道排入十二指肠,胰液的分泌受神经、体液的调节。

二、急性胰腺炎

(一)病因

1.梗阻因素

梗阻是最常见原因。常见于胆总管结石,胆管蛔虫症,Oddi 括约肌水肿和痉挛等引起的胆管梗阻及胰管结石、肿瘤导致的胰管梗阻。

2.乙醇中毒

乙醇引起 Oddi 括约肌痉挛,使胰管引流不畅、压力升高。同时乙醇刺激胃酸分泌,胃酸又刺激促胰液素和缩胆囊素分泌增多,促使胰腺外分泌增加。

3.暴饮暴食

尤其是高蛋白、高脂肪食物、过量饮酒可刺激胰腺大量分泌,胃肠道功能紊乱,或因剧烈呕吐导致十二指肠内压骤增,十二指肠液反流,共同通道受阻。

4.感染因素

腮腺炎病毒、肝炎病毒、伤寒杆菌等经血流、淋巴进入胰腺所致。

5.损伤或手术

胃胆管手术或胰腺外伤、内镜逆行胰管造影等因素可直接或间接损伤胰腺,导致胰腺缺血、Oddi括约肌痉挛或刺激迷走神经,使胃酸、胰液分泌增加亦可导致发病。

6.其他因素

内分泌或代谢性疾病,如高脂血症、高钙血症等,某些药物,如利尿剂、吲哚美辛、硫唑嘌呤等均可损害胰腺。

(二)病理生理

根据病理改变可分为水肿性胰腺炎和出血坏死性胰腺炎两种。基本病理改变是水肿、出血和坏死,严重者可并发休克、化脓性感染及多脏器衰竭。

(三)临床表现

1.腹痛

大多为突然发作性腹痛,常在饱餐后或饮酒后发病。多为全上腹持续剧烈疼痛,伴有阵发性加重,向腰背部放射。疼痛与病变部位有关:胰头部以右上腹痛为主,向右肩部放射;胰尾部以左上腹为主,向左肩放射;累及全胰则呈束带状腰背不疼痛。重型患者腹痛延续时间较长,由于渗出液扩散,腹痛可弥散至全腹,并有麻痹性肠梗阻现象。

2.恶心、呕吐

早期为反射性频繁呕吐,多为胃十二指肠内容物,后期因肠麻痹或肠梗阻可呕吐小肠内容物。呕吐后腹胀不缓解为其特点。

3.发热

发热与病变程度相一致。重型胰腺炎继发感染或合并胆管感染时可持续高热,如持续高热不退则提示合并感染或并发胰周脓肿。

4.腹胀

腹胀是重型胰腺炎的重要体征之一,由腹膜炎造成麻痹性肠梗阻所致。

5.黄疸

黄疸多在胆源性胰腺炎时发生。严重者可合并肝细胞性黄疸。

6.腹膜炎体征

水肿性胰腺炎时,压痛只局限于上腹部,常无明显肌紧张;出血性坏死性胰腺炎压痛明显,并有肌紧张和反跳痛,范围较广泛或波及全腹。

7.休克

严重患者出现休克,表现为脉细速,血压降低,四肢厥冷,面色苍白等。有的患者以突然休克为主要表现,称为暴发性急性胰腺炎。

8.皮下瘀斑

少数患者因胰酶及坏死组织液穿过筋膜与基层渗入腹壁下,可在季肋及腹部形成蓝棕色斑(Grey-turner征)或脐周皮肤青紫(Cullen 征)。

（四）辅助检查

1.胰酶测定

(1)血清淀粉酶:90%以上的患者血清淀粉酶升高,通常在发病后 3～4h 后开始升高,12～24h 达到高峰,3～5 d 恢复正常。

(2)尿淀粉酶测定:通常在发病后 12h 开始升高,24～48h 开始达高峰,持续 5～7d 开始下降。

(3)血清脂肪酶测定:在发病 24h 升高至 1.5 康氏单位(正常值 0.5～1.0 U)。

2.腹腔穿刺

穿刺液为血性混浊液体,可见脂肪小滴,腹水淀粉酶较血清淀粉酶值高 3～8 倍之多。并发感染时显脓性。

3.B 超检查

B 超检查可见胰腺弥漫性均匀肿大,界限清晰,内有光点反射,但较稀少,若炎症消退,上述变化持续 1～2 周即可恢复正常。

4.CT 检查

CT 扫描显示胰腺弥漫肿大,边缘不光滑,当胰腺出现坏死时可见胰腺上有低密度、不规则的透亮区。

（五）临床分型

1.水肿性胰腺炎(轻型)

水肿性胰腺炎主要表现为腹痛、恶心、呕吐;腹膜炎体征、血和尿淀粉酶增高,经治疗后短期内可好转,死产率低。

2.出血坏死性胰腺炎(重型)

除上述症状、体征继续加重外,出血坏死性胰腺炎可有高热持续不退,黄疸加深,神志模糊和谵妄,高度腹胀,血性或脓性腹水,两侧腰部或脐下出现青紫瘀斑,胃肠出血、休克等症状;实验室检查:白细胞增多($>16\times10^9$/L),红细胞和血细胞比容降低,血糖升高(>11.1 mmol/L),血钙降低(<2.0 mmol/L),$PaO_2<8.0$ kPa(<60 mmHg),血尿素氮或肌酐增高,酸中毒等,甚至出现急性肾衰竭、DIC、ARDS 等病症。病死率较高。

（六）治疗原则

1.非手术治疗

急性胰腺炎大多采用非手术治疗。①严密观察病情。②应用抑制或减少胰液分泌的药物。③解痉镇痛。④有效抗生素防治感染。⑤抗休克、纠正水电解质平衡失调。⑥抗胰酶疗法。⑦腹腔灌洗。⑧激素和中医中药治疗。

2.手术治疗

(1)目的:清除含有胰酶、毒性物质和坏死的组织。

(2)适应证:采用非手术疗法无效者;诊断未明确而疑有腹腔脏器穿孔或肠坏死者;合并胆管疾病者;并发胰腺感染者。

(3)手术方式:有灌洗引流、坏死组织清除和规则性胰腺切除术、胆管探查,T形管引流和胃造瘘、空肠造瘘术等。

(七)护理措施

1.非手术期间的护理

(1)病情观察:严密观察神志,监测生命体征和腹部体征的变化,监测血气、凝血功能、血电解质变化,及早发现坏死性胰腺炎、休克和多器官衰竭征兆。

(2)维持正常呼吸功能:给予高浓度氧气吸入,必要时给予呼吸机辅助呼吸。

(3)维护肾功能:详细记录每小时尿量、尿比重、出入水量。

(4)控制饮食、抑制胰腺分泌:对病情较轻者,可进少量清流食或半流食,限制蛋白质摄入量,禁进脂肪。对病情较重或频繁呕吐者要禁食,行胃肠减压;遵医嘱给予抑制胰腺分泌的药物。

(5)预防感染:对病情重或胆源性胰腺炎患者给予抗生素,为预防真菌感染,应加用抗真菌药物。

(6)防治休克:维持水电平衡,应早期迅速补充水电解质、血浆、全血。患者还易发生低钾血症、低钙血症,在疾病早期应注意观察,及时矫正。

(7)心理护理:指导患者减轻疼痛的方法,解释各项治疗措施的意义。

2.术后护理

(1)术后各种引流管的护理:①熟练掌握各种管道的作用,将导管贴上标签后与引流装置正确连接,妥善固定,防止导管滑脱。②分别观察记录各引流管的引流液性状、颜色、量。③严格遵循无菌操作规程,定期更换引流装置。④保持引流通畅,防止导管扭曲。重型患者常有血块、坏死组织脱落,容易造成引流管阻塞。如有阻塞可用无菌温生理盐水冲洗。经常更换体位,以利引流。⑤冲洗液、灌洗液现用现配。⑥拔管护理。当患者体温正常并稳定10d左右,白细胞计数正常,腹腔引流液少于每天5 mL,引流液淀粉酶测定正常后可考虑拔管。拔管后要注意拔管处伤口有无渗漏,如有渗液应及时更换敷料。拔管处伤口可在1周左右愈合。

(2)伤口护理:观察有无渗液、有无裂开,按时换药;并发胰外瘘时,要注意保持负压引流通畅,并用氧化锌糊剂保护瘘口周围皮肤。

(3)营养支持治疗与护理:根据患者营养评定状况,计算需要量,制订计划。第1阶段,术前和术后早期,需抑制分泌功能,使胰腺处于休息状态,同时因胃肠道功能障碍,此时需应用完全胃肠外营养(TPN)2~3周。第2阶段,术后3周左右,病情稳定,肠道功能基本恢复,可通过空肠造瘘提供营养3~4周,称为肠道营养(TEN)。第3阶段,逐渐恢复经口进食,称为胃肠内营养(EN)。

(4)做好基础生活护理和心理护理。

(5)并发症的观察与护理:①胰腺脓肿及腹腔脓肿。术后2周的患者出现高热,腹部肿块,应考虑其可能。一般均为腹腔引流不畅,胰腺坏死组织及渗出液局部积聚感染所致。非手术疗法无效时应手术引流。②胰瘘。如观察到腹腔引流有无色透明腹腔液经常外漏,其中淀粉酶含量高,为胰液外漏所致,合并感染时引流液可显脓性。多数可逐渐自行愈合。③肠瘘。主要表现为明显的腹膜刺激征,引流液中伴有粪渣。瘘管形成后用营养支持治疗。长期不愈者,应考虑手术治疗。④假性胰腺囊肿。多数需手术行囊肿切除或内引流手术,少数患者经非手术治疗6个月可自行吸收。⑤糖尿病。胰腺部分切除后,可引起内、外分泌缺失。注意观察血糖、尿糖的变化,根据化验报告补充胰岛素。⑥心理护理。由于病情重,术后引流管多,恢复时间长,患者易产生悲观急躁情绪,因此应关心体贴鼓励患者,帮助患者树立战胜疾病的信心,积极配合治疗。

(八)健康教育

(1)饮食应少量多餐,注意食用富有营养易消化食物,避免暴饮暴食及酗酒。

(2)有胆管疾病、病毒感染者应积极治疗。

(3)告知会引发胰腺炎的药物种类,不得随意服药。

(4)有高糖血症,应遵医嘱口服降糖药或注射胰岛素,定时查血糖、尿糖,将血糖控制在稳定水平,防治各种并发症。

(5)出院4～6周,避免过度疲劳。

(6)门诊应定期随访。

三、胰腺癌、壶腹部癌及护理

胰腺癌是常见消化道肿瘤之一,以男性多见,40岁以上患者占80%,癌肿发生在胰头部位占70%～80%,胰体尾部癌约占12%。其转移途径有血行、淋巴途径转移和直接浸润,癌细胞还可沿胰周神经由内向外扩散。壶腹部癌是指胆总管末段壶腹部和十二指肠乳头的恶性肿瘤,在临床上与胰腺癌有不少共同点,统称为壶腹周围癌。

(一)临床表现

1.腹痛和上腹饱胀不适

初期仅表现为上腹部胀闷感及隐痛。随病情加重,疼痛逐渐剧烈,并可牵涉到背部,胰头部癌疼痛多位于上腹居中或右上腹部,胰体尾部癌疼痛多在左上腹或左季肋部。晚期可向背部放射,少数患者以此为首发症状,当癌肿侵及腹膜后神经丛时,疼痛常剧烈难受,尤以夜间为甚,以至于患者常取端坐位。

2.消化道症状

患者常有食欲缺乏、恶心、呕吐、厌食油腻和动物蛋白饮食、消化不良、腹泻或便秘、呕吐和黑便。

3.黄疸

胰腺癌侵及胆管时可出现黄疸,其特征是进行性加深并伴尿黄,大便呈陶土色,皮肤瘙痒。胰头癌因其靠近胆管,故黄疸发生较早,胰体尾部癌距胆管较远,通常到晚期才发生黄疸。

4.乏力和消瘦

胰腺癌较早出现乏力及消瘦,常于短期内出现明显消瘦。

5.发热

少数患者可出现持续性或间歇性低热。

6.腹部肿块

患者主要表现为肝大,胆囊肿大,晚期患者可扪及胰腺肿大。

7.腹水

晚期患者可见腹水。

(二)辅助检查

1.实验室检查

(1)免疫学检查:癌胚抗原(CEA)、胰腺胚胎抗原(POA)、胰腺癌相关抗原(PCAA)、胰腺癌特异抗原(PaA)、糖类抗原 19-9(CA19-9)均增高。

(2)血清生化检查:早期可有血、尿淀粉酶增高,空腹血糖增高,糖耐量试验阳性;有黄疸时,血清胆红素增高,碱性磷酸酶升高,转氨酶轻度升高,尿胆红素阳性;无黄疸的胰体尾癌可见转肽酶升高。

2.影像学检查

主要影像学检查有超声波检查、CT、ERCP、腹腔镜检查、X线钡餐检查。

(三)治疗原则

早期发现、早期诊断、早期手术治疗。手术切除是胰头癌最有效的治疗方法。胰腺癌无远处转移者,应争取手术切除,常用的手术方法有胰头十二指肠切除术。对不能切除的患者,应行内引流手术,即胆总管与空肠或十二指肠吻合。术后采用综合治疗包括化学、免疫和放射疗法及中医中药治疗。为控制晚期患者的疼痛可采用剖腹或经皮行腹腔神经丛无水乙醇注射治疗。

(四)护理措施

1.手术前护理

(1)心理支持:每次检查及护理前给予解释,尊重患者心理调适的过程。

(2)控制血糖在稳定水平:检查患者血糖、尿糖,如有高血糖,应在严密监测血糖、尿糖的基础上调整胰岛素用量,将血糖控制在稳定水平。

(3)改善凝血功能:遵医嘱给予维生素 K。

(4)改善营养:术前应鼓励患者进富有营养的饮食,必要时给予胃肠外营养。

(5)术前常规皮肤准备,术前晚灌肠。

2.手术后护理

(1)观察生命体征:由于胰头癌切除涉及的器官多、创伤重,术后要严密观察生命体征。

(2)防治感染:胰头十二指肠切除术手术大、范围广,消化道吻合多,感染机会多,故术后应遵医嘱静脉加用广谱抗生素。术后更换敷料应严格遵循无菌操作规程。

(3)维持水、电解质和酸碱平衡:手术范围大、创伤大,术后引流管多,消化液及体液丢失多,易导致脱水、低钾、低钙等反应,应准确记录体液出入量。按医嘱及时补充水和电解质,以维持其平衡。

(4)加强营养:术后给予静脉高营养,静脉输血、血浆、清蛋白及脂肪乳,或氨基酸等。限制脂肪饮食,少量多餐。

(5)引流管护理:应妥善固定引流管,保持引流通畅,并观察记录引流液的颜色、性质和量。患者无腹胀、无腹腔感染、无引流液时可去除引流管。

(6)术后出血的防治与护理:观察患者有无切口出血、胆管出血及应激性溃疡出血。

(7)低血糖监测:胰头十二指肠切除患者术后易发生低血糖,注意每日监测血糖、尿糖变化。

(8)胰瘘的预防与护理:胰瘘多发生在术后5～7d。

(9)胆瘘的预防与护理:多发生于术后2～9d。表现为右上腹痛、发热、腹腔引流液呈黄绿色,T形管引流量突然减少,有局限性或弥漫性腹膜炎表现,严重者出现休克症状。术后应保持T形管引流畅通,将每日胆汁引流量做好记录,发现问题,及时与医师联系。

(10)化疗护理:适用于不能行根治性切除的胰腺癌,术后复发性胰腺癌和合并肝转移癌。

(11)心理护理:给予心理支持,促进早日痊愈。

(五)健康教育

(1)出院后对于胰腺功能不足,消化功能差的患者,除应用胰酶代替剂外,同时采用高蛋白、高糖、低脂肪饮食,给予脂溶性维生素。

(2)定期检测血糖、尿糖,发生糖尿病时给予药物治疗。

(3)3～6个月复查一次,如出现进行性消瘦、乏力、贫血、发热等症状,应回医院诊治。

第十节　腹外疝

一、疾病概述

(一)概念

体内某个脏器或组织离开其正常解剖部位,通过先天或后天形成的薄弱点、缺损或孔隙进入另一部位,成为疝(hernia)。疝多发生于腹部,腹部疝分为腹内疝和腹外疝。腹内疝(abdominal internal hernia)是由脏器或组织进入腹腔内的间隙囊内形成,如网膜孔疝。腹外疝(abdominal external hernia)是腹腔内的脏器或组织连同壁腹膜,经腹壁薄弱点或孔隙,向体表突出所形成。常见的有腹股沟疝、股疝、脐疝、切口疝等。临床上以腹外疝多见。

(二)相关病理生理

典型的腹外疝由疝环、疝囊、疝内容物和疝外被盖等组成。

1.疝环

也称为疝门,是疝突出体表的门户,也是腹壁薄弱点或缺损所在。各类疝多以疝门而命名,如腹股沟疝、股疝、脐疝、切口疝等。

2.疝囊

是壁腹膜经疝门向外突出形成的囊袋。一般分为疝囊颈、疝囊体、疝囊底3部分。疝囊颈是疝囊与腹腔的连接部,其位置相当于疝环,常是疝囊比较狭窄的部分,也是疝内容物脱出和回纳的必经之处,因疝内容物进出反复摩擦刺激易产生瘢痕而增厚,若疝囊颈狭小易使疝内容物在此处受到嵌闭和狭窄,如股疝和脐疝等。

3.疝内容物

是进入疝囊的腹内脏器和组织,以小肠多见,大网膜次之。比较少见的还可有盲肠、阑尾、乙状结肠、横结肠、膀胱等。卵巢及输卵管进入则罕见。

4.疝外被盖

是指疝囊以外的腹壁各层组织,一般为筋膜、皮下组织及皮肤。

(三)病因与诱因

1.基本病因

腹壁强度降低是腹外疝发病的基本病因。腹壁强度降低有先天性和后天性两种情况。

(1)先天性因素:最常见的是在胚胎发育过程中某些组织穿过腹壁的部位,如精索或子宫圆韧带穿过腹股沟管、腹内股动静脉穿过股管、脐血管穿过脐环等处;其他如腹白线发育不全等。

(2)后天性因素：见于手术切口愈合不良、外伤、感染造成的腹壁缺损，腹壁神经损伤、年老、久病、肥胖等所致肌萎缩等。

2.诱发因素

腹内压力增高易诱发腹外疝的发生。引起腹内压力增高的常见原因有慢性咳嗽、慢性便秘、排尿困难（如前列腺增生症、膀胱结石）、腹水、妊娠、搬运重物、婴儿经常啼哭等。正常人因腹壁压力强度正常，虽时有腹内压增高的情况，但不致发生疝。

（四）临床表现

腹外疝有易复性、难复性、嵌顿性和绞窄性等临床类型，其临床表现各异。

1.易复性疝

最常见，疝内容物很容易回纳入腹腔，称为易复性疝。在患者站立、行走、咳嗽等导致腹内压增高时肿块突出，平卧、休息或用手将疝内容物向腹腔推送时可回纳入腹腔。除疝块巨大者可有行走不便和下坠感，或伴腹部隐痛外，一般无不适。

2.难复性疝

疝内容物不能或不能完全回纳入腹腔内，但并不引起严重症状者，称为难复性疝。此类疝内容物大多数为大网膜，滑动性疝也属难复性疝的一种。患者常有轻微不适、坠胀、便秘或腹痛等。

3.嵌顿性疝

疝环较小而腹内压突然增高时，较多的疝内容物强行扩张疝环挤入疝囊，随后由于疝囊颈的弹性回缩，使疝内容物不能回纳，称为嵌顿性疝。此时疝内容物尚未发生血运障碍。多发生于股疝、腹股沟斜疝等。患者可有腹部或包块部疼痛，若嵌顿为肠管可有腹痛、恶心呕吐、肛门停止排便排气等。

4.绞窄性疝

嵌顿若不能及时解除，嵌闭的疝内容物持续受压，出现血液回流受阻而充血、水肿、渗出，并逐渐影响动脉血供，成为绞窄性疝。发生绞窄后，包块局部出现红、肿、痛、热，甚至形成脓肿，全身有畏寒、发热、脱水、腹膜炎、休克等症状。

（五）辅助检查

1.透光试验

用透光试验检查肿块，因疝块不透光，故腹股沟斜疝呈阴性，而鞘膜积液多为透光（阳性），可以此鉴别。但幼儿的疝块，因组织菲薄，常能透光，勿与鞘膜积液混淆。

2.实验室检查

疝内容物继发感染时，血常规检查提示白细胞和中性粒细胞比例升高；粪便检查显示隐血试验阳性或见白细胞。

3.影像学检查

疝嵌顿或绞窄时 X 线检查可见肠梗阻征象。

(六)治疗原则

除少数特殊情况外,腹股沟疝一般均应尽快施行手术治疗。腹股沟疝早期手术效果好、复发率低;若历时过久,疝块逐渐增大后,加重腹壁的损伤而影响劳动力,也使术后复发率增高;而斜疝又常可发生嵌顿或绞窄而威胁患者的生命。股疝因极易嵌顿、绞窄,确诊后应及时手术治疗。对于嵌顿性或绞窄性股疝,则应紧急手术。

1.非手术治疗

(1)棉线束带法或绷带压深环法:适用于 1 岁以下婴幼儿。因为婴幼儿腹肌可随躯体生长逐渐强壮,疝有自行消失的可能。可采用棉线束带或绷带压住腹股沟深环,防止疝块突出。

(2)医用疝带的使用:此方法适用于年老体弱或伴有其他严重疾病而禁忌手术者,可用疝带压迫阻止疝内容物外突。但长期使用疝带可使疝囊颈增厚,增加疝嵌顿的发病率,易与疝内容物粘连,形成难复性疝和嵌顿性疝。

(3)嵌顿性疝的复位:复位方法是将患者取头低足高位,注射吗啡或哌替啶以止痛、镇静并放松腹肌,后用手持续缓慢地将疝块推向腹腔,同时用左手轻轻按摩浅环和深环以协助疝内容物回纳。复位方法应轻柔,切忌粗暴,以防损伤肠管,手法复位后必须严密观察腹部体征,若有腹膜炎或肠梗阻的表现,应尽早手术探查。

2.手术治疗

手术是治疗腹外疝的有效方法,但术前必须处理慢性咳嗽、便秘、排尿困难、腹水、妊娠等腹内压增高因素,以免术后复发。常用的手术方式有以下几种。

(1)疝囊高位结扎术:暴露疝囊颈,予以高位结扎或是贯穿缝合,然后切去疝囊。单纯性疝囊高位结扎适用于婴幼儿或儿童,以及绞窄性斜疝因肠坏死而局部严重感染者。

(2)无张力疝修补术:将疝囊内翻入腹腔,无需高位结扎,而用合成纤维网片填充疝环的缺损,再用一个合成纤维片缝合于后壁,替代传统的张力缝合。传统的疝修补术是将不同层次的组织强行缝合在一起,可引起较大张力,局部有牵拉感、疼痛,不利于愈合。现代疝手术强调在无张力情况下,利用人工高分子修补材料进行缝合修补,具有创伤小、术后疼痛轻、无需制动、复发率低等优点。

(3)经腹腔镜疝修补术:其基本原理是从腹腔内部用网片加强腹壁缺损或用钉(缝线)使内环缩小,可同时检查双侧腹股沟疝和股疝,有助于发现亚临床的对侧疝并同时予以修补。该术式具有创伤小、痛苦少、恢复快、美观等特点,但对技术设备要求高,需全身麻醉,手术费用高,目前临床应用较少。

(4)嵌顿疝和绞窄性疝的手术处理:手术处理嵌顿或绞窄性疝时,关键在于准确判断肠管活力。若肠管坏死,应行肠切除术,不做疝修补,以防感染使修补失败;若嵌顿的肠祥较多,应警惕有无逆行性嵌顿,术中必须把腹腔内有关肠管牵出检查,以防隐匿于腹腔内坏死的中间肠祥被遗漏。

二、护理评估

（一）一般评估

1.生命体征(T、P、R、BP)

发生感染时可出现发热、脉搏细速、血压下降等征象。

2.患者主诉

突出于腹腔的疝块是否可回纳,有无压痛和坠胀感,有无肠梗阻和腹膜刺激征等。

3.相关记录

疝块的部位、大小、质地等;有无腹内压增高的因素等。

（二）身体评估

1.视诊

腹壁有无肿块。

2.触诊

疝块的部位、大小、质地、有无压痛,能否回纳,有无压痛、反跳痛、腹肌紧张等腹膜刺激征。

3.叩诊

无特殊。

4.听诊

无特殊。

（三）心理-社会评估

了解患者有无因疝块长期反复突出影响工作和生活并感到焦虑不安,对手术治疗有无思想顾虑。了解家庭经济承受能力,患者及家属对预防腹内压升高等相关知识的掌握程度。

（四）辅助检查阳性结果评估

了解阴囊透光试验是否阳性,血常规检查有无白细胞计数及中性粒细胞比例的升高,粪便潜血试验是否阳性等,腹部 X 线检查有无肠梗阻等。

（五）治疗效果的评估

1.非手术治疗评估要点

(1)有无病情变化:观察患者疼痛性状及病情有无变化,若出现明显腹痛,伴疝块突然增大、发硬且触痛明显、不能回纳腹腔,应高度警惕嵌顿疝发生的可能。

(2)有无引起腹内压升高的因素:患者是否戒烟,是否注意保暖防感冒,有无慢性咳嗽、腹水、便秘、排尿困难、妊娠等引起腹内压增高的因素。

（3）棉线束带或绷带压深环的患者：注意观察局部皮肤的血运情况；棉束带是否过松或过紧，过松达不到治疗作用，过紧则使患儿感到不适而哭闹；束带有无被粪尿污染等，若污染应及时更换，防止发生皮炎。

（4）使用医用疝带的患者：患者是否正确佩戴疝带，以防因疝带压迫错位而起不到效果；长期戴疝带的患者是否因疝带压迫有不舒适感而产生厌烦情绪，应详细说明戴疝带的作用，使其能配合治疗。

（5）行手法复位的患者：手法复位后 24 h 内严密观察患者的生命体征，尤其是脉搏、血压的变化，注意观察腹部情况，注意有无腹膜炎或肠梗阻的表现。

2.手术治疗评估要点

（1）有无引起腹内压升高的因素：患者是否注意保暖防感冒，是否保持大小便通畅，有无慢性咳嗽、便秘、尿潴留等引起腹内压增高的因素。

（2）术中有无损伤肠管或膀胱：患者是否有急性腹膜炎或排尿困难、血尿、尿外渗等表现，应怀疑术中可能有肠管或膀胱损伤。

（3）局部切口的愈合情况：注意观察有无伤口渗血；有无发生切口感染，注意观察体温和脉搏的变化，切口有无红、肿、疼痛，阴囊部有无出血、血肿。术后 48 h 后，患者如仍有发热，并有切口处疼痛，则可能为切口感染。

（4）有无发生阴囊血肿：注意观察阴囊部有无水肿、出血、血肿。术后 24 h 内，阴囊肿胀，呈暗紫色，穿刺有陈旧血液，则可能为阴囊血肿。

三、主要护理诊断（问题）

（一）疼痛
与疝块嵌顿或绞窄、手术创伤有关。

（二）知识缺乏
与缺乏腹外疝成因、预防腹内压增高及促进术后康复的知识有关。

（三）有感染的危险
与手术、术中使用人工合成材料有关。

（四）潜在并发症
（1）切口感染。
与术中无菌操作不严、止血不彻底，或全身抵抗力弱等因素有关。
（2）阴囊水肿。
与阴囊比较松弛、位置低，容易引起渗血、渗液的积聚有关。

四、主要护理措施

（一）休息与活动
术后当日取平卧位，膝下垫一软枕，使髋关节微屈，以降低腹股沟区切口张力和减少腹腔内压力,利于切口愈合和减轻切口疼痛,次日可改为半卧位。术后卧床期间鼓励床上翻身及活动肢体。传统疝修补术后 3～5 d 患者可离床活动,采用无张力疝修补术的患者一般术后次日即可下床活动,年老体弱、复发性疝、绞窄性疝、巨大疝等患者可适当推迟下床活动的时间。

(二)饮食护理

术后 6～12 h,若无恶心、呕吐,可进流食,次日可进软食或普食,应多食粗纤维食物,利于排便。行肠切除、肠吻合术者应待肠功能恢复后方可进食。

(三)避免腹内压增高

术后注意保暖,防止受凉、咳嗽,若有咳嗽,教患者用手掌按压伤口处后再咳嗽。保持大小便通畅,及时处理便秘,避免用力排便。术后有尿潴留者应及时处理。

(四)预防阴囊水肿

术后可用丁字带托起阴囊,防止渗血、渗液积聚阴囊。

(五)预防切口感染

术后切口一般不需加沙袋压迫,有切口血肿时应予适当加压。术后遵医嘱使用抗菌药物,并注意保持伤口敷料干燥、清洁,不被粪尿污染,发现敷料脱落或污染应及时更换。

(六)健康教育

1.活动指导

患者出院后生活要规律,避免过度紧张和劳累,应逐渐增加活动量,3 个月内应避免重体力劳动或提举重物等。

2.饮食指导

调整饮食习惯,多饮水,多进食高纤维食物,养成定时大便习惯,保持排便通畅。

3.防止复发

减少和消除引起腹外疝复发的因素,并注意避免增加腹内压的动作,如剧烈咳嗽、用力排便等。防止感冒,若有咳嗽应尽早治疗。

4.定期随访

若疝复发,应及早诊治。

五、护理效果评估

(1)患者自述疼痛减轻,舒适感增强。

(2)患者能正确描述形成腹外疝的原因,预防腹内压升高及促进术后康复的有关知识。

(3)患者伤口愈合良好,使用人工合成材料无排斥、感染现象。

(4)患者未发生阴囊水肿、切口感染;若发生,得到及时发现和处理。

第九章

泌尿外科疾病护理

第一节　肾损伤

一、概述

肾脏隐藏于腹膜后,一般受损伤机会很少,但肾脏为一实质性器官,结构比较脆弱,外力强度稍大即可造成肾脏的创伤。肾损伤大多为闭合性损伤,占60%~70%,可由直接暴力,如腰、腹部受硬物撞击或车辆撞击,肾受到沉重打击或被推向肋缘而发生损伤;肋骨和腰椎骨折时,骨折片可刺伤肾,间接暴力,如从高处落下、足跟或臀部着地时发生对冲力,可引起肾或肾蒂伤。开放性损伤多见于战时和意外事故,常伴有胸腹部创伤,在临床上按其损伤的严重程度可分为肾挫伤、肾部分裂伤、肾全层裂伤、肾蒂损伤、病理性肾破裂等类型。

二、诊断

（一）症状

1.血尿

损伤后血尿是肾损伤的重要表现,多为肉眼血尿,血尿的轻重程度与肾脏损伤严重程度不一定一致。

2.疼痛

局限于上腹部及腰部,若血块阻塞输尿管,则可引起绞痛。

3.肿块

因出血和尿外渗引起腰部不规则的弥散性胀大的肿块,常伴肌强直。

4.休克

面色苍白,心率加快,血压降低,烦躁不安等。

5.高热

由于血、尿外渗后引起肾周感染所致。

(二)体征

1.一般情况

患者可有腰痛或上腹部疼痛、发热体征。大出血时可有血流动力学不稳定的表现,如面色苍白、四肢发凉等。

2.专科体检

上腹部及腰部压痛,腹部包块。刀伤或穿透伤累及肾脏时,伤口可流出大量鲜血。出血量与肾脏损伤程度及是否伴有其他脏器或血管损伤有关。

(三)检查

1.实验室检查

尿中含多量红细胞。血红蛋白与血细胞比容持续降低提示有活动性出血。血白细胞计数多应注意是否存在感染灶。

2.特殊检查

早期积极的影像学检查可以发现肾损伤部位、程度、有无尿外渗或肾血管损伤,及对侧肾情况。根据病情轻重,除需紧急手术外,有选择地应用以下检查。

(1)B型超声检查:能提示肾损害的程度,包膜下和肾周血肿及尿外渗情况。为无创检查,病情重时更有实用意义,并有助于了解对侧肾情况。

(2)CT扫描:可清晰显示肾皮质裂伤、尿外渗和血肿范围,显示无活力的肾组织,并可了解与周围组织和腹腔内其他脏器的关系,为首选检查。

(3)排泄性尿路造影:使用大剂量造影剂行静脉推注造影,可发现造影剂排泄减少,肾、腰大肌影消失,脊柱侧突,造影剂外渗等。可评价肾损伤的范围和程度。

(4)动脉造影:适宜于尿路造影未能提供肾损伤的部位和程度,尤其是伤侧肾未显影。选择性肾动脉造影可显示肾动脉和肾实质损伤情况。若伤侧肾动脉完全梗阻,表示为创伤性血栓形成,宜紧急施行手术。有持久性血尿者,动脉造影可以了解有无肾动静脉瘘或创伤性肾动脉瘤,但系有创检查,已少用。

(5)逆行肾盂造影:易招致感染,不宜应用。

(四)诊断要点

一般都有创伤史,可有腰痛、血尿、腰部肿块等症状、体征,出血严重时出现休克。定时查血、尿常规,根据血尿增减、血红蛋白变化评估伤情。检查首选肾脏超声,快速并且无创伤,对于评价肾脏损伤程度有意义,CT检查可以进一步显示肾实质损伤、肾脏出血及肾蒂损伤情况。条件允许时行静脉肾盂造影检查。

(五)鉴别诊断

1.腹腔脏器损伤

主要为肝、脾损伤,有时可与肾损伤同时发生。表现为出血、休克等危急症状,有明显的腹膜刺激症状。腹腔穿刺可抽出血性液体。尿液检查无红细胞;超声检查肾脏无异常发现;静脉尿路造影(IVU)示肾盂、肾盏形态正常,无造影剂外溢情况。

2.肾梗死

表现为突发性腰痛、血尿、血压升高;IVU 示肾显影迟缓或不显影。逆行肾盂造影可发现肾被膜下血肿征象。肾梗死患者往往有心血管疾患或肾动脉硬化病史,血清乳酸脱氢酶及碱性磷酸酶升高。

3.自发性肾破裂

突然出现腰痛及血尿病状。体检示腰腹部有明显压痛及肌紧张,可触及边缘不清的囊性肿块。IVU 检查示肾盂、肾盏变形和造影剂外溢。B 超检查显示肾集合系统紊乱,肾周围有液性暗区。一般无明显的创伤史,既往多有肾肿瘤、肾结核、肾积水等病史。

三、治疗

肾损伤的处理与损伤程度直接相关。轻微肾挫伤经短期休息可以康复,多数肾挫裂伤可用保守治疗,仅少数需手术治疗。

(一)紧急治疗

有大出血、休克的患者需迅速给以抢救措施,观察生命体征,进行输血、复苏,同时明确有无并发其他器官损伤,做好手术探查的准备。

(二)保守治疗

(1)绝对卧床休息 2～4 周,病情稳定,血尿消失后才可以允许患者离床活动。通常损伤后 4～6 周肾挫裂伤才趋于愈合,过早过多离床活动,有可能再度出血。恢复后 2～3 个月内不宜参加体力劳动或竞技运动。

(2)密切观察,定时测量血压、脉搏、呼吸、体温,注意腰、腹部肿块范围有无增大。观察每次排出的尿液颜色深浅的变化。定期检测血红蛋白和血细胞比容。

(3)及时补充血容量和热量,维持水、电解质平衡,保持足够尿量。必要时输血。

(4)应用广谱抗生素以预防感染。

(5)使用止痛剂、镇静剂和止血药物。

(三)手术治疗

1.开放性肾损伤

几乎所有这类损伤的患者都要施行手术探查,特别是枪伤或从前面腹壁进入的锐器伤,需经腹部切口进行手术,清创、缝合及引流并探查腹部脏器有无损伤。

2.闭合性肾损伤

一旦确定为严重肾裂伤、肾碎裂及肾蒂损伤需尽早经腹入路施行手术。若肾损伤患者在保守治疗期间发生以下情况,需施行手术治疗:①经积极抗休克后生命体征仍未见改善,提示有内出血。②血尿逐渐加重,血红蛋白和血细胞比容继续降低。③腰、腹部肿块明显增大。④有腹腔脏器损伤可能。

手术方法:经腹部切口施行手术,先探查并处理腹腔损伤脏器,再切开后腹膜,显露肾静脉、肾动脉,并阻断之,而后切开肾周围筋膜和肾脂肪囊,探查患肾。先阻断肾蒂血管,并切开肾周围筋膜,快速清除血肿,依具体情况决定做肾修补、部分肾切除术或肾切除。必须注意,在未控制肾动脉之前切开肾周围筋膜,往往难以控制出血,而被迫施行肾切除。只有在肾严重碎裂或肾血管撕裂,无法修复,而对侧肾良好时,才施行肾切除。肾实质破损不大时,可在清创与止血后,用脂肪或网膜组织填入肾包膜缝合处,完成一期缝合,既消除了无效腔,又减少了血肿引起继发性感染的机会。肾动脉损伤性血栓形成一旦被确诊即应手术取栓,并可行血管置换术,以挽救肾功能。

(四)并发症及其处理

常由血或尿外渗及继发性感染等引起。腹膜后囊肿或肾周脓肿可切开引流。输尿管狭窄、肾积水需施行成形术或肾切除术。恶性高血压要做血管修复或肾切除术。动静脉瘘和假性肾动脉瘤应予以修补,如在肾实质内则可行部分肾切除术。持久性血尿可施行选择性肾动脉造影及栓塞术。

四、病情观察

(1)观察生命体征,如体温、血压、脉搏、呼吸,甚至反应。

(2)专科变化,腹部或腰腹部有无肿块及大小变化,血尿程度。

(3)重要生命脏器,心、肺、肝、脾等脏器及骨骼系统有无合并伤。

五、注意事项

(一)医患沟通

(1)如拟保守治疗,应告知患者及家属仍有做手术的可能性及肾损伤后的远期并发症。

(2)做开放手术,应告知可能切肾的方案,如做保肾手术,则有继续出血、尿外渗的可能。

(3)手术探查决定做肾切除时,应再一次告知家属,并告知术后肾功能失代偿或需做肾代替治疗的可能。如合并腹腔或其他部位脏器损伤,手术时要一期处理,亦应告知家属并签字。

(4)交代病情时要立足于当前患者病情,对于病情变化不做肯定与否定的预测。

(二)经验指导

(1)对于肾损伤的患者应留院观察或住院 1 d,检测血压、心率、呼吸的频率为 0.5~1 h/次,记录每小时尿量,并做好血型分析及备血。

(2)对于肾损伤病情明确者,生命体征不稳时,可重复做腹腔穿刺及 CT、B 超影像学检查。

(3)手术后要观察腹部情况,如伤口有无渗血,敷料有无潮湿。为防止切口裂开,可使用腹带保护。

(4)肾切除患者要计算每日体液出入量,了解肾功能变化。

(5)确保引流管无扭曲,密切观察引流量、颜色的变化。

(6)腹部创伤合并。肾损伤的比例不是很高,临床工作中易忽视。血尿是肾创伤的重要表现,但与病情严重程度不成比例;输尿管有血块堵塞、肾蒂损伤或低血压休克时可无血尿出现。

六、护理

(一)护理评估

1.健康史

详细了解受伤的原因、部位、受伤的经过,以往的健康状况等。

2.身体状况

(1)血尿:是肾损伤的主要症状。肾挫伤时血尿轻微,肾部分裂伤或肾全层裂伤时,可出现大量肉眼血尿。当血块堵塞输尿管、肾盂,或输尿管断裂、肾蒂血管断裂时,血尿可不明显,甚至无血尿。

(2)疼痛:肾包膜张力增加、肾周围软组织损伤,可引起患侧腰、腹部疼痛;血液、尿液渗入腹腔或伴有腹部器官损伤时,可出现全腹痛和腹膜刺激征;血块通过输尿管时,可发生肾绞痛。

(3)腰、腹部包块:血液、尿液渗入肾周围组织,可使局部肿胀形成包块,可有触痛。

(4)休克:严重的肾损伤,尤其是合并其他器官损伤时,易引起休克。

(5)发热:肾损伤后,由于创伤性炎症反应,伤区血液、渗出液及其他组织的分解产物吸收引起发热,多为低热;由于血肿、尿外渗继发感染引起的发热多为高热。

3.心理状况

由于突发的暴力致伤,或因损伤出现大量肉眼血尿、疼痛、腰腹部包块等表现时,患者常有恐惧、焦虑等心理状态的改变。

4.辅助检查

(1)尿常规检查:了解尿中有无大量红细胞。

(2)B 型超声检查:能提示肾损害的程度,包膜下和肾周血肿及尿外渗情况。

(3)X 线平片检查:肾区阴影增大,提示有肾周围血肿的可能。

(4)CT 检查:可清晰显示肾皮质裂伤、尿外渗和血肿范围。

(5)排泄性尿路造影:可评价肾损伤的范围和程度。

(6)肾动脉造影:可显示肾动脉和肾实质损伤的情况。

（二）护理诊断及相关合作性问题

1.不舒适

与疼痛等有关。

2.恐惧/焦虑

与损伤后出现血尿等有关。

3.有感染的危险

与损伤后免疫力降低有关。

4.体温过高

与损伤后的组织产物吸收和血肿、尿外渗继发感染等有关。

（三）护理目标

（1）疼痛不适感减轻或消失。

（2）情绪稳定,能安静休息。

（3）患者发生感染和休克的危险性降低,未发生感染和休克。

（4）体温正常。

（四）护理措施

1.非手术治疗及手术前患者的护理

（1）嘱患者绝对卧床休息2～4周,待伤情稳定、血尿消失1周后方可离床活动,以防再出血。

（2）迅速建立静脉输液通路,及时输血、输液,维持水、电解质及酸碱平衡,防治休克。

（3）急救护理:有大出血、休克的患者需配合医生迅速进行抢救及护理。

（4）心理护理:对恐惧不安的患者,给予心理疏导、安慰、体贴和关怀。

（5）伤情观察:患者的生命体征;血尿的变化;腰、腹部包块大小的变化;腹膜刺激征的变化。

（6）配合医生做好影像学检查前的准备工作。

（7）做好必要的术前常规准备,以便随时中转手术。

2.手术后患者的护理

（1）卧床休息:肾切除术后需卧床休息2～3 d,肾修补术、肾部分切除术或肾周引流术后需卧床休息2～4周。

（2）饮食:禁食24 h,适当补液,肠功能恢复后进流食,并逐渐过渡到普食,但要注意少食易胀气的食物,以减轻腹胀。鼓励患者适当多饮水。

（3）伤口护理:保持伤口清洁干燥,注意无菌操作,注意观察有无渗血、渗尿表现,应用抗菌药物,预防感染。

3.健康指导

（1）向患者介绍康复的基本知识,卧床的意义,及观察血尿、腰腹部包块的意义。

（2）告诉患者恢复后3个月内不宜参加重体力劳动或竞技运动；肾切除术后患者，应注意保护对侧肾，尽量不要应用对肾有损害的药物。

（3）定期到医院复诊。

第二节　尿道损伤

较为常见，多发生在男性。男性尿道较长，以尿生殖膈为界，分为前、后两部分，前尿道包括球部和阴茎部，后尿道包括前列腺部和膜部。前尿道损伤多发生在球部，后尿道损伤多在膜部。

一、病因及病理

（一）根据损伤病因分两类

（1）开放性损伤：因子弹、弹片、锐器伤所致，常伴有阴茎、阴囊、会阴部贯通伤。

（2）闭合性损伤：会阴部骑跨伤，将尿道挤向耻骨联合下方，引起尿道球部损伤。骨盆骨折可引起尿生殖膈移位，产生剪力，使膜部尿道撕裂或撕断。经尿道器械操作不当可引起球部膜部交界处尿道损伤。

（二）根据损伤程度病理可分为下列3种类型

（1）尿道挫伤：尿道内层损伤，阴茎筋膜完整，仅有水肿和出血，可以自愈。

（2）尿道裂伤：尿道壁部分断裂，引起尿道周围血肿和尿外渗，愈合后可引起尿道狭窄。

（3）尿道断裂：尿道完全断裂时，断部退缩、分离，血肿和尿外渗明显，可发生尿潴留。

尿外渗的范围以生殖膈为分界，前尿道损伤时，尿外渗范围在阴茎、会阴、下腹壁和阴囊的皮下；后尿道前列腺部损伤时，尿外渗主要在前列腺和膀胱周围，外阴部不明显（见图9-1）。

二、临床表现

（一）休克

骨盆骨折所致尿道损伤，一般较严重，常因合并大出血，引起创伤性、失血性休克。

（二）疼痛

尿道球部损伤时会阴部肿胀、疼痛，排尿时加重。后尿道损伤时，下腹部疼痛、局部压痛、肌紧张，伴骨盆骨折者，移动时加剧。

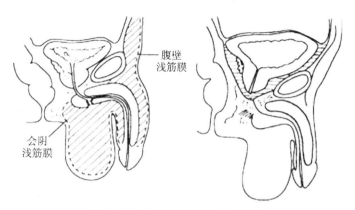

图 9-1　前、后尿道损伤尿外渗范围

左:前尿道损伤尿外渗范围;右:后尿道损伤尿外渗范围

（三）排尿困难

尿道挫伤时因局部水肿或疼痛性括约肌痉挛,出现排尿困难。尿道断裂时,不能排尿,发生急性尿潴留。

（四）尿道出血

前尿道损伤即使不排尿时尿道外口也可见血液滴出;后尿道损伤尿道口无流血或仅少量血液流出。

（五）尿外渗及血肿

尿生殖膈撕裂时,会阴、阴囊部出现血肿及尿外渗,并发感染时则出现全身中毒症状。

三、诊断

（一）病史及体格检查

有明显外伤史及上述典型的临床表现。

（二）导尿

轻缓插入导尿管,如顺利进入膀胱,说明尿道是连续而完整的。若一次插入困难,不应勉强反复试插,以免加重损伤及感染,尿道损伤并骨盆骨折时一般不易插入导尿管。

（三）X 线检查

可显示骨盆骨折情况,必要时从尿道注入造影剂 20 mL,确定尿道损伤部位、程度及造影剂有无外渗,了解尿液外渗情况。

四、治疗

(一)紧急处理

损伤严重伴失血性休克者,及时采取输血、输液等抗休克措施。骨盆骨折患者须平卧,勿随意搬动,以免加重损伤。尿潴留不宜导尿或未能立即手术者,可行耻骨上膀胱穿刺,吸出膀胱内尿液。

(二)保守治疗

尿道挫伤及轻度损伤,症状较轻、尿道连续性存在而无排尿困难者;排尿困难或不能排尿、插入导尿管成功者,留置尿管 1～2 周。使用抗生素预防感染,一般无须特殊处理。

(三)手术治疗

1.前尿道裂伤导尿失败或尿道断裂

行经会阴尿道修补或断端吻合术,并留置导尿管 2～3 周。病情严重、会阴或阴囊形成大血肿及尿外渗者,施行耻骨上膀胱穿刺造瘘术,3 个月后再修补尿道,并在尿外渗区做多个皮肤切口,深达浅筋膜下,以引流外渗尿液。

2.骨盆骨折致后尿道损伤

病情稳定后,做耻骨上高位膀胱造瘘术。一般在 3 周内能恢复排尿;如不能恢复排尿,则留置造瘘管 3 个月,二期施行解除尿道狭窄的手术。

3.并发症处理

为预防尿道狭窄,待患者拔除导尿管后,需定期做尿道扩张术。对于晚期发生的尿道狭窄可用腔内技术行经尿道切开或切除狭窄部的瘢痕组织,或于伤后 3 个月经会阴部切口切除瘢痕组织,做尿道端端吻合术。后尿道合并肠损伤应立即修补,并做暂时性结肠造瘘。如并发尿道直肠瘘,应待 3～6 个月后再施行修补手术。

五、护理

(一)护理评估

1.健康史

搜集病史资料时,要注意询问受伤的原因、受伤时的姿势,是否有骑跨伤、骨盆骨折或经尿道的器械检查治疗史。

2.身体状况

(1)尿道出血:前尿道损伤后,即使在不排尿时也可见尿道外口滴血或流血;后尿道损伤后,尿道外口不流血或仅流出少量血液;排尿时,可出现血尿。

(2)疼痛:前尿道损伤时,受伤处疼痛,有时可放射到尿道外口,排尿时疼痛加重;后尿道损伤时,疼痛位于下腹部,在移动时出现或加重。

(3)排尿困难与尿潴留:尿道挫裂伤时,因损伤和疼痛导致尿道括约肌痉挛,发生排尿困难;尿道断裂时,可引起尿潴留。

(4)局部血肿和瘀斑:骑跨伤或骨盆骨折造成尿生殖膈撕裂时,可发生会阴及阴囊部肿胀、瘀斑和血肿。

(5)尿液外渗:前尿道损伤时,尿液外渗至会阴、阴囊、阴茎部位,有时向上扩展至腹壁,造成这些部位肿胀;后尿道损伤时,尿液外渗至耻骨后间隙和膀胱周围。

(6)直肠指检:尿道膜部完全断裂后,可触及前列腺尖端浮动;若指套上染有血迹,提示可能合并直肠损伤。

(7)休克:骨盆骨折合并后尿道损伤,常有休克表现。

3.心理状况

可因尿道出血、疼痛、排尿困难等而出现焦虑,有的患者担心发生性功能障碍而加重焦虑,甚至出现恐惧。

4.辅助检查

(1)尿常规检查:了解有无血尿和脓尿。

(2)试插导尿管:若导尿管插入顺利,说明尿道连续,提示可能为尿道部分挫裂伤;一旦插入导尿管,即应留置导尿1周,以引流尿液并支撑尿道;若插入困难,多提示尿道严重断裂伤,不能反复试插,以免加重损伤和导致感染。

(3)X线检查:平片可了解骨盆骨折情况;尿道造影可显示尿道损伤的部位和程度。

(4)B型超声检查:可了解尿液外渗情况。

(二)护理诊断及相关合作性问题

1.疼痛

与损伤、尿液外渗等有关。

2.焦虑

与尿道出血、排尿障碍及担心预后等有关。

3.排尿异常

与创伤、疼痛、尿道损伤等有关。

4.有感染的危险

与尿道损伤、尿外渗等有关。

(三)护理目标

(1)疼痛减轻或缓解。

(2)解除焦虑,情绪稳定。

(3)解除尿潴留,恢复正常排尿。

(4)降低感染发生率或不发生感染。

（四）护理措施

1.轻症患者的护理

主要是多饮水及预防感染。

2.急重症患者的护理

（1）抗休克：安置患者于平卧位，尽快建立静脉输液通路，及时输液，严密观察生命体征。

（2）解除尿潴留：配合医生试插导尿管，若能插入，即应留置导尿管；若导尿管插入困难，应配合医生于耻骨上行膀胱穿刺排尿或做膀胱造口术。

3.饮食护理

能经口进食的患者，鼓励其适当多饮水，进高热量、高蛋白、高维生素的饮食。

4.心理护理

对有心理问题的患者，进行心理疏导，帮助其树立战胜疾病的信心。

5.留置导尿管的护理

同膀胱损伤的护理。

6.耻骨上膀胱造口管的护理

同膀胱损伤的护理。

7.尿液外渗切开引流的护理

同膀胱损伤的护理。

8.健康指导

（1）向患者及其亲属介绍康复的有关知识。

（2）嘱患者适当多饮水，以增加尿量，稀释尿液，预防泌尿系统感染和结石的形成。

（3）嘱尿道狭窄患者，出院后仍应坚持定期到医院行尿道扩张术。

第三节　泌尿系统结石

结石是最常见的泌尿外科疾病之一。男女比例约3∶1，好发于25～40岁之间，复发率高。发病有地区性，我国南方多于北方。近年来，上尿路结石发病率明显提高，下尿路结石日趋减少。

一、肾、输尿管结石

肾和输尿管结石，又称上尿路结石。肾结石多原发，位于肾盂和肾盏。输尿管结石绝大多数来于肾，多为单侧发病。

（一）病因

结石成因不完全清楚,研究认为,脱落细胞和坏死组织形成的核基质与高浓度的尿盐,及尿中抑制晶体形成物质不足是尿结石形成的主要原因。

1.流行病学因素

结石的形成与年龄、性别、职业、饮食成分和结构、摄水量、气候、代谢及遗传等因素有关。

2.全身因素

长期卧床、甲亢患者,摄入过多的动物蛋白,维生素 D 及维生素 C、维生素 B6 摄入不足,与结石形成有关。

3.尿液因素

尿量减少、尿液浓缩;尿液中抑制晶体形成物质不足;尿 pH 值改变,盐类结晶;尿液中钙、草酸、尿酸物质排出过多。

4.局部因素

尿路狭窄、梗阻、感染及留置尿管常诱发结石形成。

（二）病因生理

1.直接损伤

结石损伤肾盂、输尿管黏膜导致出血。

2.梗阻

结石位于输尿管 3 个狭窄处致尿路梗阻。

3.感染

梗阻基础上,细菌逆行蔓延导致尿路感染。

4.癌变

肾盂内的结石长期慢性刺激诱发肾癌。

（三）临床表现

主要表现是与活动有关的疼痛和血尿,少数患者长期无症状。

1.疼痛

较大的结石,引起腰腹部钝痛或隐痛,活动后加重;较小的结石,梗阻后出现绞痛,肾绞痛常突然发生,如刀割样,沿输尿管向下腹部、外阴部和大腿内侧放射,伴有面色苍白、出冷汗、恶心、呕吐、血压下降,呈阵发性发作。输尿管末端结石引起尿路刺激症状。尿内排出结石,对诊断有重要意义。

2.血尿

常在活动或剧痛后出现镜下血尿或肉眼血尿。

3.脓尿

并发感染时可有高热、腰痛,易被误诊为肾盂肾炎。

4.其他

梗阻引起肾积水,可触到肿大的肾脏。上尿路完全梗阻可导致无尿,继发肾功能不全。

(四)辅助检查

1.实验室检查

(1)尿常规:可有红细胞、白细胞或结晶。

(2)肾功能、血生化,有条件则化验尿石形成的相关因素。

2.影像学检查

(1)X线检查:约95%以上的上尿路结石可在X线平片上显影。

(2)排泄性或逆行性尿路造影:排泄性或逆行性尿路造影对于确定结石的部位、有无梗阻及程度、对侧肾功能是否良好、鉴别钙化阴影等都有重要价值。

(3)B超检查:B超检查可探及密集光点或光团。

(五)诊断要点

1.临床表现

典型的肾绞痛、血尿,首先考虑上尿路结石,若合并肾区压痛、肾肿大,则可能性更大。

2.检查结果

根据尿常规、X线平片可初步诊断,泌尿系统造影可确定结石。

(六)诊疗要点

1.非手术治疗

适用于直径小于0.6 cm的光滑圆形结石,无尿路梗阻、感染,肾功能良好者。

(1)充分饮水,根据结石成分调节饮食。

(2)根据结石性质选用影响代谢药物。

(3)酌情选用抗生素,预防或控制尿路感染。

(4)对症治疗:肾绞痛者,单独或联合应用解痉剂,酌情选用阿托品、哌替啶、黄体酮等药物。

2.体外冲击波碎石术

体外冲击波碎石术适用于直径小于2.5 cm或2.5 cm左右的单个结石。有效率达90%左右。

3.手术治疗

对不适于上述治疗者可选用两种方式。

(1)非开放手术:包括输尿管镜取石或碎石术、经皮肾镜取石或碎石术、腹腔镜输尿管取石。

(2)开放手术:包括输尿管、肾盂、肾窦切开取石和肾部分、全部切除术。

4.中医中药

清热利湿,排石通淋。

(七)护理评估

1.健康史

评估年龄、性别、职业等个人生活史,泌尿系感染、梗阻或异物病史。

2.目前身体状况

(1)症状、体征:是否出现肾绞痛,疼痛性质,压痛部位,有无血尿、膀胱刺激症。

(2)辅助检查:尿常规、X线平片及造影。

3.心理、社会状况

了解患者和家属对结石的危害、手术、治疗配合、康复知识、并发症的认知程度和心理承受能力。

(八)常见的护理诊断/问题

1.疼痛

疼痛与结石导致的损伤、炎症及平滑肌痉挛有关。

2.血尿

血尿与结石损伤肾及输尿管黏膜有关。

3.有感染的危险

感染与结石梗阻、尿液潴留有关。

4.知识缺乏

患者缺乏有关病因、预防复发的相关知识。

(九)护理目标

(1)患者的疼痛减轻。

(2)患者恢复正常排尿。

(3)感染得到预防或控制。

(4)患者能说出结石形成的原因、预防结石复发的方法。

(十)护理措施

1.非手术治疗的护理

(1)病情观察:排尿是否有结石排出,观察排出尿液的颜色。

(2)促进排石:鼓励患者多饮水,指导患者适当运动,如跳跃、跑步等。

(3)指导饮食、用药:根据结石成分指导饮食和用药,鼓励多食高纤维的食物,少食高动物蛋白、高脂肪、高糖食物。

(4)肾绞痛的护理:卧床休息,选用恰当的物理疗法,遵医嘱应用止痛药。

2.体外冲击波碎石术护理

(1)术前护理。

心理护理:解释治疗的原理、方法。

术前准备:术前 3 天忌食产气食物,术前 1 天服用缓泻剂,术晨禁饮食,术前排空膀胱。

(2)术后护理。

体位:术后患者无不适,可变换体位,适当活动,促进排石,巨大结石碎石后,采用患侧侧卧位。

指导饮食:术后大量饮水,无药物反应即可进食,硬膜外麻醉者术后 6h 进食。

疗效护理:术后绞痛者,解痉镇痛;观察记录排石情况,定时拍腹平片了解排石效果。

3.手术取石的护理

(1)术前护理。

心理护理:解释手术相关知识,安慰患者。

术前准备:皮肤准备,女性患者行会阴冲洗,输尿管结石术前 X 线平片定位,供手术参考。

(2)术后护理。

病情观察:观察和记录尿液颜色、性状、量,术后 12h 尿中有鲜血且较浓,提示出血严重。

体位:术后 48h 内,麻醉平稳后取半卧位,以利于呼吸及引流,肾实质切开者,卧床 2 周。

输液与饮食:输液利尿,达到冲洗尿路和改善肾功能的目的;肠蠕动恢复、肛门排气即可进食。

换药及引流管护理:保持伤口敷料的清洁干燥,防止尿液浸湿。观察引流液的颜色、性状与量;正确安置引流袋,防止逆流;严格无菌条件下换管或冲洗;按时更换引流管,导尿管每周更换 1 次。

(十一)护理评价

(1)患者的疼痛是否减轻、消失。

(2)患者能否正常排尿。

(3)感染是否得到预防或控制。

(4)患者是否了解结石形成的原因、预防结石复发的方法。

(十二)健康指导

(1)宣传预防结石的知识。

(2)讲解术后饮水、适当活动、放置引流管的重要性。

(3)熟悉食物理化特性,根据结石成分指导饮食。

(4)熟悉药物特性,正确指导患者用药。

二、膀胱结石

膀胱结石常在膀胱内形成,亦可来自肾脏。发病有地区性,多见于儿童及老年男性。

（一）病因分类

1.原发性结石

原发性结石与气候、饮水、营养不良和长期低蛋白饮食有关。

2.继发性结石

继发性结石与膀胱憩室、异物、出口梗阻有关，可从肾、输尿管移行而来。

（二）病理生理

结石、梗阻、感染三者互为因果关系。与肾结石相同，膀胱结石可直接刺激黏膜引起损伤，亦可阻塞尿道内口引起梗阻和感染，结石长期刺激可诱发癌变。

（三）临床表现

1.症状

典型表现是排尿突然中断，合并耻骨上剧烈疼痛，向阴茎头部、尿道远端放射。小儿常牵拉阴茎或变换体位后，疼痛缓解并继续排尿，伴随出现尿频、尿急和排尿终末疼痛及终末血尿。

2.体征

直肠指检或双合诊可触及较大结石。

（四）辅助检查

1.X线检查

X线检查可显示绝大多数膀胱内结石。

2.B超检查

B超检查可探及膀胱内结石声影，确定结石大小、形状、数目。

3.膀胱镜

X线、B超不能确诊时首选。

（五）诊断要点

根据典型病史、症状、体征，双合诊检查、X线及B超检查结果，一般确诊不难。膀胱镜不仅可以诊断，还可镜下取石。

（六）诊疗要点

小的膀胱结石可经尿道自行排出。较大结石可行膀胱内碎石术，包括体外冲击波、液电冲击波、超声波碎石及碎石钳碎石、气压弹道碎石。无条件碎石者行膀胱切开取石术。

（七）护理评估

1.健康史

评估是否有上尿路结石病史，饮水、饮食习惯。

2.目前的身体状况

（1）症状、体征：是否有排尿突然中断的表现，是否伴随膀胱刺激症、血尿。

(2)辅助检查:X线、B超、膀胱镜检查。

3.心理、社会状况

评估患者和家属对结石、手术的危害及并发症的认知程度和心理承受能力。家庭和社会支持情况。

(八)常见的护理诊断/问题

1.疼痛

疼痛与结石导致的损伤、炎症及括约肌痉挛有关。

2.血尿

血尿与结石损伤膀胱黏膜有关。

3.排尿异常

排尿异常与结石导致梗阻、尿液潴留有关。

(九)护理目标

(1)患者的疼痛减轻。

(2)患者尿液正常。

(3)患者恢复正常排尿。

(十)护理措施

(1)鼓励患者多饮水,观察结石排出情况。

(2)酌情应用抗生素,有效解痉止痛。

(3)经尿道碎石、取石后,观察出血的颜色、性状与量。

(4)耻骨上膀胱切开取石术后,保持切口清洁干燥,按时换药。术后留置尿管7～10 d,保持通畅,一旦堵塞,可用生理盐水冲洗。

(十一)护理评价

(1)患者疼痛是否减轻。

(2)患者尿液是否正常。

(3)患者能否正常排尿。

(十二)健康指导

(1)指导儿童多饮水、多食纤维含量高的食物。

(2)指导前列腺增生症患者尽早治疗。

三、尿道结石

尿道结石多由肾、输尿管或膀胱结石移行而来,常因阻塞尿道就诊。多发生于1～10岁的儿童,90%为男性。

(一)临床表现

1.症状

排尿时疼痛,前尿道结石疼痛局限在结石停留处,后尿道放射至阴茎头部或会阴部。结石阻塞尿道引起排尿困难,尿线变细、滴沥,甚至急性尿潴留。

2.体征

后尿道结石经直肠指检触及,前尿道结石直接沿尿道体表扪及。

(二)辅助检查

1.尿道探子

尿道探子经尿道探查时可有摩擦音及碰击感。

2.X线检查

X线检查可明确结石部位、大小及数目。

3.尿道造影

明确结石与尿道的关系。

(三)诊断要点

根据肾、输尿管或膀胱结石病史及尿痛和排尿困难典型表现,辅助以尿道探子、X线检查结果,不难确诊。

(四)诊疗要点

1.舟状窝结石

舟状窝结石直接用镊子取出或钳碎后取出,直径较大者,麻醉后切开尿道外口取出。

2.前尿道结石

前尿道结石经尿道直接取出,若失败,可用金属探子将结石推回到尿道壶腹部后行尿道切开取石。

3.后尿道结石

金属探子将结石推回膀胱,再按膀胱结石处理。

(五)护理评估

1.健康史

评估是否有肾、输尿管、膀胱结石的病史。

2.目前的身体状况

(1)症状、体征:是否有尿痛和排尿困难的典型表现,是否合并急性尿潴留。

(2)辅助检查:尿道探子、X线及造影检查结果。

3.心理、社会状况

评估患者和家属对结石、手术的危害、并发症的认知程度。

(六)常见的护理诊断/问题

1.疼痛

疼痛与结石梗阻及尿道括约肌痉挛有关。

2.排尿异常

排尿异常与结石梗阻、尿潴留及感染有关。

3.潜在并发症

急性尿潴留。

（七）护理目标

（1）患者疼痛减轻。

（2）患者恢复正常排尿。

（3）患者不发生并发症或及时解除症状。

（八）护理措施

（1）尿道取石后，观察尿道出血的颜色、性状与量。

（2）尿道切开取石后，保持切口清洁干燥，按时换药。术后留置尿管2周左右，防止粘连、狭窄。

（3）术后尿道狭窄者，配合医生进行尿道扩张。

（九）护理评价

（1）患者的疼痛是否减轻或消失。

（2）患者能否正常排尿。

（3）患者有无发生并发症或及时解除症状。

（十）健康指导

（1）及时有效治疗肾、输尿管、膀胱结石。

（2）指导患者定时复查和治疗。

第四节　泌尿系统肿瘤

泌尿系统肿瘤是泌尿外科最常见的疾病之一，大多数为恶性。最常见的是膀胱癌，其次是肾癌。男性多于女性，多在40岁以后发生。

一、肾肿瘤

肾肿瘤多为恶性：成人以肾癌多见，男女比例为2：1，高发年龄为：50～70岁。小儿以肾母细胞瘤最常见，占小儿恶性实体肿瘤的8％～24％，也是最常见的小儿腹部肿瘤。

（一）病因

肾肿瘤的病因至今不明。肾癌有一定的家族遗传倾向，与吸烟量及开始吸烟的年龄相关，研究认为男性吸烟相对危险性增加1.1～2.3倍。喝咖啡会增加女性患肾癌的机会。

（二）病理生理

肾癌来自肾小管上皮细胞，呈圆形，外有假包膜，切面黄色。有时呈多囊性，可有出血、坏死和钙化。肾癌局限时恶性程度低,穿破假包膜后经血液或淋巴转移。癌细胞可直接侵入肾静脉、腔静脉形成癌栓,也可转移到肺、脑、骨、肝等。

(三)临床表现

1.血尿

无明显原因的间歇性、无痛性肉眼血尿是常见症状,提示肿瘤已侵入肾盏、肾盂。肾盂癌早期出现血尿。肾母细胞瘤血尿不明显。

2.疼痛

腰部钝痛或隐痛,血块堵塞输尿管时发生绞痛。

3.肿块

肾癌常在腹部或腰部发现肿块,质地较硬,活动度较差。发生于体弱婴幼儿的腹部巨大肿块是肾母细胞瘤的特点。

4.肾外表现

常见的有低热、高血压、高血钙、血沉快、贫血、消瘦等。

(四)辅助检查

1.实验室检查

镜下或肉眼血尿,尿三杯试验有助于确定出血部位。

2.影像学检查

(1)X线检查:可见不规则增大的肾形。造影可见肾盏、肾盂呈不规则变形、狭窄。

(2)B超检查:可发现早期无症状癌性肿块,可鉴别占位病变的性质。

(3)CT、MRI、肾动脉造影:有助于早期诊断和鉴别诊断。

(五)诊断要点

1.临床表现

出现血尿、疼痛、肿块三大症状表明肾癌进入晚期,一旦出现无痛肉眼血尿就应想到肾癌。婴幼儿腹部进行性增大肿块应高度怀疑肾母细胞瘤。

2.辅助检查

对高度可疑患者,酌情选择影像学检查,如 X 线、B 超、CT、MRI 等以确定诊断。

(六)诊疗要点

1.手术治疗

肾癌行根治性肾切除,包括患侧肾、肾周围筋膜及脂肪和肾门淋巴结。肾盂癌切除患肾、患侧输尿管及输尿管开口部位的膀胱。肾母细胞瘤经腹部行患肾切除术。

2.术后辅助治疗

放疗和化疗对肾癌效果不佳,免疫疗法对肾转移癌有一定效果。肾母细胞瘤术后配合化疗和放疗可显著提高生存率。

（七）护理评估

1.健康史

评估年龄、性别与职业，有无长期吸烟史，有无家族遗传史。

2.目前的身体状况

（1）症状、体征：有无间歇性无痛性全程肉眼血尿，有无腹部进行性增大的肿块，有无腰部疼痛。

（2）辅助检查：包括特殊检查结果及有关手术耐受性检查。

3.心理、社会状况

了解患者和家属对病情严重程度、对拟行手术方式的认知程度和心理承受能力。对预后的担心程度，家庭和社会对患者的心理和经济上的支持程度。

（八）常见的护理诊断/问题

1.恐惧/焦虑

恐惧/焦虑与对癌症的惧怕，对手术及并发症的担忧有关。

2.疼痛

疼痛与肾包膜张力增大、血块堵塞输尿管有关。

3.营养失调：低于机体需要量

营养失调与长期血尿、癌肿消耗、手术创伤有关。

4.有感染的危险

感染与手术切口、置管引流有关。

5.潜在并发症

潜在并发症为出血。

（九）护理目标

（1）患者恐惧/焦虑感减轻。

（2）患者的疼痛被有效控制。

（3）患者营养状况得到改善。

（4）患者感染的危险性下降或未感染。

（5）患者术后未出血。

（十）护理措施

1.术前护理

（1）病情观察：癌症晚期，卧床休息，观察记录排尿情况、血尿情况。观察疼痛性质，出现绞痛时，有效止痛处理。

（2）饮食护理：鼓励多饮水，以稀释尿液。给予高热量、高蛋白、易消化饮食，纠正贫血。

（3）术前准备：常规术前准备，了解重要脏器功能。

（4）心理护理：肾癌一旦出现典型表现多已进入晚期，患者感到绝望、恐惧，对治疗失去信心。须耐心解释,细心护理,精心疏导,消除不良心理或行为。

2.术后护理

(1)一般护理:取半卧位,卧床5～7 d,防止过早活动导致出血。肛门排气后进食,鼓励多饮水,静脉营养。切口疼痛者酌情止痛。

(2)术后观察:观察血压、脉搏和呼吸。记录 24 h 尿量、颜色。检测尿常规,了解健侧肾功能。

(3)预防感染:遵医嘱应用抗生素。保持敷料干燥,及时换药。定时翻身、叩背、雾化稀释痰液以利于咳痰,防止肺部感染。

(4)引流管护理:监测引流液的性质、颜色和量。常规引流管的护理,避免压迫、折叠。一般术后2～3 d无引流物排出时拔除。

(十一)护理评价

(1)患者恐惧/焦虑是否减轻。

(2)患者的疼痛是否有效控制。

(3)患者营养状况是否得到改善。

(4)患者有无感染征象,切口有无感染。

(5)患者术后是否发生出血。

(十二)健康指导

(1)指导患者及时进行化疗、放疗,定期查血、尿常规,出现骨髓抑制,暂停治疗。

(2)指导患者定期复查肺、肝、肾等易转移脏器。

二、膀胱肿瘤

膀胱肿瘤是泌尿系最常见肿瘤,大多来自上皮组织,其中 90% 以上为移行上皮肿瘤。好发于50～70岁人群,男女比例约为 4∶1。

(一)病因

1.环境和职业

研究表明生活接触染料、橡胶塑料、油漆等或从事此类工作的人群易诱发膀胱癌。

2.吸烟

吸烟是膀胱癌的重要病因。吸烟者尿中色氨酸的代谢增加 50%。吸烟量越大,吸烟时间越长,发生膀胱肿瘤的危险性也越大。

3.代谢异常

色氨酸和烟酸异常代谢物影响细胞 RNA 和 DNA 合成,产生诱发膀胱癌变的物质。

4.其他

膀胱白斑、膀胱结石、尿潴留等也可能是膀胱癌的诱因。遗传和免疫与膀胱癌亦有一定关系。

(二)病理生理

1.组织类型

膀胱癌根据来源分为上皮性和非上皮性两类,前者占 95% 以上,以移行细胞癌最多见,后者少见,多为肉瘤。

2.分化程度

根据肿瘤细胞大小、形态、染色、分裂象等分为 3 级:Ⅰ级分化良好,低度恶性;Ⅲ级分化不良,高度恶性;Ⅱ级介于两者之间,中度恶性。

3.生长方式

分为原位癌、乳头状癌和浸润性癌。原位癌局限,不浸润。鳞癌和腺癌多有浸润。

4.浸润程度

浸润程度是膀胱癌临床(T)和病理(P)分期的依据,分别在 T 后标明 1~4 表示浸润深度,Tis 表示原位癌。

(三)临床表现

1.血尿

多以反复发作的间歇性无痛性全程肉眼血尿、终末加重而就诊。出血量与肿瘤大小、数目、恶性程度不一致,可多可少,重时可有血块。

2.膀胱刺激症

癌灶浸入深层并发坏死、溃疡、感染时,出现尿频、尿急、尿痛,为预后不良征兆。

3.排尿困难

瘤体增大或靠近尿道内口堵塞膀胱出口时,出现排尿困难、尿潴留。

4.晚期表现

晚期可有肾积水、下腹部巨大肿块、下肢水肿、腰骶部疼痛等表现,亦可有恶心、呕吐、疲乏、消瘦、贫血、低热、纳差等恶病质表现。

(四)辅助检查

1.尿常规检查

尿中可见红细胞、血红蛋白等。

2.尿脱落细胞学检查

留取晨起第 2 次尿液,离心后找肿瘤细胞,阳性率可达 70%~80%。

3.影像学检查

(1)B 超检查:可探及直径为 0.5 cm 以上的膀胱肿瘤。

(2)CT、MRI 检查:了解肿瘤浸润深度及局部转移病灶。

4.膀胱镜检查

常为首选,在直视下观察肿瘤的位置、数目、大小、形态及浸润范围等,并可取活检。

（五）诊断要点

1.症状、体征

出现反复发作的无痛性全程肉眼血尿、终末加重的患者应高度怀疑膀胱占位性病变。

2.辅助检查

膀胱镜检查可明确诊断。

（六）诊疗要点

1.手术治疗

（1）保留膀胱手术：适应于表浅性膀胱癌。最常应用经尿道切除，亦可选用膀胱开放术、膀胱内药物灌注治疗。

（2）膀胱切除术：适应于浸润性膀胱癌。根据浸润范围及深度选择膀胱部分切除术或全切除术。膀胱全部切除手术后须行尿流改道手术。

2.其他治疗

浸润邻近器官的膀胱癌手术已无意义，放疗和化疗可延长生命、减轻痛苦。

（七）护理评估

1.健康史

了解患者的年龄、性别与职业，了解有无吸烟史，有无癌前期病变。

2.目前的身体状况

（1）症状、体征：有无间歇性无痛性全程肉眼血尿、终末加重表现，是否合并膀胱刺激症及排尿困难。

（2）膀胱镜检查、影像学检查及病理学检查结果有助于定位定性。

3.心理、社会状况

评估患者和家属对病情、手术方式及术后排尿形态改变的认知程度和心理承受能力，对术后护理配合及健康教育等知识的掌握程度。家人及社会的经济支持程度。

（八）常见的护理诊断/问题

1.恐惧

恐惧与对癌症的惧怕、对手术的担忧有关。

2.血尿

血尿与肿瘤坏死、溃疡、感染有关。

3.营养失调：低于机体需要量

营养失调与长期血尿、癌肿消耗、手术创伤有关。

4.排尿异常

排尿异常与肿瘤浸润膀胱、尿潴留有关。

5.有感染的危险

感染与手术切口、置管引流有关。

（九）护理目标

(1)患者的恐惧/焦虑减轻。

(2)患者尿液正常。

(3)患者营养状况得到改善。

(4)患者排尿正常。

(5)患者感染危险性下降或未感染。

（十）护理措施

1.术前护理

(1)病情观察：观察记录尿量、颜色、性状。观察有无腰部疼痛，有无下肢水肿、腹部肿块等晚期表现。

(2)饮食护理：多饮水以稀释尿液。补充营养，纠正贫血。

(3)术前准备：除常规术前准备外，膀胱全切回肠代膀胱术患者，术前 3 d 无渣饮食，术前 1 d 禁食，应用肠道抗生素，术日晨灌肠。

(4)心理护理：患者可出现对癌症的否认，对改变正常排尿生理的不理解，甚至对治疗失去信心，应安慰鼓励患者，消除不良心理或行为。

2.术后护理

(1)体位与饮食：膀胱肿瘤经尿道电切除术，术后平卧位，术后 6 h 进食。膀胱癌全切术，术后卧床8～10 d，肛门排气后进食，禁食期间给予静脉高营养。

(2)术后观察：密切观察生命体征，如出现休克征象，应及早处理。观察记录 24 h尿量、颜色与性状。观察记录各种引流管、造瘘管是否通畅，以及引流液的量和颜色。

(3)膀胱冲洗：膀胱造瘘术后每天冲洗。膀胱部分切除术后，根据血尿情况间断或持续膀胱冲洗。常用冲洗液有 0.02％呋喃西林溶液、0.1％新霉素溶液等。冲洗时，抽吸不宜用力过猛，吸出液不得再注入膀胱。

(4)预防感染：遵医嘱应用抗生素。膀胱全切除回肠代膀胱术，术后留置胃管，常规口腔护理，每日2 次，防止口腔感染。

(5)各种引流管护理。

贴标签注明各种引流管的性能。

妥善固定，保持引流通畅，一旦堵塞，及时挤压或冲洗。

保证尿道外口、造瘘口周围皮肤的清洁、干燥。

拔管：回肠代膀胱术后 10～12 d 拔管，改为佩戴皮肤接尿器；可控性尿流改道术后 8～10 d 拔除肾盂输尿管引流管，12～14 d 拔除尿囊引流管，2～3 周拔除输出道引流管，训练自行排尿。

（十一）护理评价

(1)患者的恐惧/焦虑是否减轻。

(2)患者尿液是否正常。

(3)患者营养状况是否改善。

(4)患者排尿是否恢复正常。

(5)患者是否发生感染。

（十二）健康指导

(1)职业保护教育,指导戒烟。

(2)向患者说明尿路改道的意义,教会患者自行护理人造尿口和引流袋。

(3)膀胱癌保留膀胱手术后,定期膀胱镜复查。

第五节　泌尿系统梗阻

尿路上任何部位发生梗阻都可导致肾积水、肾功能损害,重则肾衰竭。泌尿系统梗阻最基本的病理变化是尿路扩张,从代偿到失代偿,诱发肾积水、尿潴留、肾脏滤过率和浓缩能力受损,最终导致肾功能障碍。

一、前列腺增生症

良性前列腺增生症主要是前列腺组织及上皮增生,简称前列腺增生。是老年男性常见病,50 岁以后发病,随着年龄增长发病率不断升高。

（一）病因

目前病因不十分清楚,研究认为前列腺增生与体内雄激素及雌激素的平衡失调关系密切,睾酮对细胞的分化、生长产生作用,雌激素对前列腺增生亦有一定影响。

（二）病理

前列腺分两组,外为前列腺组,内为尿道腺组。前列腺增生有两类结节,包括由增生的纤维和平滑肌细胞组成的基质型和由增生的腺组织组成的腺泡型。增生的最初部位多在尿道腺组,增生的结节挤压腺体形成外科包膜,是前列腺摘除术的标志。前列腺增生使尿道弯曲、受压、伸长、狭窄,出现尿道梗阻。

（三）临床表现

1.尿频

尿频是最常见的症状,夜间明显,逐渐加重。早期是由膀胱颈部充血引起。晚期是由增生前列腺引起尿道梗阻,膀胱内残余尿增多,膀胱有效容量减少所致。

2.进行性排尿困难

进行性排尿困难是最重要的症状,表现为起尿缓慢,排尿费力,射尿无力,尿线细小,尿流滴沥,分段排尿及排尿不尽等。

3.尿潴留、尿失禁

前列腺增生晚期,膀胱残余尿增加,收缩无力,发生尿潴留;当膀胱内压力增高超过尿道阻力后,发生充盈性尿失禁。前列腺增生常因受凉、劳累、饮酒等诱发急性尿潴留。

4.其他表现

常因局部充血、出血发生血尿。合并感染或结石,可有膀胱刺激症状。

(四)辅助检查

1.尿流动力学检查

尿道梗阻时,最大尿流率小于每秒 15 mL;当尿流率小于每秒 10 mL/秒时,表示梗阻严重。

2.残余尿测定

膀胱残余尿量反映膀胱代偿衰竭的严重程度,不仅是重要的诊断步骤之一,也是决定手术治疗的因素。

3.膀胱镜检查

膀胱镜检查直接观察前列腺各叶增生情况。

4.B超检查

B超测定前列腺的大小和结构,测量残余尿量。

(五)诊断要点

1.临床表现

老年男性出现夜尿频、进行性排尿困难等表现时,应考虑前列腺增生。排尿后直肠指检,可触及其表面光滑、质韧、增大的腺体,中央沟变浅或消失。

2.辅助检查

尿动力学、膀胱镜、B超等检查有助于确定前列腺增生程度及膀胱功能。

(六)诊疗要点

1.急性尿潴留的治疗

急性尿潴留是前列腺增生常见急症,需紧急治疗。选用肾上腺素受体阻滞剂、留置导尿管或耻骨上膀胱穿刺造瘘术等方式,解除潴留。

2.药物治疗

药物治疗适用于尿道梗阻较轻,或年老体弱、心肺功能不全等而不能耐受手术的患者。常用药物有特拉唑嗪、哌唑嗪等。

3.手术治疗

前列腺摘除术是理想的根治方法,手术方式有经尿道、经耻骨上、经耻骨后及经会阴四种,目前临床常用前两种。

4.其他治疗

尿道梗阻严重而不宜手术者,冷冻治疗、微波和射频治疗、激光治疗、体外超声、金属耐压气囊扩张术等都能产生一定疗效。

(七)护理评估

1.健康史

评估患者的年龄、诱因,既往病史。

2.目前的身体状况

(1)症状、体征:是否有夜尿频、进行性排尿困难的表现,是否合并尿潴留、尿失禁。

(2)辅助检查:尿流动力学、膀胱镜、B超检查结果。

3.心理、社会状况

评估患者对疾病和手术的心理反应及对并发症的认知程度,患者及家属对术后护理配合及有关康复知识的掌握程度。

(八)常见的护理诊断/问题

(1)恐惧/焦虑:与认识不足、角色改变、对手术和预后的担忧有关。

(2)排尿形态异常:与尿道梗阻、残余尿量增多、留置导管等有关。

(3)有感染的危险:与尿路梗阻、导尿、免疫力低下、伤口引流有关。

(4)潜在并发症:出血。

(九)护理目标

(1)患者的恐惧/焦虑减轻。

(2)患者能够正常排尿。

(3)患者感染危险性下降或未感染。

(4)患者术后未发生出血。

(十)护理措施

1.非手术治疗的护理

(1)饮食护理:为防止尿潴留,不可在短期内大量饮水,忌饮酒、辛辣食物,有尿意勤排尿,适当运动,预防便秘。

(2)观察疗效:药物治疗3个月之后前列腺缩小、排尿功能改善。

(3)适应环境:前列腺增生患者多为老年人,其行动不便,对医院环境不熟悉,且夜尿频多。应帮助入院患者适应环境,确保舒适和安全。

2.手术治疗的护理

(1)术前护理。

观察生命体征,测量各项生理指标。

做好重要脏器功能检查,了解患者能否耐受手术。

术前已有造瘘管或留置导尿管的患者,保证引流通畅。

(2)术后护理。

病情观察:观察记录 24 h 出入量,判断血容量有无不足。观察意识状态和生命体征。

体位:平卧 2 天后改为半卧位,固定各种导管的肢体不得随意移动。

饮食与输液:术后 6 h 无不适即可进流食,鼓励多饮水,1～2 d 后无腹胀即可恢复饮食,以易消化、营养丰富、富含纤维素的食物为主,必要时静脉补液,但要注意输液速度。

预防感染:早期预防性应用抗生素;保持切口敷料的清洁与干燥;置管引流者常规护理尿道外口。

膀胱冲洗:术后用生理盐水持续冲洗膀胱 3～7 d。保持引流通畅,必要时高压冲洗抽吸血块。根据尿液颜色控制冲洗速度,色深则快、色浅则慢。

不同手术方式的护理:①经尿道切除术(TUR)。观察有无 TUR 综合征的发生,即术后几小时内出现恶心、呕吐、烦躁、抽搐、昏迷或严重的脑水肿、肺水肿、心力衰竭等。可能是冲洗液被吸收,血容量剧增,稀释性低钠血症所致,护理时应减慢输液速度,遵医嘱应用利尿剂、脱水剂,对症处理。②开放手术。固定各种引流管,观察记录引流液量、颜色,保持引流通畅。及时拔除引流管,如耻骨后引流管,术后 3～4 d 拔除;耻骨上引流管,术后 5～7 d 拔除;膀胱造瘘管多在术后 10～14 d 排尿通畅后拔除,瘘口无菌堵塞或压迫,防止漏尿,一般 2～3 d 愈合。③预防并发症。出血是常见并发症。术后 1 周,患者可逐渐离床活动,禁止灌肠、肛管排气,同时避免腹压增高的诱因。

(十一)护理评价

(1)患者的恐惧/焦虑是否减轻。

(2)患者能否正常排尿。

(3)患者感染未发生或得到及时治疗。

(4)患者术后是否出血,或出血后是否得到有效处理。

(十二)健康指导

(1)讲解手术、术式及手术前后护理的注意事项。

(2)术后 1～2 个月避免剧烈活动,忌烟酒,防感冒。

(3)指导患者学会提肛肌锻炼,以尽快恢复尿道括约肌的功能。

(4)指导患者定期复查尿流率及残余尿量。

二、肾积水

结石、肿瘤、结核等原因导致尿液排出受阻、肾内压力增高、肾盂肾盏扩张、肾实质萎缩、肾功能减退,称为肾积水。成人积水超过 1000 mL,小儿超过 24 h 的正常尿量,为巨大肾积水。

(一)临床表现

1.腰痛

腰痛是重要症状。慢性梗阻仅为钝痛;急性梗阻出现明显腰痛或肾绞痛。

2.腰部肿块

慢性梗阻形成肾脏肿大,长期梗阻者在腹部可扪及囊性肿块。

3.多尿和无尿

慢性梗阻致肾功损害表现为多尿,而双侧完全梗阻、孤立肾完全梗阻可发生无尿。

4.其他表现

因结石、肿瘤、结核等继发肾积水时,原发病表现掩盖了肾积水征象。肾积水并发感染或肾积脓时,出现全身中毒症状。

(二)辅助检查

1.实验室检查

血尿常规,必要时做尿细菌检查,化验血生化、电解质等了解肾功能情况。

2.影像学检查

(1)B超检查:是鉴别肾积水和腹部肿块的首选方法。

(2)X线造影:排泄性尿路造影可了解肾积水程度和对侧肾功能。

(3)CT、MRI检查:明确腰部肿块的性质,对确诊肾积水有重要价值。

(三)诊断要点

根据原发病史、典型症状、腰腹部肿块及B超等辅助检查结果可明确诊断,确定原发病对诊断有重要意义。

(四)诊疗要点

1.病因治疗

最理想的治疗是根除肾积水的病因,保留患肾。

2.肾造瘘术

原发病严重或肾积水病因暂不能去除者,先行肾引流术,病情好转或稳定后行去除病因的手术。

3.肾切除术

肾积水后功能丧失或并发肾积脓,对侧肾功能良好者,可切除患肾。

(五)护理评估

1.健康史

评估患者是否有肾结石、肿瘤、结核等原发病史。

2.目前的身体状况

(1)症状、体征:原发病基础上是否出现腰痛、腰腹部肿块,是否有肾功能减退表现。

(2)辅助检查:血、尿常规化验,B超、X线等影像学检查结果。

3.心理、社会状况

评估患者对肾积水及治疗的认知程度,对术后康复知识的掌握程度;家人及社会的心理和经济支持程度。

(六)常见的护理诊断/问题

1.排尿形态异常

排尿形态异常与尿路急慢性梗阻有关。

2.有感染的危险

感染与尿路梗阻、免疫低下、肾造瘘引流有关。

3.潜在并发症

潜在并发症为尿漏。

(七)护理目标

(1)患者排尿形态正常。

(2)患者感染危险性下降或未感染。

(3)患者未发生尿漏。

(八)护理措施

1.饮食

多食含纤维较高的食物,多饮水。

2.活动

鼓励患者加强床上活动,定时按序协助患者变换体位。

3.感染的护理

遵医嘱使用抗生素;用0.1%新苯扎氯铵清洗尿道口,每天2次;每天更换引流袋;及时更换浸湿的切口敷料。

4.引流管的护理

妥善固定,引流通畅,观察记录引流量与颜色,冲洗肾盂引流管,每天2次。若无尿漏,肾周围引流物一般术后3～4 d拔除;肾盂输尿管支架引流管一般于术后3周拔除;肾造瘘管在吻合口通畅后拔除。

(九)护理评价

(1)患者排尿形态是否正常。

(2)患者感染是否得到治疗或术后有无感染发生。

(3)患者有无发生尿漏。

(十)健康指导

(1)向患者讲解手术及术后引流的重要性。

(2)指导患者养成良好的排便习惯。

（3）指导患者正确进行摄水、饮食搭配。

三、尿道狭窄

尿道因损伤、炎症使尿道壁形成瘢痕，瘢痕萎缩导致尿道扭曲、狭窄。

（一）病因及分类

1.先天性尿道狭窄

先天性尿道狭窄如尿道外口狭窄、尿道瓣膜狭窄等。

2.炎症性尿道狭窄

炎症性尿道狭窄如淋病性尿道狭窄、留置导尿管引起的尿道狭窄。

3.外伤性尿道狭窄

外伤性尿道狭窄最常见，尿道损伤严重，初期处理不当或不及时所致。

（二）病理生理

其与狭窄的程度、深度及长度有关。淋病性狭窄为多处狭窄，狭窄易继发感染，形成尿道憩室、周围炎、前列腺炎、睾丸附睾炎。尿道梗阻如长期不能解除，导致肾积水、肾功能损害，出现尿毒症。

（三）临床表现

1.排尿异常

最常见的是排尿困难，重者出现尿潴留。

2.继发疾病表现

尿道长期狭窄继发膀胱炎、睾丸附睾炎等，出现膀胱刺激症、血尿症状。

3.并发症表现

由于排尿困难而使腹内压长期增高，并发疝、痔、直肠脱垂等，并出现相应症状。

（四）辅助检查

1.尿道探子检查

尿道探子检查可确定狭窄部位、程度。

2.B超

B超明确尿道狭窄长度、程度及周围瘢痕组织的厚度。

3.膀胱尿道造影

膀胱尿道造影确定尿道狭窄的部位、程度、长度。

（五）诊断要点

根据尿道外伤史、感染史及典型的排尿困难、尿潴留表现，结合尿道探子检查、B超、膀胱尿道造影结果，诊断尿道狭窄一般不难。

（六）诊疗要点

1.尿道扩张术

尿道扩张术是防止和治疗尿道狭窄的有效措施。尿道狭窄的原因不同，扩张时间不同。

2.耻骨上膀胱造瘘术

耻骨上膀胱造瘘术适用于慢性尿潴留或已有肾功能损害的患者。

3.尿道内切开术

尿道内切开术是目前临床治疗的主要术式,术后放置网状合金支架管于狭窄部位扩张,一般放置4～8周,术后不需尿道扩张。

4.开放手术

切除尿道狭窄部及周围瘢痕后,行尿道端端吻合术。

(七)护理评价

1.健康史

儿童尿道狭窄多为先天性,成人有外伤、感染病史者,多为继发性狭窄。

2.目前的身体状况

(1)症状、体征:原发病基础上是否出现排尿困难、尿潴留,是否继发感染、结石。

(2)辅助检查:尿道探子检查、B超、膀胱尿道造影的检查结果。

3.心理、社会状况

评估患者对尿道狭窄的严重性及手术治疗的认知程度,对术后康复知识的掌握程度。

(八)常见的护理诊断/问题

1.排尿形态异常

排尿形态异常与尿道狭窄、梗阻有关。

2.有感染的危险

感染与尿道梗阻、免疫力低下、膀胱造瘘引流、手术等有关。

3.潜在并发症

潜在并发症为尿失禁。

(九)护理目标

(1)患者排尿形态正常。

(2)患者感染危险性下降或未感染。

(3)患者未发生尿失禁。

(十)护理措施

1.尿道扩张术的护理

尿道扩张术的护理指导患者定时进行尿道扩张。术后观察尿量及颜色,有无尿道出血。患者疼痛明显者给予止痛处理。

2.尿道内切开术的护理

严密观察血尿转清情况。留置导尿管1个月左右,保持通畅,遵医嘱尿道冲洗。及时拔出尿管,防止狭窄复发。

3.开放手术的护理

遵医嘱应用抗生素。及时更换切口浸湿的敷料,确保各种引流导管通畅。

4.并发症护理

术后尿失禁常为暂时性,用较细导尿管引流数日后可恢复。如不能恢复,指导患者进行肛门括约肌收缩练习。

（十一）护理评价

(1)患者排尿形态是否正常。

(2)患者是否感染或感染后是否得到控制。

(3)患者是否发生尿失禁。

（十二）健康指导

(1)指导患者定时进行尿道扩张。

(2)讲解尿道扩张的意义及护理配合注意事项。

(3)鼓励患者多饮水,适当运动,进食纤维素高的食物,防止便秘。

第十章

■■■■···■

神经外科疾病护理

第一节　成人脑积水

成人脑积水(hydrocephalus in adult)是指由于各种原因致使脑室系统内脑脊液不断增加,同时脑组织相应减少,脑室系统扩大。根据是否伴有颅内压力的增高而分为高压力性脑积水及正常压力脑积水。根据脑脊液循环梗阻的部位不同可分为梗阻性脑积水及非梗阻性脑积水(又称交通性脑积水),前者脑室与蛛网膜下隙不相通,后者脑室与蛛网膜下隙相通。此外,按临床发病的长短和症状的轻重可分为急性、亚急性和慢性脑积水,一般情况急性脑积水病程在1周以内,亚急性病程在1个月内,慢性病程在1个月以上。

一、高压力性脑积水

高压力性脑积水实质上是由于脑脊液循环通路上的脑室系统和蛛网膜下隙阻塞,引起脑室内平均压力或搏动压力增高产生脑室扩大,以致不能代偿,而出现相应的临床症状。

(一)病因

1.脑脊液循环通路的发育异常

以中脑导水管先天性狭窄、闭锁、分叉及导水管周围的神经胶质细胞增生为多见,导水管狭窄患者常因近端的脑积水将间脑向下压迫使导水管发生弯曲,从而加重狭窄和阻塞的程度。此外,丹迪-沃克(Dandy-Walker)综合征患者及阿诺德-基亚里(Arnold-Chiari)畸形患者均可有脑脊液循环通路的阻塞。脑脊液循环通路阻塞多为不完全性,完全性阻塞者难以成活。

2.炎症性粘连

脑脊液循环通路的炎症性粘连是引起脑积水的常见原因之一。部位多见于导水管、枕大池、脑底部及环池,也可发生于大脑半球凸面,部分患者可伴有局部的囊肿,引起相应的压迫症状。粘连可由于脑内出血、炎症及外伤引起,颅内出血可引起脑底炎症性反应,血液机化形成粘连或血液吸收阻塞蛛网膜颗粒,从而影响脑脊液的疏通循环及吸收。各种原因引起的颅内炎症,尤其是脑膜炎如化脓性脑膜炎或结核性脑膜炎,也容易引起颅内的粘连或阻塞蛛网膜颗粒,从而引起脑积水。颅脑手术患者亦可因术后颅内积血的吸收及炎症反应而导致脑积水。有些颅内肿瘤如颅咽管瘤、胆脂瘤内容物手术过程中外溢后的反应亦可引起脑积水改变。

3.颅内占位性病变

凡是位于脑脊液循环通路及其邻近部位的肿瘤皆可引起脑积水,如侧脑室内的肿瘤及寄生虫性囊肿等阻塞室间孔可引起一侧或双侧侧脑室扩大;第三脑室内的肿瘤或三脑室前后部的肿瘤如松果体肿瘤、颅咽管瘤等可压迫第三脑室,导致三脑室以上脑室系统扩大;四脑室及其周围区的肿瘤如四脑室肿瘤、小脑蚓部及半球肿瘤、脑干肿瘤、脑桥小脑角肿瘤可压迫阻塞四脑室或导水管出口引起四脑室以上部位的扩大;其他部位病变如半球胶质瘤、蛛网膜囊肿亦可压迫阻塞脑脊液循环通路引起脑积水。

4.脑脊液产生过多

如脑室内的脉络丛乳头状瘤或增生,因可分泌过多的脑脊液且其吸收功能并未增加,故可发生交通性脑积水。此外,维生素 A 缺乏、胎生期毒素作用亦可导致脑脊液的分泌与吸收失去平衡而引起脑积水。

5.脑脊液吸收障碍

如静脉窦血栓形成。

6.其他发育异常

如无脑回畸形、扁平颅底、软骨发育不全均可引起脑积水。

以上各种原因中,以脑脊液在其循环通路中各部位的阻塞最常见,而脑脊液的产生过多或吸收障碍则少见。

(二)临床表现

成年人脑积水多数为继发性,可有明确的病因如蛛网膜下隙出血或脑膜炎等。其常发生在发病后2~3周,在原有病情好转后又出现头痛、呕吐等症状,或症状进一步加重,多数患者原因不明或继发于颅内肿瘤等疾病。

成人脑积水的临床表现以头痛、呕吐为主要临床症状,此外可有共济失调。病情严重者可出现视物不清、复视等症状。患者的头痛、呕吐等症状多为特异性,头痛多以双颞侧为最常见。当患者处于卧位时,脑脊液回流减少,因此,患者在晨起头痛加剧时,采取卧位头痛可有所缓解。随着病情的进展,头痛可为持续性剧烈疼痛。当伴有小脑扁桃体下疝时,头痛可累及颈枕部,甚至可有强迫头位。呕吐是成人脑积水除头痛外常见的症状,常伴有剧烈头痛而与头部位置无关,呕吐后头痛症状可有所缓解。视力障碍在脑积水患者中常见,多出现于病情发展的中晚期,由于眼底水肿所致,可表现为视物不清、复视,晚期可有视力丧失。复视主要由于颅内压力增高,使颅内行程最长的展神经麻痹所致。患者可出现共济失调,以躯干性共济失调为多见,表现为站立不稳、足距宽、步幅大,极少表现为小脑性共济失调。脑积水晚期患者可有记忆力下降,尤其是近记忆力下降、智力减退、计算能力差等。成年人脑积水有时可表现出原发病变的症状,如四脑室囊肿或肿瘤可有强迫头位或头位改变后症状好转等;松果体瘤引起的脑积水患者可有眼球上视困难,瞳孔散大或不等大,可伴有性早熟或性征发育迟缓。

(三)诊断

随着 CT 及 MRI 检查的广泛应用,脑积水的诊断已不困难,关键在于有头痛、呕吐等症状的患者,应足够重视并及时行 CT 或 MRI 检查以早期诊断。CT 或 MRI 检查可确定脑室扩大程度及皮层萎缩的程度,有时可同时了解引起脑积水的原因。此外,CT 或 MRI 检查还能了解脑积水是急性脑积水还是慢性脑积水,为临床处理措施的应用提供依据。在脑积水的诊断中,应注意与脑萎缩引起的脑室扩大相区别,后者脑室扩大的同时可明显地显示出侧裂或脑沟,甚至可有脑沟及脑裂的明显扩大。另外诊断脑积水应尽可能明确是梗阻性脑积水还是交通性脑积水。

(四)治疗

对于急性高压力性脑积水治疗应以手术治疗为主。手术方法根据可有以下3 个方面:①针对病因的手术,如切除引起脑积水的颅内肿瘤等手术;②减少脑脊液产生的手术,如脉络丛切除术等,已少用;③脑脊液引流或分流术,是目前脑积水的主要治疗方法,下面重点介绍几种常用的手术方式。

1.脑室体外引流术

脑室体外引流术是治疗急性梗阻性脑积水的应急措施,应用于因脑积水引起严重颅内压增高的患者,病情危重甚至发生脑疝或昏迷时,先采用脑室穿刺和引流作为紧急减压抢救措施,为进一步检查治疗创造条件。一般引流管保持 3～7 d 为宜,及时拔管或行脑室-腹腔分流术彻底解除梗阻性脑积水病因或症状。

2.颅内分流术

颅内分流术适用于梗阻性脑积水,而交通性脑积水行颅内分流术无效。常用方法有第三脑室造口术和脑室-脑池分流术。前者现已较少采用,多用于第三脑室周围肿瘤切除术后。脑室-脑池分流术又称 Torkildsen 手术,此种术式最适用于良性导水管狭窄或阻塞,第三脑室后部肿瘤如松果体瘤等。儿童一般不适合此种术式。

3.中脑导水管扩张术

成人脑积水中有相当部分患者是由于炎症引起中脑导水管粘连狭窄,解除此类患者病因有效的方法是重建脑脊液循环通路。丹迪(Dandy)是最早开展中脑导水管扩张术的倡导者,但该扩张术由于手术病死率高而较少采用。近年来,应用此种手术的报道有所增加,效果较令人满意。

4.脑室-腹腔分流术

脑室-腹腔分流术是把一组带单向阀门的分流装置置入体内,将脑脊液从脑室分流到腹腔中吸收的手术方式,简称 V-P 手术。考施(Kausch)于 1905 年首次开展,20 世纪 50 年代始广泛应用。本术式适用于各种类型脑积水。本手术方法虽较简单,但术后易发生并发症,应引起注意。常见并发症有以下几种:①分流管不畅。是最常见的并发症,梗阻可发生于腹腔端,亦可发生于脑室端,后者主要由于脑脊液内蛋白含量过高而阻塞分流管或脑室缩小后近端插入脑实质内等。腹腔端阻塞最常可见于大网膜包绕,分流管扭曲、脱出等症状,为防分流管远端阻塞,临床医生采取多种方法,但各有优缺点。②感染。由于消毒不充分可引起腹腔炎及脑内感染,后果严重,因此分流管及器械应严格消毒。此外,术中应注意无菌操作,术后应用抗生素。③消化道症状。可于术后出现绞痛、腹胀、恶心、呕吐等消化道症状,主要是脑脊液对腹膜刺激所致,一般 1 周左右可消失。④脑室及脑内出血。较少见。主要由于反复穿刺所致,应争取穿刺准确。⑤腹腔脏器损伤。可由腹腔分流管末端过硬而穿伤内脏或手术操作所致,除手术应轻柔、仔细外,尽可能选用较柔软的分流管。⑥硬膜下积液或血肿。主要原因为引流过度引起颅内压持续下降或桥静脉破裂,或脑脊液自分流管周围渗入蛛网膜下隙。为预防此并发症发生,可于术前根据患者颅内压情况选用适当压力分流管。

5.其他手术方法

除以上手术方法外,另有脑室-心房分流术、脑室-矢状窦分流术、腰蛛网膜下隙-肾脂肪囊分流术等多种方法,由于这些方法有些操作复杂,有些术后并发症多见且严重等,临床均已较少使用。

二、正常压力脑积水

正常压力脑积水亦称低压力脑积水或隐性脑积水,是一种脑室虽扩大而脑脊液压力正常(低于 1.77 kPa,即 180 mmH$_2$O)的交通性脑积水综合征。在病因、症状等方面与高压力性脑积水有明显的区别。最常见的原因为颅内动脉瘤破裂所致的蛛网膜下隙出血,由于出血多聚积于脑底,阻塞蛛网膜颗粒而影响脑脊液的吸收。此外也会脑外伤、脑膜炎或颅脑术后由于出血或炎症在脑底机化及纤维化粘连,影响脑脊液循环也会导致脑积水。其发生机制一般认为是脑积水形成的早期,由于颅内压力的增高,致使脑室扩大。当压力升高脑室扩大到一定程度,压力逐渐下降,扩大的脑室与颅内压力之间重新建立新的平衡而出现代偿状态,当颅内压力降至正常范围,而脑室仍维持扩大状态从而形成正常压力脑积水。如不能代偿或代偿不充分,即发展为高压力脑积水。根据密闭容器原理,当脑室扩大而脑室壁面积增加时,脑脊液压力虽降至正常,而施加于脑室壁的力仍与早期引起脑室扩大的力相等。如脑室缩小则压力又将增高,因而正常范围的压力仍能使脑室维持扩大时的状态不缩小,因此,症状不会减退。

正常压力脑积水见于成年人,自青年至老年皆可发生。其多有蛛网膜下隙出血、脑炎、外伤等病史,主要症状为痴呆、运动迟缓障碍及尿失禁。智力障碍一般最早出现,但有时步态障碍较为明显,智力障碍多在数周至数月后之间逐渐进展和加重。脑外伤或颅脑术后急性期恢复不够满意者,应检查了解是否有脑积水发生的可能。

正常压力脑积水的诊断除常用 CT 及 MRI 检查表现出脑室扩大外,腰穿为重要的诊断方法,由于正常压力脑积水早期压力升高阶段症状不明显,就诊时已处于正常压力期,当腰穿测压或脑室穿刺测压低于 1.77 kPa (180 mmH$_2$O)可明确诊断,同时放出部分脑脊液后,能使症状明显好转者,可预测分流术对患者治疗效果良好。正常压力脑积水应与脑萎缩相鉴别。两者的症状近似,但后者一般在 50 岁左右发病,症状发展缓慢,可达数年之久。而正常压力脑积水则多在数周至数月内症状即已明显,CT 及 MRI 检查有助于区别两者。

正常压力脑积水最有效的治疗方法为脑脊液分流术,但术前应慎重判断以确定手术适应证,并预测术后效果。一般青年患者较老年患者效果好,放出部分脑脊液或脑室体外引流术后症状明显改善者,症状出现短于 6 个月者术后效果较好。最常用的手术方式为脑室-腹腔分流术,其他方法亦可应用。

第二节　儿童脑积水

一、概念

脑积水是指过多的脑脊液在脑室和蛛网膜下隙内积聚。如果大量脑脊液积聚在大脑半球表面蛛网膜下隙,则称为硬膜下水囊瘤或硬膜下积液;脑室系统内过多的液体积聚称为脑室内脑积水。儿童脑积水(hydrocephalus in children)多见于新生儿及婴儿,常伴有脑室系统扩大、颅内压增高及头围增大。

二、发生率

据 WHO 在 24 个国家的统计结果,新生儿脑积水的发病率为 0.87‰,在有脊髓脊膜膨出史的儿童中,脑积水的发生率为 30% 左右。

三、病因

脑积水可以由下列 3 个因素引起:脑脊液过度产生、脑脊液的通路梗阻及脑脊液的吸收障碍。先天性脑积水的发病原因目前多认为是脑脊液循环通路的梗阻。

造成梗阻的原因可分为先天性发育异常与非发育性病因两大类。

（一）先天性发育异常

（1）大脑导水管狭窄、胶质增生及中隔形成：以上病变均可导致大脑导水管的梗阻，这是先天性脑积水最常见的原因，通常为散发性。性连锁遗传性导水管狭窄在所有先天性脑积水中仅占 2%。

（2）Arnold-Chiari 畸形：因小脑扁桃体、延髓及第四脑室疝入椎管内，使脑脊液循环受阻引起脑积水，常并发脊椎裂和脊膜膨出。

（3）Dandy-Walker 畸形：由于第四脑室正中孔及外侧孔先天性闭塞而引起脑积水。

（4）扁平颅底：常合并 Arnold-Chiari 畸形，阻塞第四脑室出口或环池，引起脑积水。

（5）其他：无脑回畸形，软骨发育不良，脑穿通畸形，第五、六脑室囊肿等均可引起脑积水。

（二）非发育性病因

在先天性脑积水中，先天性发育异常约占 2/5，而非发育性病因则占 3/5。新生儿缺氧和产伤所致的颅内出血、脑膜炎继发粘连是先天性脑积水的常见原因。新生儿颅内肿瘤和囊肿，尤其是颅后窝肿瘤及脉络丛乳头状瘤也常导致脑积水。

四、分类

（一）按颅内压高低分类

按颅内压高低可分为高压力性脑积水及正常压力性脑积水。前者又称进行性脑积水，是指伴有颅内压增高的脑积水；后者又称低压力性脑积水或脑积水性痴呆，虽有脑脊液在脑室内积聚过多或脑室扩大，但颅内压正常。

（二）按脑积水发生机制分类

按脑积水发生机制分为梗阻性脑积水及交通性脑积水两类。前者又称非交通性脑积水，是脑脊液循环通路发生障碍，即脑室系统和蛛网膜下隙不通畅引起的脑积水；后者又称特发性脑积水，脑室系统与蛛网膜下隙通畅，是由于脑脊液的产生与吸收平衡障碍所致。

（三）按脑积水发生的速度分类

按脑积水发生的速度分为急性和慢性脑积水两类。急性脑积水是由突发的脑脊液吸收和回流障碍引起。急性脑积水见于脑出血、脑室内出血、感染或导水管及第三、四脑室的迅速梗阻。慢性脑积水是最常见的脑积水形式，当引起脑积水的因素为缓慢发生且逐渐加重时，均可发生慢性脑积水。在梗阻引起脑积水数周后，急性脑积水可转变为慢性脑积水。

五、临床表现

(一)高压力性脑积水

高压力性脑积水病程多缓慢,早期症状较轻,营养和发育基本正常。头围增大是最重要的表现,头围增大常于产时或产后不久就出现,有时患儿出生时的头围明显大于正常。头围增大多在生后数周或数月开始,并呈进行性发展,头围增大与周身发育不成比例。患儿由于颅内脑脊液增多而头重,致使患儿不能支持头的重量而头下垂。前囟门扩大,张力增高,有时后囟门亦扩大。患儿毛发稀疏,头皮静脉怒张,颅缝裂开,颅骨变薄,前额多向前突出,眶顶受压向下,眼球下推,以致巩膜外露,头颅增大使脸部相对变小,两眼球向下转,只见眼球下半部沉到下眼睑下方,呈落日征象,是脑积水的重要体征之一。

由于小儿颅缝未闭合,虽有颅内压逐渐增加迹象,但随着颅缝的扩大,颅内压增高的症状可得到代偿,故头痛、呕吐等颅内高压表现仅在脑积水迅速发展者身上才出现。患儿可表现为精神不振、易激惹、抽风、眼球震颤、共济失调、四肢肌张力高或四肢轻瘫等症状。在重度脑积水中,视力多减退,甚至失明,眼底可见视神经继发性萎缩。晚期可见生长停滞、智力下降、锥体束征、痉挛性瘫痪、去脑强直、痴呆等病症。

部分患儿由于极度脑积水,大脑皮质萎缩到相当严重的程度,但其精神状态较好,呼吸、脉搏、吞咽活动等延髓功能无障碍,视力、听力及运动也良好。

少数患儿在脑积水发展到一定时期时可自行停止,头颅不再继续增大,颅内压也不高,称为静止性脑积水。但其自然停止的机会较少,大多数是症状逐渐加重,只不过是有急缓之差。最终,患儿往往由于营养不良、全身衰竭及合并呼吸道感染等并发症而死亡。

先天性脑积水可合并身体其他部位的畸形,如脊柱裂、脊膜膨出及颅底凹陷症等。

(二)正常压力性脑积水

正常压力性脑积水,有时亦称代偿性脑积水,在婴幼儿中少见。有时可产生一些临床症状,如反应迟钝、智力减退、步态不稳或尿失禁等。其中智力改变最早出现,多数在数周至数月之间进行性加重,最终发展为明显的痴呆。步态不稳表现为步态缓慢、步幅变宽,有时出现腱反射亢进等现象。一般认为痴呆、运动障碍、尿失禁为其三联症,有运动障碍者手术效果较好。尿失禁仅见于晚期。以步态障碍为主者,手术效果比以痴呆为主者要好。正常压力性脑积水无分流手术适应证,儿童中发生的正常压力性脑积水有时是颅后窝手术的并发症,分流术可能对其有效。

六、辅助检查

(一)高压力性脑积水

1.头围测量

脑积水小儿头围可有不同程度的增大。通过定期测量头围可发现是否异常。头围测量一般测量周径、前后径(直径)及耳间径(横径)。正常新生儿头周围径33～35 cm,6 个月为 44 cm,1 岁为 46 cm,2 岁为 48 cm,6 岁为 50 cm。当头围明显超出其正常范围或头围生长速度过快时,应高度怀疑脑积水的可能。

2.颅骨平片

可见头颅增大,颅骨变薄,颅缝分离,前、后囟门扩大或延迟闭合等迹象。

3.头颅超声检查

中线波多居中,常见扩大的脑室波。

4.穿刺检查

是诊断和鉴别诊断先天性脑积水的一种简单方法。

(1)前囟穿刺:于前囟距中线 2 cm 处垂直刺入,测定是否有硬膜下积液及慢性硬膜下血肿,如果阴性,则缓慢刺向脑室,每进入 1～2 cm 即观察有无脑脊液流出。一旦发现有脑脊液流出,立即测定压力及脑皮层厚度。

(2)脑室、腰穿双重穿刺试验:同时做前囟及腰穿测定,将床头抬高 30°及放低30°,分别记录两侧的压力。若为交通性脑积水,两侧压力可迅速达到同一水平;如为完全梗阻性脑积水,可见两侧压力高低不同;部分梗阻者,两侧压力变化缓慢。

(3)脑脊液酚红试验:可鉴别脑积水是梗阻性还是交通性。做脑室、腰穿双重穿刺试验测压力完成后,向脑室内注入中性酚红 1 mL。正常情况下,酚红在 12 min内出现在腰穿放出的脑脊液内。将腰穿放出的脑脊液滴在浸有碱性液体的纱布上,有酚红出现时颜色变红。如 30 min 以上不出现,则提示为梗阻性脑积水。收集注入酚红后的 2～12 h 内的尿液,测定尿中酚红排出量,诊断梗阻的情况。

另一检查方法为向脑室内注入 1 mL 靛胭脂,正常情况下,4～5 min 即自腰穿针中滴出,如不能滴出即表示为完全性梗阻,10～15 min 为部分性梗阻。

5.脑室或气脑造影

脑室造影可了解脑室的大小、脑皮层的厚度和梗阻部位,并可排除肿瘤等。气脑造影可了解脑底池和脑表面蛛网膜下隙的状态。

6.颈动脉造影

颈动脉造影可发现有无颅内占位性病变,脑积水患儿颈动脉造影主要表现为大脑前动脉的膝段变圆、胼周动脉明显抬高、大脑中动脉走行略抬高、末梢血管普遍牵直等,但不能判断脑积水的类型及梗阻的部位等。对于婴儿脑积水,很少采用颈动脉造影。

7.放射性核素扫描

将放射性碘化血清清蛋白注入腰蛛网膜下隙或脑室内,若脑表面放射性碘化清蛋白不聚集,表明蛛网膜下隙被阻塞;若聚集在脑室内并时间延长,提示为梗阻性脑积水;基底池或大脑表面蛛网膜下隙有梗阻时,可见放射性核素进入脑室系统内,且可见到基底池扩大。

8.颅脑 CT 检查

颅脑 CT 检查能准确地观察有无脑积水、脑积水的程度、梗阻部位、脑室周围水肿等,且可反复进行动态观察脑积水的进展情况,为判断疗效及预后提供必要的客观指标。颅脑 CT 检查有无脑积水及脑积水的程度目前尚无统一的可靠指标。1979 年,瓦西里乌斯(Vassilouthis)提出采用脑室-颅比率来判断有无脑积水及脑积水的程度,该比率为侧脑室前角后部(尾状核头部之间)的宽度与同一水平颅骨内板之间的距离之比,若脑室-颅比率小于 0.15 为正常,若脑室-颅比率在 0.15~0.23 之间为轻度脑积水,若脑室-颅比率大于 0.23 为重度脑积水。

颅脑 CT 能够明确许多后天性梗阻病因。

(1)脑室内梗阻性脑积水:一侧室间孔阻塞(室间孔闭锁)而引起单侧脑积水或不对称性脑积水时,则导致该侧脑室扩张。当双侧室间孔或三脑室孔阻塞而引起对称性脑积水时,则双侧脑室扩张。

导水管阻塞(导水管狭窄)可引起侧脑室和第三脑室扩张,而第四脑室的大小和位置一般正常。

第四脑室出口处梗阻(外侧孔和正中孔闭锁)则引起全脑室系统特别是第四脑室扩张,如第四脑室囊性变、丹迪-沃克囊肿。

(2)脑室外梗阻性脑积水:脑室外梗阻常引起脑室系统和梗阻部位近端的蛛网膜下隙扩张。梗阻部位通过气脑造影易于确定。甲泛糖胺脑池造影和脑室造影有助于判断梗阻部位。

(3)缩窄性脑积水:Chiari Ⅱ 型畸形合并脊髓脊膜膨出时,菱脑向下移位可在颅-椎骨结合处和后颅窝形成狭窄而成为解剖学上的梗阻,其结果造成环绕菱脑的脑脊液循环障碍而发生脑积水。在这种情况下,四脑室向下移位,因之在正常位置上难以辨认,通常在颈椎管内被发现。

9.MRI 检查

脑积水的 MRI 检查脑室系统扩大,其标准同 CT 检查。MRI 检查根据以下表现来判断有无脑积水:①脑室扩大程度与蛛网膜下隙的大小不成比例;②脑室额或颞角膨出或呈圆形;③第三脑室呈气球状,压迫丘脑并使下丘脑下移;④胼胝体升高与上延;⑤脑脊液透入室管膜的重吸收征。加多(Gado)提出用记分法来鉴别脑积水,若总分大于 3 分为交通性脑积水。

(二)正常压力性脑积水

(1)腰穿测压及放液试验:颅内压低于 1.73 kPa 是诊断本病的重要依据。

1974 年伍德(Wood)指出,若腰穿放出一定量的脑脊液后,脑脊液压力下降,临床症状有暂时好转,则预示分流术可望获得良好效果。

(2)颅骨平片检查无异常发现,无慢性颅内压增高的改变。

(3)脑电图检查见对称性 θ 波与 δ 波,部分病例可见局灶性癫痫波。

(4)脑血管造影检查血管造影可显示脑室系统扩大,动脉期可见大脑前动脉呈弓形移位,毛细血管期可见小血管与颅骨内板之间的距离正常。脑萎缩时,此距离常超过 3 mm,此点可鉴别正常压力性脑积水与脑萎缩。

(5)气脑造影:气脑造影是诊断正常压力性脑积水的最主要的方法之一。其典型改变为脑室系统(尤其是前角)扩大而大脑表面蛛网膜下隙充气不良,造影后 24 h 脑室常继续扩大,并且症状加重。气脑造影时以下迹象有助于诊断正常压力性脑积水:①在患者仰卧前后位的气脑造影上,其胼胝体夹角正常为 130°～140°角,而有正常压力性脑积水时此角小于 120°角。②在侧位相上脑室前角高度大于 32 mm。③基底池以上的脑脊液通路闭塞,因而引起基底池扩大,大脑表面蛛网膜下隙充气不良症状。④第四脑室前髓帆向上膨隆,第四脑室前半部球形扩张。

(6)脑脊液灌注试验:1970 年,卡茨曼(Katzman)以腰穿针连接一个三通管,一端接脑脊液压力连续扫描器,另一端接注射器,并以一定速度向蛛网膜下隙内注入生理盐水,同时描记其压力的变化。正常人脑脊液吸收功能良好,其压力可保持在 3 kPa 以下;当脑脊液吸收功能障碍时其压力可急剧上升。因此,可根据其脑脊液压力描记曲线的变化来检查其脑脊液吸收的功能是否正常。1971 年,纳尔逊(Nalson)将液体注入速度规定为 1.5 mL/min,压力上升不高于 0.2 kPa/min。正常压力性脑积水时,压力值常超过此值。

放射性核素脑池扫描:将放射性核素碘化血清清蛋白 3.7 Bq 用脑脊液稀释后缓慢注入椎管内,然后定期行头部扫描检查,结果可分为 3 种类型:①正常型。注射后 30 min 性放射性核素即可达到颈椎水平,1 h 后可见其围绕脑干,且枕大池与基底池开始显影,2 h 后进入大脑纵裂与外侧裂的脑池,并在此滞留 4 h,直到 24 h 后达大脑半球表面,尤其是矢状窦两旁,常可见放射性示踪剂密集,而在基底池内者则已消失,在大脑半球表面的示踪剂在 48 h 后才完全消失。②脑室型。正常人脑室系统很少显影,而在正常压力性脑积水时,由于脑脊液吸收障碍引起动力学改变。在注药后 30～60 min 可在脑室内发现放射性示踪剂,并在此滞留 24 h 以上,直到全身放射性物质全部消失为止。在幕上大脑表面无放射性核素或仅在外侧裂池有少量存在。③混合型。注药后 4～6 h 可见脑室显影,并持续存在 24 h 左右,大脑半球表面亦可见放射性核素浓集。这提示为不典型的或部分存在正常压力性脑积水或为脑萎缩。

(8)连续颅内压描记:给脑积水患者行连续 48～72 h 颅内压监测描记,正常压力性脑积水者可发现有两种压力变化,其一为压力基本稳定或仅有轻微波动,平均颅内压在正常范围内;其二为颅内压有阵发性升高,呈锯齿状波或高原波,这种高原波出现的时间可占测压时间的 1/10 以上。第 1 种压力改变分流术效果不佳,第 2 种效果好。

(9)脑血流量测定:正常压力性脑积水,脑血流量减少约 40%,以大脑前动脉区减少明显。

(10)颅脑 CT 检查:正常压力性脑积水的颅脑 CT 检查特征为高度脑室扩大,包括第四脑室,而脑沟不受影响。

七、诊断与鉴别诊断

(一)诊断

典型的先天性脑积水,根据病史、临床表现、头颅增大快速等特点一般诊断不难,但对于早期不典型脑积水,需要借助上述各辅助检查,以确定有无脑积水及其类型和严重程度。

(二)鉴别诊断

高压力性脑积水需与以下疾病鉴别。

(1)慢性硬膜下积液或血肿:常有产伤史,病变可为单侧或双侧,常有视盘水肿,落日征阴性。前囟穿刺硬膜下腔吸出血性或淡黄色液体即可明确诊断。脑血管造影、CT 或 MRI 也可鉴别。

(2)新生儿颅内肿瘤:新生儿颅内肿瘤常有头围增大或继发性脑积水,脑室造影或 CT 扫描及 MRI 检查可确诊。

(3)佝偻病:头围可增大呈方形颅,前囟扩大,张力不高,且具有佝偻病的其他表现。

(4)先天性巨颅症:无脑积水征,落日征阴性,脑室系统不扩大,无颅内压增高,CT 扫描可确诊。正常压力性脑积水主要需与先天性脑萎缩相鉴别。脑萎缩的脑血管造影毛细血管期可见小血管与颅骨内板之间距离大于 3 mm;气脑造影时脑室与大脑半球的蛛网膜下隙均扩大,脑室胼胝体角大于 140°,脑脊液灌注试验压力上升不超过 0.2 kPa;CT 扫描示脑室轻度扩大,脑沟明显增宽,而第四脑室多大小正常。

八、治疗

(一)非手术治疗

仅适用于最轻型的脑积水或静止型脑积水。其治疗措施包括抬高头位 20°~30°角,限制盐、水摄入量,中药利尿,给乙酰唑胺及针刺疗法等。上述方法仅能起到暂时缓解症状的作用。

(二)手术治疗

自 1898 年弗格森(Ferguson)提出脑积水的外科治疗方式以来,迄今手术治疗仍是目前治疗先天性脑积水的最主要的方法。

先天性脑积水的手术适应证目前尚无统一标准，一般认为应早期手术。患儿大脑皮质厚度不应小于 1 cm，合并其他脑与脊髓严重先天畸形者应慎手术。术前应明确脑积水的类型、梗阻部位等。脑积水的外科治疗迄今已超过一个世纪，手术方法各种各样，但仍缺少疗效可靠的方法。手术方法大致可分为以下 4 种类型。

1.病因手术治疗

针对引起脑积水的病因手术，例如，大脑导水管狭窄行成形术或扩张术，Dandy-Walker 畸形行第四脑室正中孔切开术，扁平颅底和 Arnold-Chiari 畸形行后颅窝和上颈髓减压术、脉络丛乳头状瘤切除术等。

2.减少脑脊液产生的手术

主要用于交通性脑积水。

（1）脉络丛切除术：1918 年，丹迪首先应用侧脑室脉络丛切除术治疗脑积水，因手术病死率高而放弃。

（2）脉络丛电灼术：1922 年，丹迪提出应用脑室内镜行脉络丛电灼术，以后帕特曼（Putman）、斯图基（Stookey）和斯卡夫（Scarff）等都应用过此术式，但因效果不好，到 20 世纪 50 年代不再应用。

（3）脑脊液分流术：将脑脊液通路改变或利用各种分流装置将脑脊液分流到颅内或颅外其他部位去。脑脊液分流术又分为颅内分流术和颅外分流术两类，颅内分流主要用于脑室系统内阻塞引起的脑积水，颅外分流术适用于阻塞性或交通性脑积水。

随着现代科技的发展，许多新技术、新产品被应用到医学领域，使脑脊液分流装置更加可靠、完善。现有的分流装置包括以下几部分：①脑室导管。脑室导管设计与应用的目的是为了减少管腔的堵塞。现代脑室导管端的设计有 3 种型别，A.盲端型管壁有多个小孔；B.槽型，在管端槽壁上有数个侧孔；C.毛刺型或伴型。脑室管的开头有两种，一种是直型，直型引流管需通过一个接头与其他部件连接，而这种连接是在骨孔附近，常不能一次就把导管的位置放得满意。另一种为直角型，直角型引流管通过侧臂与其他部件连接，不仅操作简单，且特别适用于新生儿。因直角型的阀门可安放在分流系统的任何部位，如皮下组织丰厚的颈部和上胸部，而不像直型引流管那样易造成皮肤牵扯，甚至皮肤坏死。②阀门。20 世纪 50 年代，美国机械师霍尔特（Holter）最先发明了一种可向心房分流的阀门，以后几经改进成为目前常用的 Holter-Spitz 或 Holter-Hausner 阀门。现有 4 种结构不同的阀门，既裂隙形、僧帽形、球形和隔膜形，它们即有基本结构的差别，又有压力流量特性上的不同。阀门的性能常根据关闭的压力来分类，即高压型（0.88～1.23 kPa）、中压型（0.59～0.78 kPa）、低压型（0.29～0.39 kPa）和甚低压型（0.05～0.15 kPa）。先天性脑积水一般使用中、低压型阀门，正常压力性脑积水应选用低压型阀门。③储液器和冲洗室。冲洗室一般用于远侧导管,属单个裂隙阀的分流装置,有单室和双室两种类型。除便于抽吸脑脊液和注入药物外,尚可了解分流系统是否通畅。如果加压无阻力,表示远侧导管通畅,压瘪后很快充盈,表示近侧端导管完好,贮液器有一个小室可供注射和脑脊液贮存,但不能用于冲洗。④远侧端导管。远侧端导管根据分流手术的需要安放有心房、腹腔等多个部位。分开放型和盲端型两种,其末端均有一个裂隙瓣以防逆流。辅助装置包括开关装置、抗虹吸装置、脑脊液流动测定装置、分流过滤器等。开关装置能用作间歇分流,并可了解分流装置的功能状态,为防止直立时脑室内脑脊液过度分流,以及虹吸力造成的脑室塌陷,引起裂隙状脑室综合征,可在颅底水平线外安装抗虹吸装置。当脑室系统出现负压时可自动关闭导管。抗虹吸装置可作为儿童脑积水分流术的首选系统。哈拉(Hara)在分流管内置入两个微型铂电极,再加上其他部件构成脑脊液流动测定装置,可无损伤,连续监测了解分流情况。脑脊液分流过滤器适用于肿瘤引起的阻塞性或交通性脑积水,可防止脱落的细胞扩散到颅外其他部位。

Ⅰ.侧脑室-枕大池分流术:主要适用于室间孔、第三脑室、大脑导水管和第四脑室及其出口等处发生阻塞的积水,1939 年,托基尔德森(Torkildson)首先采用此法治疗第四脑室以上梗阻的脑积水,故又称 Torkildson 分流术。此术式最初主要用于成人脑积水,随后也应用到婴儿阻塞性脑积水中。

侧脑室-枕大池分流术是将一导管置入颅内,属颅内分流法。导管一端放入侧脑室中,另一端置入小脑延髓池内,使脑室内的脑脊液可通过导管流入小脑延髓池,进蛛网膜下隙吸收,此术式比梗阻性脑积水的一般手术效果好。1962 年,斯卡夫总结了 136 例采用此术式治疗的梗阻性脑积水病例,指出近期成功率为 58%,手术病死率为 30%。近年来手术病死率已大大降低。

Ⅱ.第三脑室造瘘术:亦属颅内分流法。主要适用于成人导水管、第四脑室或枕大池有阻塞的脑积水。婴儿常因脑及蛛网膜下隙发育尚未完善而不宜采用此种术式。自 1908 年冯·巴尔·曼(Von Bar mann)报道了穿刺胼胝体将脑室内脑脊液可通过引流至蛛网膜下隙,不同的第三脑室造瘘术已有许多报道。

Ⅲ.大脑导水管成形术或扩张术:此术式仅适用于导水管梗阻是由膜性隔引起的患者。现已很少采用此术式。

Ⅳ.侧脑室环池造瘘术:此术式由 Hidebrancl(1904)和海因德曼(Hyndman)最早采用。手术方法是将侧脑室脉络丛在侧脑室三角区的附着点剥离下来,使侧脑室通过脉络裂与大脑半球内侧面后下方的环池相通。

Ⅴ.侧脑室-胼胝体周围脑池分流术:此术最早由拉佐斯(Larzorthes)于 1953 年所创造,即用塑料导管将侧脑室和胼胝体表面的脑池连通。

Ⅵ.侧脑室-腹腔分流术或腰蛛网膜下隙-腹腔分流术:侧脑室-腹腔分流术适用于梗阻性脑积水、交通性脑积水、正常压力性脑积水等各种类型的脑积水。蛛网膜下隙-腹腔分流术仅适用于交通性脑积水。但对于颅内感染未控制者、腹腔内有炎症或腹水者、妊娠期妇女、头颈胸腹部皮肤有感染者、脑脊液蛋白含量高或新鲜出血者均为此类术式的禁忌证。侧脑室-腹腔分流术是目前最为常用的一种较为有效的分流术。

弗格森于1898年首次报告腰蛛网膜下隙-腹腔分流术治疗先天性脑积水,其在腰椎上钻孔放置一根银丝来沟通马尾神经周围的蛛网膜下隙与腹腔,治疗2例患者,但均未存活。1905年,考斯克(Kausck)首先施行侧脑室-腹腔分流术,但未成功。1908年,Cushing对12例脑积水患者进行腰蛛网膜下隙-腹腔分流术,其中2例发生肠套叠而死亡。1910年,海勒(Hartwell)首先报道1例侧脑室-腹腔分流术治疗脑积水获得成功。1914年,Heile首先报道采用静脉和橡胶管作为分流材料,但未获成功。1929年,大卫杜夫斯卡夫(Davidoff)在实验中采用自体移植皮管做腰蛛网膜下隙-腹腔分流术,但未应用于临床。50年前由于缺乏单向引流的分流装置,手术效果均不佳,直到高分子医用材料研制成功,才使脑室腹腔分流术或腰蛛网膜下隙-腹腔分流术取得成功。1963年,大卫杜夫斯卡夫总结230例此类手术,获55%脑积水得以控制,但58%的患者分流管阻塞。病死率为13%。近年来侧脑室-腹腔分流术1年以上良好效果者达70%以上。手术病死率已降至0~4.7%。随着分流管及手术技术的改进,如抗虹吸阀门的设计能防止颅内压过度下降、腹腔导管置于肝脏上以防止导管被大网膜和小肠襻阻塞、微孔过滤器的应用以防止肿瘤通过脑脊液播散等,使手术病死率大大降低,近年来已降低至近于零。虽然侧脑室-腹腔分流术已有许多改进,但其并发症仍影响着远期疗效。

侧脑室-腹腔分流术的并发症发生率为24%~52%,其中各种并发症如下:分流管阻塞,发生率为14%~58%,是分流失败的最常见的原因。脑室端阻塞,多为脑组织、血块及脉络丛引起。腹腔端阻塞,主要因大网膜包绕、管端周围炎症及异物等因素引起。在这种情况下,多需要再次手术更换分流管。

感染:发生率12%,包括腹膜炎、分流管皮下通道感染、脑脊液漏继发感染等。1975年,莱布罗克(Leibrock)曾报道1例在分流术后,发生表现极似阑尾炎的腹膜炎。文献报道的大多数致病菌为表皮葡萄球菌和金黄色葡萄球菌。目前,对于分流感染尚未有令人满意的处理方法,大多数神经外科医师认为必须除去已经感染的分流装置。常见公认的治疗方法包括除去感染的分流装置,并立即重新插入新的分流装置或除去感染的分流装置,施行脑室引流,感染控制后随即插入新的分流装置。

分流装置移位:最常见的是腹腔导管自腹部切口外脱出,其次有分流装置进入胸部、头皮下、硬膜内或脑室内。

腹部并发症:侧脑室-腹腔分流术的腹部并发症较多。文献报道有导管脐孔穿出、腹水、脐孔漏、导管进入阴囊内、鞘膜积液、腹疝、大网膜囊肿扭转、腹腔假性囊肿、假性肿瘤、阴道穿孔、小肠穿孔、结肠穿孔、肠扭转、肌内囊肿、导管散落、肠套叠等并发症。

颅内血肿:奥迪(Aodi,1990)报告 120 例脑室-腹腔分流术中,发生大块颅内血肿及脑室内出血 3 例(2.5%),慢性硬膜下血肿 2 例(1.7%)。硬膜下血肿在带阀门分流管的病例中,发生率为 5%,无阀门者更高。

裂隙脑室综合征:发生率为 1.6%,多发生在没有抗虹吸装置的分流病例中。因直立时脑室内压低于大气压,导致分流过度,造成引流管周围脑室塌陷,其结果造成分流系统不可逆的梗阻,使颅内压急剧升高。裂隙状脑室没有满意的处理办法,将调换中等压力的分流瓣膜为高压分流瓣膜,或颞下减压可有帮助。

颅脑不称(比例失调):分流术后脑室缩小,致使膨隆的颅盖和脑的凸面之间形成无效腔,该腔常常由脑脊液填充。由颅脑不对称面构成的无效腔,随着颅缝和囟门及脑的逐渐增长,此腔逐渐缩小。

孤立性第四脑室:当脑室系统邻近的导水管萎陷,而四脑室仍保持扩张,四脑室外孤立性扩张被认为是由导水管和四脑室出口的炎性梗阻所致。脑脊液引流只来自幕上的分隔间隙,形成双分隔间隙的脑积水,可出现小脑上蚓部突然向上疝入小脑幕切迹的危险。在这种情况下,或者另外插入一个分流管进入四脑室(双分流),或者四脑室开口,用强制性的措施对孤立性四脑室减压。

分流后颅缝早闭:在分流术几个月之后,头围减少,直到脑生长充满由颅脑不称引起的无效腔。如在脑生长到最大之前行分流术,可发生颅缝早闭,特别是矢状缝的骨性联合和增厚。

蛛网膜下隙分流术的并发症发生率为 25%。最近青木(Aoki,1990)报道207例腰蛛网膜下隙-腹腔分流术患者,术后发生分流管阻塞者占 14%,神经根痛为 5%,术后感染为 1%,急性硬膜下血肿占 2%,慢性硬膜下血肿为 1%,颅内积气者 1%,术后呼吸困难及意识障碍为 1%。

Ⅶ.侧脑室-输卵管分流术或腰蛛网膜下隙-输卵管分流术:此手术对已有分娩史的女性患者较为适用。1954 年,哈什(Harsh)曾报道腰蛛网膜下隙-输卵管分流术治疗交通性脑积水。

Ⅷ.腰蛛网膜下隙-大网膜囊分流术:1956 年,皮卡策(Picaze)提出将腰蛛网膜下隙的脑脊液分流到大网膜后间隙,以避免导管被大网膜阻塞,该手术效果很好。如用腹腔镜将导管插到网膜囊,则手术较其他腹腔分流术为好。

Ⅸ.侧脑室/蛛网膜下隙-右心房/上腔静脉分流术:此类手术适用于各种类型的脑积水,包括阻塞性脑积水、交通性脑积水和正常压力性脑积水。其禁忌证为颅内感染未控制者、脑脊液蛋白含量显著增高或有出血者、气脑造影气体尚未吸收完全者、脑室造影后非水溶性碘油仍在脑室内者、侧脑室体外引流术后近期有严重的循环或呼吸系统疾病者。

侧脑室-右心房分流术由纳尔森(Nulson,1952)和普登齐(Pudenz,1957)首先采用。1955 年,普登齐廾展一系列动物实验以确定分流到循环系统的可能性,同年他给一位导水管狭窄患者行侧脑室-心房分流术,但术后2 年因分流管阻塞而死亡。自从 Holter 阀门问世后,侧脑室-右心房分流趋于成熟。目前此手术方式仍是治疗脑积水的常用手术之一。腰椎蛛网膜下隙-右心房分流术由弗兰德曼(Friendman,1983)首先报道,他将此手术方式用于多次腹腔分流术失败的交通性脑积水的患者,取得一定效果。

侧脑室-右心房分流术的优点很多,有人报道其成功率达 86%,但并发症也较多。

感染:发生率为 11.4%,是心房分流术失败及患者死亡的主要原因之一,临床上包括脑室炎、脑膜炎、脑膜脑炎、败血症和分流管周围脓肿等。

分流管阻塞:这也是分流术失败的原因之一。分流管心脏端堵塞常见,主要原因为导管末端被结缔组织纤维包绕、血液逆流入导管内引起堵塞等;分流管脑室端堵塞的原因为组织、血块进入导管或脉络丛与导管粘连引起阻塞;脑脊液内蛋白量显著增高可引起分流管中间阻塞。轻度阻塞者,可向贮液器内注液冲洗或按压阀门中间的泵室,将堵塞排除;严重梗阻者常需要更换分流装置。

分流管脱落、断裂或分流装置移位:一种常见的并发症。其原因为导管接头处结扎太松或结扎太紧将硅胶管勒断,脱落的导管可进入心脏或肺部血管内,遇到此情况常需心肺手术及时取出。

切口裂开及皮肤坏死:常发生在引流管阀门外。管道处的皮肤太薄时可发生皮肤坏死。阀门避开切口、头皮全层覆盖分流系统可减少这类并发症。

阀门功能失调:阀门功能不足使脑脊液分流不畅,阀门分流过速使颅内压过低可引起硬膜下血肿,有时会发生裂隙状脑室综合征或心力衰竭。

手术中并发症:将分流管向静脉及心房内插入时可发生空气栓塞;导管插入过深可引起心跳停止;导管进入右心室、肺动脉或下腔静脉可致分流失败。

硬膜下血肿:常因分流过速使颅内压过低所致,发生率为 5% 左右。小儿常易发生,且多为双侧。发生机制为颅内压过低使脑表面与硬膜之间的桥静脉拉紧,可因轻微振动而断裂发生硬膜下血肿。

上腔静脉血栓形成:常见的并发症及残废原因。表现身体上部静脉怒张、皮肤发绀、呼吸困难及心力衰竭。感染、脑组织损伤释放凝血激酶等可能是其原因。

心包积液:很少见,因心脏收缩,分流管心脏端与心脏慢性摩擦,造成心房壁穿孔,使分流管进入心包腔,脑脊液在心包腔内积聚,导致心包积液。文献报道 53 例行脑室-心房分流术患者,尸检中有 3 例为心房穿孔而形成心包积液。其临床表现为呼吸困难、发绀、心音减弱等。确诊后应行心包穿刺、拔除分流管、处理穿孔等措施。

弥漫性血管内凝血:为侧脑室-心房分流术罕见的晚期并发症。

Ⅹ.侧脑室-淋巴管分流术:侧脑室-淋巴管分流术最常选用胸导管分流。由于婴儿胸导管太细太脆,手术难以成功,故此术式不适用于婴幼儿。1977 年,肯普(Kempe)首先成功地将此术式应用于临床,结果 62%的患者效果良好。其手术优点是无阀门分流管也可应用。胸导管阻塞为其手术失败的主要原因。

Ⅺ.侧脑室-静脉系统分流术:1806 年,加斯特纳(Gastner)最早将脑脊液引流到头颈部静脉内。目前临床上有时亦采用这类手术。

Ⅻ.侧脑室-胸膜腔分流术:1914 年,海勒首先做了 1 例,但未获成功,在后续 5 例中,仅 1 例成功。兰勒诺夫(Ransonoff)报告用该方法治疗脑积水开始时有效率达 65%,后期常因分流管阻塞而需重新作分流。鉴于上述结果,这类手术迄今未能推广。

ⅩⅢ.侧脑室-静脉窦分流术:1907 年,帕耶(Payer)首先用颞浅静脉或大隐静脉将侧脑室内脑脊液引流到矢状窦内,但患者术后 4 个月死亡。1913 年哈尼斯(Heynes)用橡皮管行枕大池-窦汇分流术,也未获成功。直到1965 年,夏基(Sharkey)采用单向分流装置行侧脑室-上矢状窦分流术治疗梗阻性脑积水,取得很好效果。此类手术大大缩短了引流途径,解决了其他分流术因身体生长需要换管的难题。

ⅩⅣ.侧脑室-帽状腱膜分流术:19 世纪末及 20 世纪初,曾有人试图将脑室内脑脊液分流到帽状腱膜下,使脑脊液在此吸收,以期解决脑积水。1977 年,佩雷特(Perret)和格雷夫(Graf)报道 173 例由各种原因引起的脑积水患者,在进行根治术之前,先做侧脑室-帽状腱膜分流术,以暂时解除脑积水引起的颅内高压。此法为暂时性措施,可避免脑脊液体外引流引起的颅内感染。目前已很少采用这种手术。

九、预后

由于先天性脑积水的各种手术方式疗效不够满意,常用的分流术仅能在几年内保持有效,且有效率低,仅达 50%~70%,故预后欠佳。有人总结 202 例先天性脑积水分流术,仅 127 例(62.2%)存活,其中 34 例(26.7%)自行停止而不再依赖于分流,大多数仍不能自行停止。即使分流术效果良好,至成人期也常有智力发育障碍。

另外,脑积水的预后和手术治疗的效果取决于是否合并其他异常。单纯性脑积水(不存在其他畸形的脑积水)比伴有其他畸形的脑积水(复杂性脑积水)的预后要好。患单纯性脑积水的婴儿,如果在生后 3 个月内进行分流手术,有可能发育为正常。

第三节　脊髓损伤

脊髓损伤(spinal cord injury,SCI)为脊柱骨折脱位的严重并发症,通常导致严重的神经功能障碍和残疾。据报道,其年发病率为(12.1～57.8)/100万。脊髓损伤最常见的受损水平是中低颈髓,这是脊椎活动最多的部位;其次是活动较多的胸腰段脊髓。

脊髓损伤造成的脊髓组织结构损害可分为原发性损害和继发性损害。细胞原发性死亡在损伤当时即已发生。由于机械暴力,如撕、扯、拉和挤压,直接作用于脊髓,使神经元细胞、神经胶质细胞和血管组织结构遭受即时不可逆的死亡。在原发性损伤发生后数分钟内,序贯激发级联反应,包括水肿、炎症、局部缺血、谷氨酸递质过度释放、细胞内游离钙离子超载和脂质过氧化作用等,导致可持续数天至数周的继发性细胞死亡。造成许多在原发性损伤后存活的神经元和神经胶质细胞死亡。

对于原发性损伤唯有预防,一旦发生便无有效的治疗方法。而由于继发性损伤是一种细胞分子水平的主动调节过程,其造成的脊髓损伤具有可逆性,应对其进行积极的治疗,它是有效地保存原发性损伤后残存或不完全损伤的神经细胞的关键。

一、脊柱和脊髓损伤的急救程序

(一)病情评估

有严重车祸、高空坠落、重物压砸、撞击及火器伤等可致脊柱、脊髓损伤的受伤史。伤情判断如下。

(1)脊柱骨折或脱位:受伤脊柱部位疼痛、肿胀、畸形,出现不能站立、翻身困难等功能障碍。

(2)脊髓损伤:脊髓损伤平面以下的运动和感觉减退或消失,排尿、排便功能障碍,高位截瘫呼吸困难,甚至窒息,呼吸停止。

(二)急救处理

(1)如果存在气道损伤,应托起下颌而不是颈部过伸来使气道通畅(见表10-1)。否则,适用于线性牵引和气管插管。如患者存在自主呼吸,经鼻较经口气管内插管更容易。如果可能,避免行环甲膜切开,切开将来会影响脊柱前方的稳定性。中段颈髓损伤引起呼吸衰竭并不常见,但后期易引起呼吸肌疲劳。如合并头面部损伤则很可能引起急性呼吸衰竭。总之,通气必须确保血液氧合充分。

表 10-1　脊髓损伤患者的《气道管理指南》

首要原则是确保快速控制气道,使神经功能损伤的风险降到最低
气道管理要考虑患者的受伤的特点和操作者的技能和经验
需要紧急进行气道插管的患者,不能配合操作的,在进行喉镜检查和气道插管前应给予镇静处理
当患者较配合,并不需要紧急插管的患者,可在清醒状态纤维镜引导下进行经鼻或口气道内插管
镇静处理时应避免使血压降得过低,必要时可给予血管升压药物和补液处理
如脊髓损伤超过 24 h,禁用琥珀酰胆碱类药物

(2)治疗休克。低血容量或心源性低血压,主要由于外周交感神经抑制、心脏前负荷降低和迷走神经紧张所致。

(3)凡怀疑脊柱、脊髓损伤者,尤其怀疑颈椎损伤者,均必须常规用颈托固定颈部。急性脊髓损伤,必须采用铲式担架或其他硬板担架搬运,并对患者采用全身固定措施。

(4)呼吸困难者,应及时行环甲膜穿刺或切开,亦可气管切开,用便携式呼吸机或简易呼吸器维持呼吸功能。必要时吸痰,防止窒息。注意气管内插管可能加重颈髓损伤,可行经鼻气管插管以避免颈椎的移动,但患者须有自主呼吸(见表10-2)。

(5)尽早(<8 h)进行大剂量甲强龙冲击和亚低温等治疗。

表 10-2　脊髓损伤患者气管插管的适应证

气道损伤因素	$PaO_2<0.59$ kPa(60 mmHg)或吸氧状态下
水肿	PaO_2 明显下降
昏迷	$PaCO_2>0.59$ kPa(60 mmHg)
咽后壁血肿	合并脑外伤
增加误吸风险的因素	格拉斯哥评分<8 分
呼吸衰竭	颅内压增高
最大肺活量<15 mL/kg	脑疝
呼吸做功增加	

(三)转送注意事项

(1)必须采用正确的搬运方法:在头部两侧放置沙袋,保持颈部中立位。用颈托固定,并将患者全身固定在硬质担架上。

(2)确保呼吸道通畅,必要时吸痰,防止窒息。

(3)保持静脉通道通畅。

(4)心电、血氧监护。

(5)途中严密监控患者的意识、呼吸、心率、血压及体位等变化。

(6)迅速就近转运至有条件救治的大型综合医院。

二、脊髓损伤的诊断要点

(1)脊髓损伤多数由于外界的暴力直接或间接作用于脊柱引起椎体骨折、脱位、关节突骨折或脱位、附件骨折、椎间盘脱出、黄韧带皱褶,或外力(如交通事故、高处坠落、建筑物倒塌、坑道塌方和体育运动)作用于身体其他部位再传导至脊柱,使之超过正常限度地屈伸、伸展、旋转、侧屈、垂直压缩或牵拉致脊髓受压和损伤。

(2)伤后立即出现损伤平面以下的运动、感觉和括约肌功能障碍,也可表现为伤后数分钟到数小时后神经症状加重,此为继发性脊髓损伤(如脊髓水肿、血管破裂、血管痉挛和血栓形成等引起脊髓缺血)。

（3）脊髓震荡为完全神经功能障碍,经数分钟和数小时后恢复正常。

（4）脊髓休克:损伤水平以下感觉完全消失,肢体弛缓性瘫痪、尿潴留、大便失禁、生理反射消失、病理反射阴性。度过休克期,症状逐渐好转需 2～4 周。

（5）脊髓完全损伤:脊髓损伤水平呈下运动神经元损伤表现,损伤水平以下为上运动神经元损伤表现。

（6）脊柱、脊髓损伤的 X 线平片检查应摄正侧位和双斜位片。注意观察脊柱的对线、顺列、椎体、附件和椎间隙的变化情况。

（7）CT 扫描于轴位观察椎管形态,有无骨折片突入,间盘及脊髓的情况,MRI扫描对了解脊髓有无受压、肿胀或出血更为有利。

（8）体感诱发电位对了解脊髓功能有利,不同时间检查可以了解脊髓损伤的程度和恢复状况。

三、脊髓损伤的临床分类

（一）根据损伤程度分类

1.完全性脊髓损伤

损伤平面以下深、浅感觉完全丧失,肌肉完全瘫痪,浅反射消失,大、小便潴留。以上体征持续到脊髓休克期已过,出现由弛缓性瘫痪变为肌张力增高、腱反射亢进、病理反射阳性的痉挛性瘫痪。同时损伤平面脊髓节段所支配的区域仍表现弛缓性瘫痪。

2.不完全性脊髓损伤

损伤平面以下尚保留部分功能,又可分为以下几类。

（1）中央型脊髓损伤综合征:该综合征只发生在颈髓损伤,感觉及运动均为不完全性损害,骶部感觉未受损,运动瘫痪上肢重于下肢,手部最重,多伴有括约肌障碍。亦可见仅累及双上肢或单上肢的急性颈髓中央损伤,又称挥鞭样损伤。此型损伤的机制是因颈椎过伸性损伤导致脊髓中央灰质和内侧白质出血坏死,或根动脉及脊髓前动脉供血障碍,使之支配的灰质前柱、侧柱及皮质脊髓束、脊髓丘脑束等组织缺血、缺氧。中老年颈椎病变及椎管狭窄者更易发生。其恢复顺序是下肢运动功能-膀胱功能-上肢运动功能。本综合征一般预后较好。

（2）脊髓半切损伤综合征:系一侧脊髓损伤。表现为同侧运动丧失,出现痉挛性瘫痪,深反射亢进,有病理反射,同侧本体感觉、振动觉及触觉丧失,感觉过敏;损伤对侧痛、温觉消失,但触觉不受影响。若脊髓损伤平面在 T_1、T_2,同侧头面部可出现血管运动障碍,也可以出现霍纳(Horner)综合征。腰骶髓一侧损伤不产生本综合征,因为在此处脊髓各节段紧密连接,感觉传导束纤维很少能在病变以下达到对侧,故病变在同侧。

（3）前脊髓综合征：脊髓前侧受损，包括全部灰质及中部以前的白质，以损伤平面以下运动丧失为主，浅感觉如痛温觉减退或丧失。后索白质保存，即深感觉、本体感觉存在。多见于爆裂骨折，也可见于后伸损伤，可由椎间盘突出压迫脊髓前动脉导致脊髓前部缺血受损引起。

（4）后脊髓综合征：表现损伤平面以下的深感觉、振动觉、位置觉丧失，而痛温觉和运动功能完全正常。多见于椎板骨折，少数患者出现锥体束征。

（5）脊髓圆锥综合征：系骶髓段相当于腰 1 椎体节段损伤，此处圆锥与骶神经根均受损时截瘫平面在腰 1 椎体损伤平面以下运动功能丧失，呈弛缓性瘫痪，痛温觉功能丧失，触觉存在。当仅损伤圆锥时，则支配下肢感觉及运动的神经均可存在，跟腱反射可消失，仅会阴、骶区感觉障碍与运动包括尿道括约肌、肛管括约肌、膀胱逼尿肌等瘫痪。

（6）马尾综合征：脊髓在腰 1 椎体以下缩小呈圆锥形，形成脊髓圆锥，以下主要为马尾神经。严重的骨折错位才能引起马尾神经挫伤或断裂。损伤后其瘫痪症状多不完全。轻度损伤时可以完全恢复。如完全断裂则于其分布区出现肌肉的弛缓性瘫痪，腱反射消失。马尾神经损伤后，膀胱括约肌障碍不易恢复。

3.暂时性神经功能抑制

如脊髓震荡伤，是由于脊髓神经细胞受强烈刺激而发生超限抑制，脊髓功能暂时处于生理停滞状态。大体标本上看不到明显的器质性改变或仅有轻度水肿。光镜下无明显解剖结构改变。伤后早期表现为损伤平面以下完全性弛缓性瘫痪，3～6 周完全恢复，不留任何神经系统后遗症。

（二）根据解剖学分类

1.颈髓损伤

（1）上颈髓损伤（$C_{1\sim4}$）：上颈髓为延髓的延续。损伤后因波及呼吸中枢或膈肌麻痹而致呼吸麻痹、呼吸困难，可迅速致命；存活者损伤平面以下四肢呈痉挛性瘫痪；伴有延髓受损者表现为血管运动和其他内脏功能严重紊乱。

（2）中颈髓损伤（$C_{5\sim7}$）：为颈膨大部。表现为四肢瘫痪，上肢弛缓性瘫痪，肩胛抬高上臂外展，前臂内收，下肢呈痉挛性瘫痪。

（3）下颈髓损伤（$C_8\sim T_1$）：为颈髓和胸髓的连续部分，属颈膨大的下端，主要表现为下肢瘫痪及手的小肌肉变化。

2.胸腰髓损伤（$T_2\sim L_2$）

大部分由胸椎骨折、脱位造成，损伤平面以下的运动、感觉、膀胱和直肠功能障碍，早期下肢呈弛缓性瘫痪，反射消失或减弱、后期呈痉挛性瘫痪。

3.腰骶段（圆锥）及马尾损伤

本节段损伤包括腰 3 节以下腰椎骨折、骶骨骨折、脱位致圆锥和马尾损伤。马尾神经损伤大多为不完全性瘫痪。此节段损伤常出现圆锥综合征和马尾综合征。

四、Frankel 功能评估分级

1967 年最初由弗兰克尔(Frankel)提出,1992 年经美国损伤学会(ASI A)修订,目前是对 SCI 的伤情和预后的经典评定标准。

(1)完全性:无任何运动和感觉功能,无肛门反射。

(2)不完全性:仅保留损伤水平以下的感觉功能,但无运动功能,可有肛门反射。

(3)不完全性:损伤水平以下保留部分运动功能,但其关键肌的肌力小于 3 级。

(4)不完全性:损伤水平以下保留部分运动功能,但其关键肌的肌力不小于 3 级。

(5)运动和感觉功能:正常,可有病理反射。

五、脊髓损伤的鉴别诊断

(一)完全性脊髓损伤和脊髓休克的鉴别

脊髓休克为脊髓功能上短时间的可逆性损害,临床表现与完全性脊髓损伤相似,但两者处理方法迥然不同,两者应从以下几点鉴别。

(1)一般脊髓休克在伤后 24 h 逐渐出现,最长持续 3～6 周。

(2)脊髓休克时,肛门反射可保留。脊髓休克结束后,反射活动最早恢复的是足趾反射或球海绵体反射。一般规律为:反射活动恢复是从骶段向头部方向发展。因此,跟腱反射恢复多早于腱反射恢复。脊髓损伤平面以下脊髓反射活动的恢复是脊髓休克结束的标志。

(二)脊髓完全性横贯与不完全横贯损伤的鉴别(见表 10-3)

表 10-3 脊髓完全性横贯与不完全横贯损伤的鉴别

损伤情况	下肢畸形	下肢位置	巴宾斯基征	全部反射	肌张力	感觉改变
完全横贯	屈曲、恢复胚胎原始状态	稍屈曲	常为各趾跖屈	下肢任何部位均可引出	大部增高,少部减少	完全消失
不完全横贯	伸直,如防御反射	伸直	各趾背伸、巴宾斯基征阳性	膝上不能引出	增高	部分消失

(三)上、下运动神经元瘫痪的鉴别(见表 10-4)

表 10-4 上、下运动神经元瘫痪的鉴别

瘫痪类型	瘫痪范围	肌张力	肌萎缩	病理反射	皮肤营养障碍	腱反射	锥体束征	肌电图
上运动神经元	以整个肢体瘫痪为主	增高	轻微	有	多无	亢进	阳性	神经传导正常,无失神经电位
下运动神经元	以肌肉或肌群瘫痪为主	降低	明显,早期即出现	无	多有	减退或消失	阴性	神经传导异常,有失神经电位

六、脊髓损伤的外科治疗

尽管实验研究不断取得进展,干细胞治疗的研究是当前的热点课题,但目前临床上仍没有能确实有效地促进脊髓再生的可行方法。

临床上,脊髓损伤的治疗原则是:争分夺秒,尽早治疗;维持脊柱稳定、整复脊柱骨折脱位;综合治疗;防治并发症;功能重建与康复。

（一）脊髓损伤椎管减压的手术治疗

1.前路减压术

适用于脊髓损伤伴有椎间盘突出或碎骨块突入椎管压迫脊髓前方者。前路减压术越早越好,应尽可能在发现压迫的 8 h 内手术,伤后 5～8 d 因脊髓水肿手术效果不佳,伤后 2 周若脊髓压迫持续存在,亦可行前路减压,其恢复率约为 20%。

2.侧方减压术

适用于胸椎或胸腰椎损伤从椎管前方压迫脊髓者。因胸椎管相对狭小,手术中操作应更轻柔、耐心,以免加重脊髓损伤。

3.后路减压术

适应证有:①椎板骨折下陷或脱位前移,压迫脊髓后方者。②原有颈椎病且呈多节段、椎管狭窄、脊髓受压症状迅速恶化。③下腰椎骨折脱位或有马尾损伤。④有硬膜外出血,需行血肿清除。⑤不完全性损伤在观察过程中进行性加重。⑥闭合牵引复位后症状无好转,经检查椎管内仍有来自后方的骨折片和软组织压迫。⑦在开放复位时发现椎板、棘突损伤严重,碎骨块进入椎管或有进入椎管的危险时,应同时做椎板切除减压术。⑧钝器或火器伤,疑有椎管内致压物者。

椎板切除范围应以损伤节段为中心,减少不必要的结构丧失和暴露,以免加重脊柱不稳定甚至导致畸形,必要时可减压同时行椎管成形术。

（二）脊髓损伤的药物治疗

急性脊髓损伤主张使用大剂量甲泼尼龙治疗。伤后 8 h 内开始使用,首剂 30 mg/kg,继之 5.4 mg/(kg·h),维持伤后给药 24～48 h。另外可应用甘露醇、呋塞米减轻脊髓水肿。

七、脊髓损伤急重并发症的处理

（一）排尿障碍

排尿中枢位于圆锥和骶 2～4 神经根,通常位于第一腰椎水平。排尿中枢以上的脊髓损害由于截断了大脑和排尿中枢的联系,相当于反射性膀胱,表现为可以排尿,但不受意识控制,排尿不完全,可以有残余尿,当下肢某一部位受到一定刺激,可以引起排尿。排尿中枢的损伤引起的排尿障碍为下运动神经元损伤,相当于自律性膀胱,表现为尿道外括约肌松弛,腹肌用力或挤压下腹部可排出尿液,排尿后往往膀胱内仍有较多残余尿,易引起尿路感染。

治疗主要是针对尿液的引流和感染的防治。脊髓损伤早期以留置导尿管为好,既可防止膀胱过度膨胀,又便于观察尿量。康复期对于完全不能排尿、排空,残余尿大于 100 mL 尿失禁的患者可采用间歇导尿,有利于训练排尿功能和预防泌尿系感染,每 4～6 h 导尿一次,不留置尿管。

(二)呼吸障碍

颈髓损伤后,位于脑干、延髓网状结构的呼吸中枢下行传导束丧失功能,呼吸的自主节律和深度因不能自主而出现呼吸障碍。$C_{3\sim5}$(主要为 C_4)组成支配膈肌的膈神经丧失功能,使膈肌的运动受限。自主神经系统紊乱,副交感神经功能活跃可导致气管、支气管内壁分泌物增多,如患者体位不妥,分泌物难以排除,亦可加重呼吸障碍。

治疗以改善呼吸道通畅,排出分泌物和防止肺内误吸为主要目的。在 $C_{3\sim5}$ 水平以上的损伤,如早期无法判断完全或不完全瘫,患者肺活量低于 500 mL 者,应行气管切开术。如经对症处置后血气结果和临床症状仍不能改善者应及时使用机械通气,以防止急性呼吸衰竭和心搏骤停。

(三)脊髓损伤后疼痛综合征

脊髓损伤后疼痛指损伤平面的神经根和脊髓本身的病理改变,导致临床表现剧烈疼痛,其疼痛性质可为钝痛、针刺样痛、抽搐痛、灼性痛和幻觉痛。

对于轻度疼痛可服用止痛药对症治疗。如出现顽固性剧烈疼痛,频繁发作,应行手术治疗。如发现神经根受到破裂的椎间盘或骨折碎片压迫,行椎板切除减压术或椎间盘摘除椎体融合术,多能解决问题。亦可行选择性切除引起疼痛的神经后根和施行神经根粘连松解术。

(四)脊髓损伤其他常见并发症

如褥疮、肠道功能障碍、体温调节障碍、异位骨化、自主神经过反射、深静脉血栓形成和性生活障碍等均应引起足够的重视,并做相应处置。

第四节　颅骨骨折

颅骨骨折(fracture of skull)在闭合性颅脑损伤中约占 1%,在重度颅脑损伤中约占 70%。其临床意义主要在于同时发生的脑膜、血管、脑及脑神经损伤。颅骨骨折的部位和类型有利于受伤机制及病情的判断。

一、颅骨的应用解剖

颅骨由额、枕、蝶、筛骨各 1 块和顶、颞骨各 2 块构成,具有保护脑的作用,可分为颅盖及颅底两部分,分界线为眉弓、颧弓、外耳道上缘、乳突、上项线及枕外隆凸的连线。

颅盖:颅盖是由额骨鳞部、顶骨、颞骨鳞部和枕骨鳞部上半所组成,各骨块之间形成骨缝,有冠状缝、矢状缝、人字缝。颅盖骨均为扁骨,其厚度不一,枕外隆凸处最厚,可达 1 cm,枕、颞骨鳞部较薄,仅1～2 mm,在不同部位颅骨钻孔时应注意此特点。颅盖骨一般由外板、板障、内板 3 层组成,在颅骨较薄的地方,板障不明显。外板较厚,为 1～2 mm,内板较薄,约 0.5 mm,因此,外伤时颅骨内板易发生骨折,骨折后可及深面的硬脑膜、血管、脑组织而形成颅内血肿及脑损伤。板障内含板障静脉,构成颅内外静脉的交通。

颅底:颅底由额骨眶部、蝶骨体及蝶骨大小翼、筛骨筛板、颞骨岩部和鳞部、乳突部内面、枕骨下部构成,由前到后被蝶骨嵴与岩骨嵴分成颅前窝、颅中窝、颅后窝。

颅前窝:主要由额骨的眶部及筛骨筛板构成。颅前窝中央最前方为盲孔,盲孔后方为突出的鸡冠,为大脑镰前部的附着点。鸡冠两侧为筛板,其上有许多筛孔,嗅丝由此通过,颅前窝两侧为不平滑的眶部。颅前窝骨板较薄易发生骨折,损伤嗅丝,可致嗅觉减退乃至丧失。由于颅底与硬脑膜附着紧密,骨折时易撕裂硬脑膜而引起脑脊液鼻漏。颅脑损伤尤其枕部着力时,额叶底部在骨嵴上摩擦而引起额极与额叶底面的脑挫裂伤和血肿。

颅中窝:主要由蝶骨体、蝶骨、蝶骨大翼、颞岩部前面及部分颞鳞部构成。分为中间部的蝶鞍与对称的两侧部。蝶鞍中央为垂体窝,容纳垂体。前方为鞍结节、视交叉沟及向两侧连通的视神经管,内行视神经与眼动脉,后方为鞍背,两侧有前床突、中床突、后床突 3 个骨性突起,再往外为纵行颈动脉沟及海绵窦,内行颈内动脉。颅中窝骨折伤及海绵窦时可出现致命性鼻腔大出血和海绵窦综合征。蝶鞍下方为蝶窦,蝶骨体骨折伤及蝶窦时可出现脑脊液鼻漏。侧部容纳颞叶,有许多裂孔自前至后分布其上,眶上裂位于前内方,通向眶腔,动眼、滑车、展神经、三叉神经第 1 支及眼静脉通过眶上裂,此处骨折可出现眶上裂综合征。其后为圆孔、卵圆孔、棘孔、破裂孔,圆孔内走行上颌神经、卵圆孔内走行下颌神经及通海绵窦导血管,棘孔有脑膜中动脉及棘孔神经通过。脑膜中动脉损伤时,有时需堵塞棘孔才能止血。破裂孔上为软骨封闭,其上有颈内动脉横过,内穿行发自面神经的岩浅大神经及导血管。颞骨岩尖部有三叉神经压迹,为三叉神经半月节存在部位,其上有展神经、滑车神经经过,此处损伤可致岩尖综合征。颞骨岩部后方为鼓室盖,将鼓室与颅中窝分隔,此处骨折可出现脑脊液鼻漏及面神经麻痹、失听。颅中窝外侧有脑膜中动脉沟,此处骨折可出现硬脑膜外血肿,为硬膜外血肿好发部位。

颅后窝:由颞骨岩部后面和枕骨各部组成。其中央为枕骨大孔,有延髓与脊髓相连,另有椎动脉、副神经脊髓根通过。枕骨大孔两侧有舌下神经管,舌下神经由此出颅。前上方为斜坡,承托脑桥及延髓,斜坡下为咽后壁,因此枕骨大孔骨折时,可伤及舌下神经及延髓,斜坡骨折时可出现咽后壁血肿。颅后离两侧部上缘为岩上窦,颞岩部后面有内耳门,内有面听神经及迷路动静脉通过,内耳门后下方有颈静脉孔,内行颈内静脉,舌咽、迷走、副 3 对脑神经,骨折通过颈静脉孔可出现颈静脉孔综合征。颈静脉孔连于乙状窦,乙状窦向两侧连通于横窦。颅后窝后壁的中部为呈十字形的枕内粗隆。

二、颅骨的生物力学性质

颅骨共由 8 块骨组成,骨间有骨缝紧密相连,具有分散暴力和保护脑组织的作用。颅骨的各种力学性能中最主要的是强度和刚度两种。强度是指生物材料或非生物材料组成的构件抵抗破坏的能力,有高低之分。刚度是指构件抵抗变形的能力,有大小之分。颅骨的内、外板均有较高的刚度与强度,能以变弯和受压的形式承受外力的静态力与冲击力。板障在头部受外力时能阻止内外板的接近并承受剪应力,还可通过自身的压缩变形吸收部分冲击能量。随年龄增长,板障增厚,到老年时期可能占到整个骨厚的一半以上,使颅盖骨强度下降,脆性增大,容易骨折。

三、颅骨损伤机制

当颅骨受到外来冲击力作用时,其内部出现薄膜应力和弯曲压应力相加得到较大的压应力,内表面上两者相减得到较小的拉重力或压重力。因为颅骨承受压应力的能力很强,而承受拉重力的能力较弱,所以往往内表面受拉而破坏,如果颅骨较薄,则弯曲拉重力远大于薄膜压应力,即颅骨内部的拉重力不能被较多的抵消,此处就极易发生骨折。颅骨骨折的发生机制主要有两种形式。

(一)局部弯曲变形引起骨折

当外力打击颅骨时,先是着力点局部内陷,而作用力停止时颅骨又迅速弹回而复位,当外力较大使颅骨变形超过其弹性限度,则首先在作用点的中央发生内板断裂继而周边外板折断,最后中央部的外板及周边部的内板亦发生断裂。一般情况下全过程的时间为 0.001～0.002 s。颅骨破损后形状大体上呈向内的喇叭形,一般仍有局部地方相连。

(二)普遍弯曲变形引起的骨折

头颅的骨质结构及形状近似一个具有弹性的球体,颅骨被挤压在两个以上的力量之间,可引起头颅的整个变形。当颅骨的变形超过其弹性限度则发生骨折。当暴力为左右方向时,骨折线往往垂直于矢状线,常通过颞部及颅底。当暴力是前后方向时,骨折线是纵行,与矢状线平行,并往往伸延到枕骨鳞部。当暴力为上下方向时,可由脊柱之对抗力而造成颅底的环形骨折。

影响颅骨损伤的各种因素:影响颅骨损伤严重程度的主要因素为外力的大小、作用面积大小、打击延续时间的长短、打击的动量、受击时头部运动状态、打击点的位置及颅骨自身的几何力学特性。

四、颅骨骨折的影响因素

（一）外力大小、延续时间及作用面积的影响

因为外力和它所产生的应力大体上成正比，所以外力越大，损伤越严重。如果外力作用时间短到不足以使颅骨完成破损过程，则损伤就轻。此外，如果外力作用面积越小（通常指撞击物体很尖锐），损伤亦越重。

（二）打击物动量（mv）的影响

m 为击物的质量，v 为打击物与头部之间相对运动的速度。动量越大，损伤越严重；如果 m 较大而 v 较小，通常出现线形骨折，反之容易出现穿透情况。

（三）撞击时头部运动状态的影响

此运动状态有 3 类，第 1 是外来物向头部袭击，此时头可看成支持在有弹性颈部上的物体，在受击过程中能够退让，使外来加于其上的一部分能量被颈部及颈部以下的部位所吸收。第 2 类是头部处于固定状态（如靠在墙壁或地面上）在受击时不能退让，此种情况要比上一类状态严重些。第 3 类是运动着的头部撞上较大的物体，在头部已撞上该物体后，颈部及其以下部位尚未与物体接触，它们继续运动并向头部冲撞。这类状态的损伤比第 2 类都要严重。有时颅骨会在受力点出现凹陷变形，而在受力点相对的另一侧出现外凸变形，称为对冲性颅骨骨折。

（四）外力打击方向与骨折的关系

外力垂直作用于颅盖部多产生凹陷骨折或粉碎骨折；暴力斜行或切线作用于颅盖部多引起线形骨折，骨折线多与外力方向相平行，有时向颅底伸延。

（五）外力作用于头的部位与骨折的关系

同于颅骨几何形态很复杂，各部分结构形式、厚度及材料性质均不相同，所以外力作用在不同点处对颅骨损伤的程度及骨折线的走向均有影响，根据临床统计，大体有如下规律。

（1）当额部前方受撞击时，多产生额骨垂直部和颅前窝前后纵向骨折，其次是前后的斜行骨折。如作用点在前额的外侧，亦可产生左右横行的线形骨折，并可越过中线达对侧颅前窝底。

（2）当顶骨前方或额骨后部受冲撞时，骨折常向颞前区伸延，在冲击力较大的情况下，也可能同时向各个方向扩展。在顶骨上方撞击时，骨折多发生在颅盖的一侧，也可发生横过中线的双侧性骨折，经过颅顶中线的骨折可损伤上矢状窦。有时骨折延伸到颅中窝底，经蝶骨向颅底发展，也可经过颞骨岩部向颅中窝的内侧和颅后窝发展。偶见由于脊柱的对抗作用产生枕骨大孔周围的环形骨折。

（3）暴力作用于颞部，以左右方向的横行骨折为多见，骨折线可经颞骨鳞部延伸到颅中窝底，也可经过蝶骨到达对侧颅中窝底，其次为左右走行的斜行骨折亦较多，

而前后纵行骨折则少见。

（4）在枕骨范围内受撞击时，如着力点在一侧枕部多见前后方向的纵行骨折或斜行骨折。骨折线由着力点向颅后窝底延伸，也可经颞骨岩部，伸延到颅中窝，有时可见枕乳缝或人字缝下部的颅缝分离。

（5）当来自下方的撞击由脊柱传到枕骨大孔时，骨折从枕骨大孔向前或向侧方扩展。

（6）暴力冲击点愈近颅底水平，颅盖和颅底联合骨折的发生率愈高。

五、颅骨骨折的分类

（一）按骨折的形状分类

（1）线形骨折：骨折呈线条形，大多是单一的骨折线，分支状、放射状和多发线形骨折少见。骨折线宽度多为 1～3 mm，个别宽者可达 1 cm 以上，线形骨线占颅盖骨折的 2/3 以上，颅底骨折几乎都是线形骨折。外伤性颅缝分离，亦属于线形骨折范畴，以人字缝分离多见，矢状缝和冠状缝分离少见。颅骨生长性骨折是线形骨折不断扩大所致，当婴幼儿颅盖部线形骨的骨折线中间有骨膜或蛛网膜等间隔时，不仅阻止骨折愈合，而且骨折的缝隙不断受到蛛网膜下隙、膨出的脑组织或形成的囊肿的冲击，骨折缘逐渐地被侵蚀和吸收，一般多在数月出现搏动性膨出的肿块，而且肿块不断增大，称颅骨生长性骨折。

（2）凹陷骨折：为致伤物直接冲击颅盖所致，间接暴力沿脊柱上传造成枕骨大孔区环形凹陷骨折仅偶见，婴幼儿多为乒乓球样凹陷骨折。凹陷骨折约占颅盖骨折的1/3，多发生于颞部，其次为额部和顶部，枕部很少见。凹陷骨折片常刺破硬脑膜和损伤脑实质，造成局部脑挫裂伤，常合并各种类型颅内血肿，尤其是脑内血肿。

（3）粉碎骨折：为暴力直接作用于颅盖所致。一般暴力较大，与头部接触面积广，形成多条骨折线，分隔成若干骨碎块，有些骨片互相重叠，有些轻度陷入。局部脑膜撕裂和脑组织常有广泛的挫裂伤，可合并各种类型的颅内血肿。

（二）按颅骨骨折部位分类

（1）颅盖骨折：为暴力直接冲击颅盖部所致，骨折多位于颅盖范围内，也常延伸到颅底。颅盖骨折发生率较颅底骨折多 1～2 倍。骨折的形态依次为线形骨折、凹陷骨折和粉碎骨折。

（2）颅底骨折：多为内开放性线形骨折，大多数颅底骨折系颅盖骨折向颅底伸延之联合骨折，单纯发生在颅底的骨折少见。骨折线有横行、纵行及环形 3 种。骨折线可累及 1 个或 2 个颅窝，累及 3 个颅窝者很少。由于硬脑膜与颅底粘连紧密，该部位不易形成硬脑膜外血肿，而易合并硬脑膜撕裂造成内开放，产生脑脊液漏。进出颅腔的大血管和脑神经都经颅底，故颅底骨折常造成脑神经损伤和颈内动脉-海绵窦瘘等并发症。颅后窝骨折可伴有原发性脑干损伤。

（三）按创伤的性质分闭合性和开放性骨折

（1）闭合性骨折系骨折部位的头皮非全层裂伤，骨膜未裂开，因而颅骨与外界不相通。

（2）开放性骨折指骨折部位头皮全层裂开，颅骨与外界连通。

六、临床表现

（一）颅盖骨折

颅盖骨折有多种形式，除开放性及某些凹陷形颅盖骨折，在临床上可能显示骨折的直接征象外，闭合性骨折往往只显示骨折的间接征象，其确诊常有赖于 X 线或 CT 检查。

（1）闭合性颅盖骨折的临床表现：骨折处头皮肿胀，自觉疼痛，并有压痛。线形骨折的表面，常出现头皮挫伤和头皮血肿。颞肌范围的明显肿胀、张力增高和压痛，常是颞骨线形骨折合并颞肌下淤血的征象。外伤性颅缝裂开在小儿比较常见，早期可出现沿颅缝走行的条状头皮血肿。骨膜下血肿或迅速形成巨大的帽状腱膜下血肿常暗示深面有颅盖骨折。凹陷骨折多发生于额部及顶部，受伤部位多伴有头皮挫伤和血肿。触诊时常可摸及骨质下陷，可出现骨片浮动感或骨擦音。但切忌反复，粗暴操作，不应为获得此项体征而增加硬脑组织损伤甚至出血的危险。在单纯头皮血肿触诊时，常有中央凹入感，易误诊为凹陷骨折，此时需拍颅骨切线位片加以鉴别。有人认为颅骨凹陷深度小于 1 cm 时多无硬脑膜裂伤，而凹入的碎骨片深度超过 2 cm 时，应高度怀疑有硬脑膜裂伤之存在。

凹陷骨折在皮质功能区可出现相应的刺激或损害症状。凹陷骨折在静脉窦上可引起致命性大出血，或压迫静脉窦引起颅内压增高。广泛的凹陷骨折由于减少了颅腔的容积亦可引起颅内压增高。

（2）开放性颅盖骨折：多发生于锐器直接损伤，少数为火器伤。受伤局部之头皮呈全层裂开表象，其下可有各种类型的颅骨骨折。伤口内可有各种异物如头发、碎骨片、泥土及布屑等。此种骨折硬脑膜如完整称为开放性颅骨骨折，当硬脑膜也有破裂时则称为开放性颅脑损伤。累及大静脉窦的粉碎骨折，可引起致命性大出血。

（二）颅底骨折

颅底骨折以线形骨折为主，因骨折线常通向鼻窦或岩骨乳突气房，由此分别与鼻腔或外耳道连通，亦称为内开放性骨折。其临床表现虽然都是骨折的间接征象，却是临床确诊的重要依据。

颅底骨折依其发生部位不同，分为颅前窝骨折、颅中窝骨折和颅后窝骨折，临床表现各有特征，兹分述如下。

（1）颅前窝骨折的临床征象：前额部皮肤有挫伤和肿胀，伤后常有不同程度的口鼻出血。有时因血液吞入胃中，而呕吐出黑红色或咖啡色液体。如颅前窝底部骨折撕裂颅底部脑膜及鼻腔黏膜时,即出现脑脊液鼻漏,脑脊液常与血液相混,而呈淡红色,滴在吸水纸上有浸渍圈。因其含糖可用尿糖试纸测试。脑脊液漏可因呛咳、挣扎等因素而加剧。偶尔气体由鼻窦经骨折线进入颅腔内,气体分布于蛛网膜下隙、脑内或脑室内,称为外伤性颅内积气。脑脊液鼻漏一般于伤后数日常能自停。

伤后逐渐出现眼睑的迟发性皮下瘀斑,俗称"熊猫眼"征。出血因受眶筋膜限制,而较少扩展至眶缘以外,且常为双侧性,应与眼眶部直接软组织挫伤鉴别。眶顶骨折后,眶内出血,还可使眼球突出,如出血在球结膜之下由后向前延伸,血斑常呈扇形分布,其基底位于内外眦,后界不明,而尖端指向角膜及瞳孔,亦常为双侧性,检查时,瘀斑不随之移动。这一特征可与直接眼部挫伤所致球结合膜触动球结合膜内片状出血相区别。

骨折线累及筛板,撕裂嗅神经导致嗅觉丧失,当骨折线经过视神经孔时,可因损伤或压迫视神经而导致视力减退或丧失。

颅前窝骨折也常伴有额极及额叶底面的脑挫裂伤,以及各种类型的颅内血肿。

(2)颅中窝骨折的临床征象:临床上常见到颞部软组织肿胀,骨折线多限于一侧颅中窝底,亦有时经蝶骨体达到对侧颅中窝底。当骨折线累及颞骨岩部时,往往损伤面神经和听神经,出现周围性面瘫、听力丧失、眩晕或平衡障碍等。如骨折线经过中耳和伴有鼓膜破裂时,多产生耳出血和脑脊液耳漏,偶尔骨折线宽大,外耳道可见有液化脑组织溢出。临床上应仔细检查,以除外外耳道壁裂伤出血或因面颌部出血流入外耳道所造成的假象。如岩部骨折鼓膜尚保持完整时,耳部检查可发现鼓膜呈蓝紫色,血液或脑脊液可经耳咽管流向鼻腔或口腔,需注意与筛窦或蝶窦骨折伴发的脑脊液漏相鉴别。

骨折线经过蝶骨,可损伤颈内动脉产生颈内动脉海绵窦瘘,表现为头部或眶部连续性杂音,搏动性眼球突出,眼球运动受限和视力进行性减退等,颈内动脉损伤亦可形成海绵窦段颈内动脉瘤,动脉瘤破裂后又形成颈内动脉海绵窦瘘。有时颈内动脉损伤或外伤性颈内动脉瘤突然破裂,大量出血经骨折缝隙和蝶窦涌向鼻腔,发生致死性鼻腔大出血,如不能果断、迅速地控制和结扎颈总动脉,患者将死于出血性休克。当眶上裂骨折时,可损伤眼、滑车、展神经,以及三叉神经第 1 支,出现眼球运动障碍和前额部感觉障碍,即为眶上裂综合征。

(3)颅后窝骨折的临床征象:常有枕部直接承受暴力的外伤史,除着力点的头皮伤外,数小时后可在枕下或乳突部出现皮下瘀血(Battle 征),骨折线经过枕骨鳞部和基底部,也可经过颞骨岩部向前达颅中窝。骨折线累及斜坡时,可于咽后壁见到黏膜下瘀血,如骨折经过颈内静脉孔或舌下神经孔,可分别出现吞咽困难、声音嘶哑或舌肌瘫痪。骨折累及枕骨大孔,可出现延髓损伤的症状,严重时,伤后立即出现深昏迷,四肢弛缓,呼吸困难,甚至死亡。

七、辅助检查

(一)X 线平片

颅骨 X 线检查可以确定有无骨折和其类型,亦可根据骨折线的走行判断颅内结构的损伤情况,以及合并颅内血肿的可能性,便于进一步检查和治疗。

颅骨摄片时,一般应摄常规的前后位和侧位片,有凹陷骨折时,为了解其凹陷的深度应摄以骨折部位为中心的切线位。当怀疑枕骨骨折和人字缝分离时,需摄额枕半轴位或汤氏(Towne)位;如前额部着力,伤后一侧视力障碍时,应摄视神经孔位;眼眶部骨折拍柯位,疑诊颅底骨折时,如病情许可,应摄颏顶位。

颅盖骨折经颅骨 X 线检查确诊率为 95%～100%,阅片时应注意骨折线的部位和分支不规则,边缘比较锐利,借此可与颅骨的血管沟纹鉴别。当骨折线经过脑膜中动脉主干及其分支、横窦沟或矢状中线时,应警惕合并硬膜外血肿。线形骨折也要与颅缝区别,颅缝有特定部位,呈锯齿状,内板缝的投影亦不如骨折线清晰锐利。颅缝分离较骨折少见,常见于儿童及青少年,多发生于人字缝、矢状窦和冠状缝,表现为颅缝明显增宽,或有颅缝错位或重叠,两侧颅缝宽度相差 1 mm 以上或宽度超过 1.5 mm 即可诊颅缝分离。颅盖部凹陷骨折可为全层或仅为内板向颅内凹陷,呈环形或星形,借切线位片了解其深度,结合临床症状分析伴发的脑损伤。

颅底骨折经 X 线检查确诊率仅为 50%左右。诊断时必须结合临床表现。即使颅骨平片未发现骨折线,如临床表现符合,也应确定为颅底骨折。当骨折线经过额窦、筛窦、蝶窦和岩骨时,应注意是否伴发脑脊液漏,并警惕这类内开放性颅骨骨折有并发颅内感染的可能。另外阅片时还要注意颅底骨折的间接征象,如颅底骨折脑脊液漏可出现鼻窦和(或)乳突积液表现,窦腔混浊,密度增高。鼻窦或乳突损伤,可于颅骨周围或颅内出现气体。颅内积气如果不是穿入骨折,则属内开放骨折。

(二)颅脑 CT 扫描

CT 扫描采用观察软组织和骨质的两种窗位,有利于发现颅骨平片所不能发现的骨折,尤其是颅底骨折。CT 扫描可显示骨折缝隙的大小、走行方向,同时可显示与骨折有关的血肿,受累肿胀的肌肉。粉碎性骨折进入脑内的骨片也可通过 CT 扫描三维定位而利于手术治疗。CT 扫描还是目前唯一能显示出脑脊液漏出部位的方法。Bruce 报道平扫定位率达 50%,如采用碘剂脑池造影 CT 扫描则可达 69%。扫描时应注意不同部位采用不同方法。额窦最好应用轴位,筛窦、蝶窦及中耳鼓室盖部的骨折观察一般采用冠状扫描。应注意的是如果有损伤脊髓的情况存在,不宜采用冠状扫描。

八、诊断

一般情况下,根据头外伤史,临床查体及 X 线检查(包括 X 线平片和 CT 扫描)

不难做出诊断,对于颅骨骨折因其有典型的临床征象,在没有特殊检查的情况下,可依临床征象做出诊断。

九、治疗原则与措施

(一)颅盖部线形骨折

闭合性颅盖部单纯线形骨折,如无颅内血肿等情况,不需手术治疗。但应注意观察颅内迟发性血肿的发生。开放性线形骨折,如骨折线宽且有异物者可钻孔后清除污物咬除污染的颅骨以防术后感染,如有颅内血肿按血肿处理。

(二)凹陷骨折

凹陷骨折的手术适应证:①骨折片下陷压迫脑中央区附近或其他重要功能区,或有相应的神经功能障碍者;②骨折片下陷超过 1 cm(小儿 0.5 cm)或因大块骨片下陷引起颅内压增高者;③骨折片尖锐刺入脑内或有颅内血肿者;④开放性凹陷粉碎骨折,患者不论是否伴有硬脑膜与脑的损伤均应早期手术。位于静脉窦区凹陷骨折应视为手术禁忌证,以防复位手术引起大量出血。

(1)闭合性凹陷性骨折:可根据骨折的部位、大小、颅内有无血肿选用不同的方法,对范围较少且远离静脉窦的凹陷骨折患者,选用直切口或弧形切口,显露骨折区域,在骨折凹陷裂纹旁钻一孔,用骨撬将陷入的骨片掀起,对凹陷范围较大骨折片尚未游离整复困难者或伴颅内血肿者,可采用取骨瓣法,用加压或锤击法整复。对于小儿的颅骨骨折,为避免影响脑的发育,应积极采用手术复位。对新生儿的颅骨骨折应尽可能采用非手术复位方法,最简单适用的方法是应用胎头吸引器复位。当胎头吸引器复位失败或有颅内血肿或头皮下有脑脊液潴留时,采用手术复位。

(2)开放性凹陷骨折:必须彻底清创,用生理盐水反复冲洗伤口,清除血块与异物,切除无生活能力的头皮、骨片、脑膜与脑组织等,必要时可延长切口,用牵开器拉开以显露骨折处,在摘除碎骨片时,手法应轻柔,对难以取出的骨片,切不可暴力扭转拉出,与骨膜相连的骨片应尽量保留。骨折片陷入超过 2 cm 者,多有硬脑膜破裂,此时可根据颅内有无血肿及脑组织挫裂伤的程度决定是否扩大骨窗,清除血肿及破碎的脑组织,最后缝合修补硬脑膜。硬脑膜未破裂者,除有硬膜下出血外,一般不可轻易切开,以免导致颅内感染。

(三)颅底骨折

原则上采用非手术对症治疗,颅骨骨折本身无特殊处理,为防治感染,需应用抗生素。伴有脑脊液耳鼻漏者,应保持局部清洁,头高位卧床休息,禁止堵塞鼻孔、外耳道,禁行腰穿及用力擤鼻,并应用大剂量抗生素预防感染。大多数瘘口在伤后 1～2 周内愈合,1月以上不愈者,开颅修补硬脑膜裂孔。伴有脑神经损伤者,可注射维生素 B_1、维生素 B_6 及 B_{12} 和激素、血管扩张剂,也可行理疗针灸。视神经受骨片或血肿压迫者,应及时行视神经减压术,但对外伤后即刻失明的患者多无效果。对伤后出现致命性大量鼻出血患者,需立即气管插管,排除气道内积血,使呼吸通畅,随即填塞鼻腔,压迫伤侧颈总动脉并迅速输液、输血,必要时行手术以抢救患者生命,颅后窝骨折伴延髓有受压损伤患者,应尽早气管切开,呼吸机辅助呼吸,颅骨牵引,必要时进行枕肌下减压术。

第五节　原发性脑损伤

一、脑震荡

脑震荡(concussion of brain)是指头颅遭受暴力作用后,大脑功能发生一过性功能障碍,出现的以短暂性意识障碍、近事遗忘为特征的临床综合征。脑震荡是脑损伤中最常见、最轻型的原发性脑损伤。

(一)损伤机制与病理

脑震荡致伤机制目前尚不明确,现有的各种学说都不能全面解释所有与脑震荡有关的问题。对脑震荡所表现的伤后短暂性意识障碍有多种不同的解释,可能与暴力所致的脑血循环障碍、脑室系统内脑脊液冲击、脑中间神经元受损及脑细胞生理代谢紊乱所致的异常放电等因素有关。近年来,认为脑干网状结构上行激活系统受损才是引起意识丧失的关键因素,其依据:①以上诸因素皆可引起脑干的直接与间接受损;②脑震荡动物实验中发现延髓有线粒体、尼氏体、染色体改变,有的伴溶酶体膜破裂;③生物化学研究中,脑震荡患者的脑脊液化验中,乙酰胆碱、钾离子浓度升高,此两种物质浓度升高使神经元突触发生传导阻滞,从而使脑干网状结构不能维持人的觉醒状态,出现意识障碍;④临床发现,轻型脑震荡患者行脑干听觉诱发电位检查,有一半病例有器质性损害;⑤近来认为脑震荡、原发性脑干损伤、弥漫性轴索损伤的致伤机制相似,只是损伤程度不同,是病理程度不同的连续体,有人将脑震荡归于弥漫性轴索损伤的最轻类型,只不过病变局限、损害更趋于功能性而易于自行修复,因此意识障碍呈一过性。

过去曾认为脑震荡仅是脑的生理功能一时性紊乱,在组织学上并无器质性改变。但近年来的临床及实验研究表明,暴力作用于头部,可以造成冲击点、对冲部位、延髓及高颈髓的组织学改变。实验观察到,伤后瞬间脑血流增加,但数分钟后脑血流量反而显著减少(约为正常的1/2),半小时后脑血流开始恢复正常,颅内压在着力后的瞬间立即升高,数分钟后颅内压即趋下降。脑的大体标本上看不到明显变化。光镜下仅能见到轻度变化,如毛细血管充血,神经元胞体肿大和脑水肿等变化。电镜下观察,在着力部位,脑皮质、延髓和上部颈髓见到神经元的线粒体明显肿胀,轴突肿胀,白质部位有细胞外水肿的改变,提示血脑屏障通透性增加。这些改变在伤后半小时可出现,1 h后最明显,并多在24 h内自然消失。这种病理变化可解释伤后的短暂性脑干症状。

(二)临床表现

1.短暂性脑干症状

外伤作用于头部后立即发生意识障碍,表现为神志不清或完全昏迷,持续数秒、数分钟或十几分钟,但一般不超过0.5 h。患者可同时伴有面色苍白、出汗、血压下降、心动徐缓、呼吸浅慢、肌张力降低、各种生理反射迟钝或消失等表现。但随意识恢复可很快趋于正常。

2.逆行性遗忘(近事遗忘)

患者清醒后不能回忆受伤当时乃至伤前一段时间内的情况,但对往事(远记忆)能够忆起。这可能与海马回受损有关。

3.其他症状

有头痛、头昏、乏力、恶心、呕吐、畏光、耳鸣、失眠、心悸、烦躁、思维和记忆力减退等。一般持续数月、数周症状多可消失,有的症状持续数月或数年,即称为脑震荡后综合征或脑外伤后综合征。

4.神经系统查体

无阳性体征发现。

(三)辅助检查

1.颅骨X线检查

无骨折发现。

2.颅脑CT扫描

颅骨及颅内无明显异常改变。

3.脑电图检查

伤后数月脑电图多属正常。

4.脑血流检查飞机场飞

伤后早期可有脑血流量减少。

5.腰椎穿刺

颅内压正常,部分患者可出现颅内压降低。脑脊液无色透明,不含血,白细胞计数正常。生化检查也多在正常范围,有的可查出乙酰胆碱含量大增,胆碱酯酶活性降低,钾离子浓度升高。

(四)救治原则与措施

(1)病情观察:伤后可在急症室观察24 h,注意意识、瞳孔、肢体活动和生命体征的变化。对回家患者,应嘱家属在24 h密切注意头痛、恶心、呕吐和意识情况,如症状加重即应来院检查。

（2）对症治疗：头痛较重时，嘱其卧床休息，减少外界刺激，可给予罗痛定或其他止痛剂。对于烦躁、忧虑、失眠者给予地西泮、氯氮䓬等。另可给予改善自主神经功能药物、神经营养药物及钙离子拮抗剂尼莫地平等。

（3）伤后即应向患者做好病情解释，说明本病不会影响日常工作和生活，解除患者的顾虑。

二、脑挫裂伤

脑挫裂伤（cerebral contusion and laceration）是指头颅受到暴力打击而致脑组织发生的器质性损伤，脑组织挫伤或结构断裂，是一种常见的原发性脑损伤。

（一）损伤机制与病理

暴力作用于头部，在冲击点和对冲部位均可引起脑挫裂伤。脑挫裂伤多发生在脑表面的皮质，呈点片状出血，如脑皮质和软脑膜仍保持完整，即为脑挫伤，如脑实质破损、断裂，软脑膜亦撕裂，即为脑挫裂伤。严重时合并脑深部结构的损伤。

脑挫裂伤灶周围常伴局限性脑水肿，包括细胞毒性水肿和血管源性水肿，前者神经元胞体增大，主要发生在灰质，伤后多立即出现，后者为血脑屏障的破坏，血管通透性增加，细胞外液增加，主要发生在白质，伤后 2～3 d 最明显。

在重型脑损伤，尤其合并硬膜下血肿时，常发生弥漫性脑肿胀，以小儿和青年外伤多见。一般多在伤后 24 h 内发生，短者伤后 20～30 min 即出现。其病理形态变化可分 3 期。①早期：伤后数日，显微镜下以脑实质内点状出血，水肿和坏死为主要变化，脑皮质分层结构不清或消失，灰质和白质分界不清，神经细胞大片消失或缺血变性，神经轴索肿胀、断裂、崩解。星形细胞变性，少突胶质细胞肿胀，血管充血水肿，血管周围间隙扩大。②中期：大致在损伤数日至数周，损伤部位出现修复性病理改变。皮层内出现大小不等的出血，损伤区皮质结构消失，病灶逐渐出现小胶质细胞增生，形成格子细胞，吞噬崩解的髓鞘及细胞碎片，星形细胞及少突胶质细胞增生肥大，白细胞浸润，从而进入修复过程。③晚期：挫伤后数月或数年，病变为胶质瘢痕所代替，陈旧病灶区脑膜与脑实质瘢痕粘连，神经细胞消失或减少。

（二）临床表现

（1）意识障碍：脑挫裂伤患者多伤后立即昏迷，一般意识障碍的时间较长，短者半小时、数小时或数日，长者数周、数月，有的为持续性昏迷或植物生存，甚至昏迷数年至死亡。有些患者原发昏迷清醒后，因脑水肿或弥漫性脑肿胀，可再次昏迷，出现中间清醒期，容易误诊为合并颅内血肿。

（2）生命体征改变：患者伤后除立即出现意识障碍外，可先出现迷走神经兴奋症状，表现为面色苍白、冷汗、血压下降、脉搏缓慢、呼吸深慢。以后转为交感神经兴奋症状。在入院后一般生命体征无多大改变，体温波动在 38 ℃上下，脉搏和呼吸可稍增快，血压正常或偏高。如出现血压下降或休克，应注意是否合并胸腹脏器或肢体骨盆骨折等。如脉搏徐缓有力(尤其是慢于 60 次/分),血压升高,且伴意识障碍加深,常表示继发性脑受压存在。

(3)患者清醒后,有头痛、头昏、恶心、呕吐、记忆力减退和定向障碍等表现,严重时智力减退。

(4)癫痫:早期性癫痫多见于儿童,表现形式为癫痫大发作和局限性发作,发生率 5%～6%。

(5)神经系统体征:体征有偏瘫、失语、偏侧感觉障碍、同向偏盲和局灶性癫痫。若伤后早期没有局灶性神经系统体征,而在观察治疗过程中出现新的定位体征时,应行进一步检查,以除外或证实脑继发性损害。昏迷患者可出现不同程度的脑干反应障碍。脑干反应障碍的平面越低,提示病情愈严重。

(6)外伤性脑蛛网膜下隙出血可引起脑膜刺激征象,可表现为头痛呕吐,闭目畏光,皮肤痛觉过敏,颈项强直,克尼格征(Kernig)征,布鲁氏征(Brudzinski)征阳性。

(三)辅助检查

1.颅骨 X 线平片

多数患者可发现颅骨骨折。颅内生理性钙化斑(如松果体)可出现移位。

2.CT 扫描

脑挫裂伤区可见点片状高密度区,或高密度与低密度互相混杂,同时脑室可因脑水肿受压变形。弥漫性脑肿胀可见于一侧或两侧大脑半球,侧脑室受压缩小或消失,中线结构向对侧移位。并发蛛网膜下隙出血时,纵裂池呈纵行宽带状高密度影。脑挫裂伤区脑组织坏死液化后,表现为 CT 值近脑脊液的低密度区,可长期存在。

3.MRI 扫描

一般极少用于急性脑挫裂伤患者诊断,因为其成像较慢且急救设备不能带入机房,但 MRI 对小的出血灶、早期脑水肿、脑神经及颅后窝结构显示较清楚,有其独具优势。

4.脑血管造影

在缺乏 CT 的条件下,病情需要可行脑血管造影排除颅内血肿。

(四)诊断与鉴别诊断

根据病史和临床表现及 CT 扫描,一般病例诊断无困难。脑挫裂伤可以和脑干损伤、视丘下部损伤、脑神经损伤、颅内血肿合并存在,也可以和躯体合并损伤同时发生,因此要进行细致、全面检查,以明确诊断,及时处理。

1.脑挫裂伤与颅内血肿鉴别

颅内血肿患者多有中间清醒期,颅内压增高症状明显,神经局灶体征逐渐出现,如需进一步明确则可行 CT 扫描。

2.轻度挫裂伤与脑震荡

轻度脑挫伤早期最灵敏的诊断方法是 CT 扫描,它可显示皮层的挫裂伤及蛛网膜下隙出血。如超过 48 h 则主要依靠脑脊液光度测量判定有无外伤后蛛网膜下隙出血。

（五）救治原则与措施

1.非手术治疗

同颅脑损伤的一般处理。

（1）严密观察病情变化:伤后 72 h 以内每 1～2 h 观察一次生命体征、意识、瞳孔改变。重症患者应送到 ICU 观察,监测包括颅内压在内的各项指标。对颅内压增高、生命体征改变者及时复查 CT,排除颅内继发性改变。轻症患者通过急性期观察后,治疗与脑震荡相同。

（2）保持呼吸道通畅:及时清理呼吸道内的分泌物。昏迷时间长,合并颌面骨折,胸部外伤、呼吸不畅者,应尽早行气管切开,必要时行辅助呼吸,防治缺氧。

（3）对症处理高热、躁动、癫痫发作,尿潴留等,防治肺部泌尿系统感染,治疗上消化道溃疡等。

（4）防治脑水肿及降低颅内压:方法详见脑水肿、颅内压增高部分。

（5）改善微循环:严重脑挫裂伤后,患者微循环有明显变化,表现血液黏度增加,红细胞血小板易聚积,因此引起微循环瘀滞、微血栓形成,导致脑缺血缺氧,加重脑损害程度。可采取血液稀释疗法,低分子右旋糖酐静脉滴注。

（6）外伤性蛛网膜下隙出血患者,伤后数日内脑膜刺激症状明显者,可反复腰椎穿刺,将有助于改善脑脊液循环,促进脑脊液吸收,减轻症状。另可应用尼莫地平,防治脑血管痉挛,改善微循环,减轻脑组织缺血、缺氧程度,从而减轻继发性脑损害。

2.手术治疗

原发性脑挫裂伤多无须手术,但继发性脑损害引起颅内压增高乃至脑疝时需手术治疗。重度脑挫裂伤合并脑水肿患者当出现:①在脱水等降颅内压措施治疗过程中,患者意识障碍仍逐渐加深,保守疗法无效。②一侧瞳孔散大,有脑疝征象者。③CT检查示成片的脑挫裂伤混合密度影,周围广泛脑水肿,脑室受压明显,中线结构明显移位。④合并颅内血肿,骨折片插入脑内,开放性颅脑损伤患者常需手术治疗。手术采取骨瓣开颅,清除失活脑组织,若脑压仍高,可行颞极和（或）额极切除的内减压手术;若局部无肿胀,可考虑缝合硬膜,但常常需敞开硬脑膜行去骨瓣减压术。广泛脑挫裂伤、脑水肿严重时可考虑两侧去骨瓣减压。脑挫裂伤后期并发脑积水者可行脑室引流、分流术。术后颅骨缺损者 3 个月后行颅骨修补。

3.康复治疗

可行理疗、针灸、高压氧疗法。另可给予促神经功能恢复药物如胞磷胆碱、脑生素等。

三、脑干损伤

脑干损伤(injury of brain stem)是一种特殊类型的脑损伤,是指中脑、脑桥和延髓损伤。原发性脑干损伤约占颅脑损伤的 2%～5%,因造成原发性脑干损伤的暴力常较重,脑干损伤常与脑挫裂伤同时存在,其伤情也较一般脑挫裂伤严重。

(一)损伤机制

1.直接外力作用所致脑干损伤

(1)加速或减速伤时,脑干与小脑幕游离缘、斜坡和枕骨大孔缘相撞击而致伤,其中以脑干被盖部损伤多见。

(2)暴力作用时,颅内压增高,压力向椎管内传递时,形成对脑干的冲击伤。

(3)颅骨骨折的直接损伤。

2.间接外力作用所致脑干损伤

主要见于坠落伤和挥鞭样损伤。

3.继发性脑干损伤

颞叶沟回疝、脑干受挤压导致脑干缺血。

(二)病理

1.脑干震荡

临床有脑干损伤的症状和体征,光镜和电镜特点同脑震荡。

2.脑干挫裂伤

表现为脑干表面的挫裂及内部的点片状出血。继发性脑干损伤时,脑干常扭曲变形,内部有出血和软化。

(三)临床表现

1.意识障碍

原发性脑干损伤患者,伤后常立即发生昏迷,昏迷为持续性,时间多较长,很少出现中间清醒或中间好转期,如有,应想到合并颅内血肿或其他原因导致的继发性脑干损伤。

2.瞳孔和眼运动改变

瞳孔和眼运动改变与脑干损伤的平面有关。中脑损伤时,初期两侧瞳孔不等大,伤侧瞳孔散大,对光反应消失,眼球向下外倾斜;两侧损伤时,两侧瞳孔散大,眼球固定。脑桥损伤时,可出现两瞳孔极度缩小,两侧眼球内斜,同向偏斜或两侧眼球分离等征象。

3.去脑强直

去脑强直是中脑损伤的表现,头部后仰,两上肢过伸和内旋,两下肢过伸,躯体呈角弓反张状态。开始可为间断性发作,轻微刺激即可诱发,以后逐渐转为持续状态。

4.锥体束征

锥体束征是脑干损伤的重要体征之一,包括肢体瘫痪、肌张力增高、腱反射亢进和病理反射出现等现象。在脑干损伤早期,由于多种因素的影响,锥体束征的出现常不恒定。但基底部损伤时,体征常较恒定。如脑干一侧性损伤则表现为交叉性瘫痪。

5.生命体征变化

(1)呼吸功能紊乱:脑干损伤常在伤后立即出现呼吸功能紊乱。当中脑下端和脑桥上端的呼吸调节中枢受损时,出现呼吸节律的紊乱,如陈-施氏呼吸;当脑桥中下部的长吸中枢受损时,可出现抽泣样呼吸;当延髓的吸气和呼气中枢受损时,则发生呼吸停止。在脑干继发性损害的初期,如小脑幕切迹疝的形成时,先出现呼吸节律紊乱,陈-施氏呼吸,在脑疝的晚期颅内压继续升高,小脑扁桃体疝出现,压迫延髓,呼吸即先停止。

(2)心血管功能紊乱:当延髓损伤严重时,表现为呼吸心跳迅速停止,患者死亡。较高位的脑干损伤时出现的呼吸循环紊乱常先有一兴奋期,此时脉搏缓慢有力,血压升高,呼吸深快或呈喘息样呼吸,以后转入衰竭,脉搏频速,血压下降,呼吸呈潮式,终于心跳呼吸停止。一般呼吸停止在先,在人工呼吸和药物维持血压的条件下,心跳仍可维持数日或数月,最后往往因心力衰竭而死亡。

(3)体温变化:脑干损伤后有时可出现高热,这多由于交感神经功能受损,出汗的功能障碍,影响体热的发散所致。当脑干功能衰竭时,体温则可降至正常以下。

6.内脏症状

(1)上消化道出血:为脑干损伤应激引起的急性胃黏膜病变所致。

(2)顽固性呃逆。

(3)神经源性肺水肿:是由于交感神经兴奋,引起体循环及肺循环阻力增加所致。

(四)辅助检查

1.腰椎穿刺

脑脊液压力正常或轻度增高,多呈血性。

2.颅骨 X 线平片

颅骨骨折发生率高,亦可根据骨折的部位,结合受伤机制推测脑干损伤的情况。

3.颅脑 CT、MRI 扫描

原发性脑干损伤表现为脑干肿大,有点片状密度增高区,脚间池、桥池,四叠体池及第四脑室受压或闭塞。继发性脑疝的脑干损伤除显示继发性病变的征象外,还可见脑干受压扭曲向对侧移位。MRI 可显示脑干内小出血灶与挫裂伤,由于不受骨性伪影影响,显示较 CT 清楚。

4.颅内压监测

有助于鉴别原发性或继发性脑干损伤,继发者可有颅内压明显升高,原发者升高不明显。脑干听觉诱发电位(BAEP),可以反映脑干损伤的平面与程度。

(五)诊断与鉴别诊断

原发性脑干损伤伤后即出现持续性昏迷状态并伴脑干损伤的其他症状、体征,而不伴有颅内压增高,可凭借CT,甚至MRI检查以明确脑干损伤并排除脑挫裂伤、颅内血肿,以此也可与继发性脑干损伤相鉴别。脑干损伤平面的判断除依据脑干听觉诱发电位外,还可以借助各项脑干反射加以判断。随脑干损伤部位的不同,可出现相应平面生理反射的消失与病理反射的引出。

1.生理反射

(1)睫脊反射:刺激锁骨上区引起同侧瞳孔扩大。

(2)额眼轮匝肌反射:用手指牵拉患者眉梢外侧皮肤并固定之,然后用叩诊锤叩击手指,引起同侧眼轮匝肌收缩闭目。

(3)垂直性眼前庭反射或头眼垂直反射:患者头俯仰时双眼球与头的动作呈反方向上下垂直移动。

(4)瞳孔对光反射:光刺激引起瞳孔缩小。

(5)角膜反射:轻触角膜引起双眼轮匝肌收缩闭目。

(6)嚼肌反射:叩击颏部引起咬合动作。

(7)头眼水平反射或水平眼前庭反射:头左右转动时双眼球呈反方向水平移动。

(8)眼心反射:压迫眼球引起心率减慢。

2.病理反射

(1)掌颏反射:轻划手掌大鱼际肌处皮肤引起同侧颏肌收缩。

(2)角膜下颌反射:轻触角膜引起闭目,并反射性引起翼外肌收缩使下颌向对侧移动。

(六)救治原则与措施

原发性脑干损伤病情危重,病死率高,损伤较轻的小儿及青年可以恢复良好,一般治疗措施同重型颅脑损伤。应尽早切开气管,行亚低温疗法,防治并发症。原发性脑干损伤一般不采用手术,继发性脑干损伤,着重于及时解除颅内血肿、脑水肿等引起急性脑受压的因素,包括手术及减轻脑水肿的综合治疗。

四、弥漫性轴索损伤

弥漫性轴索损伤(diffuse axonal injury,DAI)是在特殊的生物力学机制作用下,脑内发生以神经轴索肿胀、断裂、轴缩球形成为特征的一系列病理生理变化,临床以意识障碍为主要特点的综合征。DAI占重型颅脑损伤的28%～42%,病死率高达50%,恢复良好者不及25%。常见于交通事故,另见于坠落、打击等,诊断与治疗都较为困难。

（一）损伤机制与病理

弥漫性轴索损伤的致伤机制不甚明确,通过对动物 DAI 模型的力学分析,认为瞬间旋转作用及弥漫施力所产生的脑内剪应力是形成 DAI 的关键因素。典型的动物模型有:Gennarelli 等制备的狒狒瞬间旋转负荷 DAI 模型,使狒狒头颅分别于矢状面、冠状面、水平面 $10\sim22$ ms 内旋转 $60°$ 角,观察到动物大脑 DAI 病理学变化;Marmarou 与 Foda 等制备了弥漫打击负荷 DAI 动物模型,其方法是将大鼠置于海绵垫上,颅骨表面置一铁盘,于 2 m 高处放落 450 g 物体打击铁盘,从而制备了该动物模型。

DAI 好发于胼胝体脑干上端背外侧、脑白质、基底核、内囊、小脑等神经轴索集聚区。肉眼观:上述好发区域有点状出血灶,偶见脑干上端背外侧呈组织疏松或空泡状,以后可演变为棕色颗粒状结构及瘢痕形成。镜下观:光镜下可观察到 DAI 轴缩球,为 DAI 光镜下典型改变,HE 染色呈粉红色的类圆形小体,平均直径 $5\sim20~\mu m$,轴缩球是轴索断裂后近断端轴浆溢出膨大而成。电镜下:最早可发现神经纤维结构紊乱,轴索节段性肿胀。数周后,可出现轴索及髓鞘多节段断裂,常发生于郎飞结处。吞噬细胞侵入,特征性小胶质细胞群出现。数月后轴索远端沃勒变性(Wallerian 变性)、胶质增生、瘢痕形成。

（二）临床表现

(1)意识障碍:弥漫性轴索损伤患者多伤后即刻昏迷,昏迷程度深,持续时间较长,极少有清醒期,此为 DAI 的典型临床特点。

(2)体征:部分 DAI 患者出现瞳孔征象,单侧的或双侧瞳孔扩大,广泛 DAI 患者双眼向病变对侧偏斜和强迫下视。

(3)其余临床表现似脑干损伤及重型脑挫裂伤。

（三）辅助检查

CT 扫描:大脑皮质与白质之间、灰质核团与白质交界区、脑室周围、胼胝体、脑干背外侧及脑内散在的小出血灶,不伴水肿,无占位效应,有时伴蛛网膜下隙出血、脑室内出血及弥漫性肿胀。MRI 对脑实质内小出血灶与挫裂伤显示更为清楚。

（四）诊断与鉴别诊断

DAI 的临床诊断较为困难,多发于交通事故坠落伤后,此后长时间深度昏迷(6 h 以上),其诊断更依赖于影像学检查。CT、MRI 扫描示好发区域组织撕裂出血的影像学特点,另外无颅脑明确结构异常的伤后持续植物生存状态,创伤后弥漫性脑萎缩都需考虑此诊断,确诊需病理检查。

DAI 需与原发性脑干损伤、广泛性脑挫裂伤相鉴别。原发性脑干损伤应属于DAI 的较重的一类;广泛脑挫裂伤有时亦出现长时间昏迷、植物生存状态,但 DAI的脑水肿、颅内压增高不明显,而且 CT 上无明显占位效应,是散在小出血灶。

（五）救治原则与措施

患者需重症监护，一般可采用过度换气、吸氧、脱水、巴比妥类药物治疗，冬眠、亚低温治疗措施亦可应用。还可应用脑细胞功能恢复药物系统治疗，但应早期应用。现临床中已开始应用尼莫地平、自由基清除剂、兴奋性氨基酸阻滞剂等，目前疗效仍难以确定。此外需加强并发症治疗，防治感染。

五、下丘脑损伤

下丘脑损伤（hypothalamus injury）系指颅脑损伤过程中，由于颅底骨折或头颅受暴力打击，直接伤及下丘脑，而出现的特殊的临床综合征。

（一）损伤机制与病理

下丘脑深藏于颅底蝶鞍上方，因此暴力作用方向直接或间接经过下丘脑者，皆可能导致局部损伤。此外，小脑幕切迹下疝时也可累及此区域。

下丘脑损伤时，常出现点、灶状出血，局部水肿软化及神经细胞的坏死，亦有表现为缺血性变化，常可累及垂体柄及垂体，构成严重神经内分泌紊乱的病理基础。

（二）临床表现

1.意识及睡眠障碍

下丘脑后外侧区与中脑被盖部均属上行网状激动系统，维持人生理觉醒状态，因而急性下丘脑损伤时，患者多呈嗜睡、浅昏迷或深昏迷状态。

2.体温调节障碍

下丘脑具有体温调节功能，当下丘脑前部损害时，机体散热功能障碍，可出现中枢性高热；其后部损伤出现产热和保温作用失灵而引起体温过低；如合并结节部损伤，可出现机体代谢障碍，体温将更进一步降低，如下丘脑广泛损伤，则体温随环境温度而相应升降。

3.内分泌代谢功能紊乱

（1）下丘脑视上核、室旁核受损或垂体柄视上核垂体束受累：致抗利尿激素合成释放障碍，引起中枢性尿崩。

（2）下丘脑-垂体-靶腺轴的功能失调：可出现糖、脂肪代谢的失调，尤其是糖代谢的紊乱，表现为高血糖，常与水代谢紊乱并存，可出现高渗高糖非酮性昏迷，患者极易死亡。

4.自主神经功能紊乱

下丘脑的自主神经中枢受损，可出现血压波动，或高或低，以低血压多见。血压不升伴低体温常是预后不良征兆。呼吸功能紊乱表现为呼吸浅快或减慢。视前区损害可发生急性神经源性肺水肿。消化系统主要表现为急性胃黏膜病变，引起上消化道出血，重者可出现胃十二指肠穿孔。

5.局部神经体征

主要是鞍区附近的脑神经受累体征,包括视神经、视束、滑车神经等。

(三)辅助检查

1.颅骨 X 线平片

多伴颅底骨折,骨折线常经过蝶骨翼、筛窦、蝶鞍等部位。

2.颅脑 CT 扫描

可显示下丘脑不规则的低密度、低信号的病变区,鞍上池消失或有蛛网膜下隙出血,三脑室前部受压消失。另外还可见颅底骨折及额颞底面脑挫裂伤征象。

(四)诊断与鉴别诊断

孤立而局限的下丘脑原发损伤极为少见,在头颅遭受外伤的过程中,常出现多个部位的损伤,因此下丘脑损伤的诊断常受到其他部位脑损伤引起的症状的干扰,在临床上只要具有一种或两种下丘脑损伤的表现,就应想到有下丘脑损伤的可能性。特别是鞍区及其附近有颅底骨折时,更应提高警惕。

(五)救治原则与措施

急性下丘脑原发性损伤是严重的脑损伤之一,治疗上按重型颅脑损伤的治疗原则进行。早期应注意采用强有力的措施控制高热和脑水肿。控制自主神经症状的发生、发展也是十分重要的。中枢性尿崩可采用替代疗法。

第十一章

■■■ ■
骨科疾病护理

第一节　骨科护理概述

骨的完整性破坏或连续性中断称为骨折(fracture)。

一、护理评估

（一）病因

（1）直接暴力：暴力直接作用的部位发生骨折。例如小腿被重物直接撞击后，胫腓骨骨干在被撞击的部位发生骨折。

（2）间接暴力：外力通过传导、杠杆、旋转作用使受力部位远处骨折，例如滑倒时手掌撑地，外力经传导而发生的桡骨远端骨折、肱骨髁上骨折。

（3）肌肉牵拉：肌肉突然强烈收缩，造成肌肉附着点撕脱性骨折。如运动员骤然屈膝，由于肌肉突然猛烈收缩，可发生髌骨骨折；上肢进行过猛的投掷动作可造成肱骨内上髁骨折。

（4）骨骼病变：在原有骨病的基础上，因轻微的外力，或在正常活动中发生的骨折，这种骨折称病理性骨折。如骨髓炎、骨肿瘤、骨结核、严重骨质疏松症等病变骨骼并发的骨折。

（5）积累劳损：长期、反复、轻微的直接或间接外力集中作用于骨骼的某一点上使之发生骨折，称为疲劳骨折。例如长距离行军或长跑运动后发生第 2 趾骨及腓骨干下 1/3 的疲劳性骨折。骨折无移位，但愈合慢。

（二）骨折分类

（1）根据骨折是否与外界相通分类。①闭合性骨折：骨折处皮肤或黏膜完整，骨折端与外界不相通。②开放性骨折：骨折附近的皮肤或黏膜破损，骨折端与外界相通，如合并膀胱或尿道破裂的骨盆耻骨骨折，合并直肠破裂的尾骨骨折，胫骨骨折端刺破皮肤。

（2）根据骨折断裂的程度分类。①不完全骨折：骨的连续性或完整性仅有部分中断。裂纹骨折:骨折像瓷器上的裂纹,无位移,多见于颅骨、髂骨等处的骨折;青枝骨折:骨折与青嫩的树枝被折时的情形相似,多见于儿童。因儿童的骨质较柔韧,不易完全断裂;骨膜下骨折:多见于儿童,骨膜未破,位移不明显,愈合快。②完全性骨折:骨的连续性或完整性全部中断,管状骨多见。根据 X 线片骨折线的走向不同可分为横断骨折、斜形骨折、螺旋骨折、粉碎骨折、嵌插骨折、骨骺分离、压缩骨折、凹陷骨折。

(3)根据骨折的稳定程度分类。①稳定骨折:复位固定后不易再移位的骨折,如横断骨折、有锯齿状的短斜骨折。②不稳定骨折:复位固定后骨折断端仍然容易再移位,如断面呈螺旋形、长斜形、粉碎形,以及周围肌肉丰厚的股骨干骨折。

(三)骨折段的移位

大多数骨折的骨折段均有不同程度的移位。常见有以下 5 种移位,并且常常几种移位同时存在(见图 11-1)。

(1)成角移位:两骨折段的纵轴线交叉成角,角顶的凸向即为成角方向,有向前、向后、向内或向外成角。

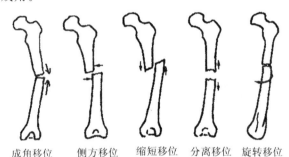

| 成角移位 | 侧方移位 | 缩短移位 | 分离移位 | 旋转移位 |

图 11-1　骨折移位方向

(2)侧方移位:一般以近侧骨折端为基准,以远侧骨折端的移位方向确定为向前、向后、向内或向外侧方移位。

(3)缩短移位:两骨折段互相重叠或嵌插,使其缩短。

(4)分离移位:两骨折段在同一纵轴上互相分离,形成间隙。

(5)旋转移位:远侧骨折段围绕骨的纵轴发生旋转。

(四)身体状况

(1)全身表现:一般的骨折,无明显全身表现,但严重骨折及骨折合并重要器官损伤时,会导致全身病理改变,患者出现全身症状。①休克。常见于多发性骨折、股骨骨折、骨盆骨折、脊柱骨折和严重的开放性骨折,患者常因大量出血(出血量大者可达 2 000 mL)、剧烈疼痛或并发内脏损伤引起。②体温。一般骨折后体温正常,但有些骨折如骨盆骨折、股骨干骨折常伴有大量内出血,当血肿吸收时,体温可略升高,通常不超过 38 ℃。开放性骨折患者体温升高主要为感染所致。

(2)局部症状与体征:①骨折的特殊体征。a.畸形。由于外力作用、肌腱牵拉和地心吸引力作用可使骨折端发生各种畸形,如成角畸形、侧方错位畸形、重叠畸形、旋转畸形。b.反常活动。在肢体没有关节的部位,出现不正常的假关节样活动。c.骨擦音或骨擦感。骨折后,两骨折端相互摩擦时可产生骨擦音或骨擦感。此为完全骨折特征之一。但不应主动地确定此症的有无,以免增加患者疼痛和组织的损伤。以上3种体征只要发现其中之一,即可确诊。但未见此3种体征时,也可能有骨折。例如,嵌插骨折、裂缝骨折。②骨折的一般症状与体征:a.疼痛与压痛。骨折处均感疼痛,在移动患肢时疼痛更剧。扣诊时,骨折处有局限性压痛。例如,骨盆骨折时,用两手轻轻挤压两髂骨翼,可在骨折处引起疼痛。b.局部肿胀与瘀斑。骨折时,骨髓、骨膜及周围软组织内的血管破裂出血。软组织亦因受伤而发生水肿,患肢显著肿胀,皮肤可发亮,出现张力性水疱。严重时可阻碍静脉回流,使骨筋膜压力增高,甚至可阻碍动脉血液循环。骨折位置浅表或出血较多时,血肿可透过撕裂的肌膜及深筋膜渗到皮下,使骨折周围皮肤出现青紫瘀斑。c.功能障碍。骨折后由于肢体内部支架的断裂和疼痛,使肢体丧失部分或全部活动功能。但嵌插、裂缝骨折对活动功能影响较小,仍可有部分活动功能。以上3项可见于新鲜骨折,也可见于软组织损伤及炎症。但有些骨折仅有这些临床表现,初次检查患者时应常规进行X线拍片,以便确诊。

(3)骨折辅助检查:①X线检查。骨折的诊断主要依靠病史及体征,但X线检查能进一步明确骨折端的形态及移位情况,对治疗及护理有重要的指导意义。X线摄片检查还能够显示临床检查中难以发现的一些情况,如不完全骨折、体内深部骨折、脱位时伴有小骨片或撕脱性骨折等。X线摄片检查时必须包括正、侧位片,并必须包括邻近关节,有时还要加摄特定位置或健侧相应部位的对比X线片。②CT扫描。X线摄片检查是骨折不可缺少的重要检查,但由于其局限性,有些部位的损伤普通X线片难以确诊,需要CT和MRI的检查才能明确骨折的具体情况。例如脊柱骨折通过MRI或CT检查可明确脊髓损伤、骨块移位情况;CT检查可以明确髋臼骨折的骨折块移位情况。

(五)疾病的心理社会反应

骨折多为意外伤害,突如其来的创伤会使患者情绪剧烈变化,表现为精神紧张或惊恐不安。由于长时间的治疗休养会使患者从盲目的乐观转为疑虑、烦躁、精神萎靡,甚至怨天尤人不配合治疗。当肢体发生暂时性或永久性功能丧失时,患者易有悲观失望、孤独厌世,甚至轻生的心理变化。

(六)骨折的并发症

(1)早期并发症及合并伤:①休克。多属于创伤性休克,是由严重创伤、骨折引起的大出血或重要器官损伤所致。②血管损伤。肱骨髁上骨折可能伤及肱动脉,应检查伤肢桡动脉的搏动。胫骨平台骨折可能伤及腘动脉,应检查伤肢足背动脉搏动。③周围神经损伤。较多见的有上肢骨折可能损伤桡神经、正中神经和尺神经。腓骨小头和股骨颈骨折时,跨越腓骨颈部的腓总神经常同时受损。④脊髓损伤。多发生在颈段和胸、腰段脊柱骨折和(或)脱位时,形成损伤平面以下的截瘫。⑤内脏损伤。肋骨骨折可并发肺实质损伤,引起血胸或血气胸;下胸部的肋骨骨折可并发肝脾破裂;骨盆骨折可并发后尿道损伤。⑥脂肪栓塞综合征。骨折特有的并发症。这种骨折的并发症往往在损伤后24～48 h内表现出来,多发性骨折病例中约45%会发生脂肪栓塞,约占多发性骨折并发病的45%,占死亡原因的11%以上。主要发生于成人,是由于骨折处髓腔内血肿张力过大,骨髓被破坏,脂肪滴进入破裂的静脉窦内,阻塞毛细血管可引起肺、脑脂肪栓塞。⑦骨筋膜室综合征。即由骨、骨间膜、肌间隔和深筋膜形成的骨筋膜室内的肌肉和神经因急性缺血而产生的一系列早期症状和体征。最常发生于小腿和前臂掌侧,常有创伤骨折的血肿和组织水肿使其室内容物体积增加,或外包扎过紧、局部压迫使骨筋膜室容积减小而导致骨筋膜室内压力增高。该病症发展很快,病情急剧恶化,直至坏疽。本综合征主要是指缺血的早期。

(2)晚期并发症:①坠积性肺炎。一般易患于长期卧床患者,尤以股骨颈骨折的老年人更甚,可危及患者生命。应鼓励患者功能锻炼,尽早下床活动。②压疮。常发生于截瘫和严重外伤的患者,长期卧床,若护理不周,骨隆起处如骶骨部、股骨大粗隆部、足后跟等长期受压,局部软组织发生血液供应障碍,易形成溃疡。而且发生后难以愈合,常成为全身感染的来源。③下肢深静脉血栓形成。多见于骨盆骨折或下肢骨折。④感染。开放性骨折有发生化脓性感染和厌氧性感染的可能。细菌感染后一般18～24 h即可观察到其生长繁殖,也有生长缓慢的细菌数日或数周后才生长繁殖。⑤创伤性关节炎。关节内骨折,关节面遭到破坏,又未能准确复位,骨愈合后使关节面不平整,长期磨损易引起创伤性关节炎,致使关节活动时出现疼痛。⑥缺血性骨坏死。骨折发生后,骨折段的血液供应被切断而致坏死时,称缺血性骨坏死。常见的骨折有股骨颈骨折、腕舟状骨骨折。⑦泌尿系感染、结石。脊柱骨折伴截瘫患者因尿潴留或导尿可引起泌尿系感染,患者长期卧床、尿路感染等均可诱发尿路结石。⑧缺血性肌挛缩。是骨折最严重的并发症之一,是骨筋膜室综合征处理不当的严重后果。它可由骨折和软组织损伤直接所致,更常见的是骨折处理不当所造成,特别是外固定过紧。提高对骨筋膜室综合征的认识并及时正确处理是防止缺血性肌挛缩发生的关键。一旦发生则难以治疗,效果极差,常致严重残废。典型的畸形是爪形手。⑨骨化性肌炎。关节附近的骨折,骨膜剥离后,形成骨膜下血肿。若处理不当、血肿较大,经机化、骨化后,在关节附近的软组织内可有广泛的骨化,影响关节活动功能。⑩关节僵硬。即指患肢长时间固定,静脉和淋巴回流不畅,关节周围组织中浆液纤维性渗出和纤维蛋白沉积,发生纤维粘连,并伴有关节囊和周围肌肉挛缩,致使关节活动障碍。这是骨折和关节损伤最为常见的并发症。及时拆除固定和积极进行功能锻炼是预防和治疗关节僵硬的有效方法。

(七)骨折的愈合过程

(1)血肿机化演进期:骨折致髓腔、骨膜下及周围组织血管破裂出血,在骨折部位形成血肿,骨折端由于血液循环中断,逐渐发生几毫米的骨质坏死。伤后 6～8 h 骨折断端的血肿开始凝结成血块,与局部坏死组织引起无菌性炎性反应。随着纤维蛋白渗出,毛细血管增生,成纤维细胞、吞噬细胞侵入,逐步清除机化的血肿,形成肉芽组织并进而演变转化为纤维结缔组织,使骨折两断端连接在一起,称为纤维连接,这一过程约在骨折后 2～3 周完成。同时,骨折断端附近骨外膜内层的成骨细胞增殖分化,形成与骨干平行的骨样组织,并逐渐向骨折处延伸。骨内膜也发生同样的变化,但出现较晚。

(2)原始骨痂形成期:内、外骨膜内层的成骨细胞开始增殖、分化,形成骨样组织,逐渐钙化形成新的网状骨(即膜内化骨),两者紧贴在断端骨皮质内、外面,逐渐向骨折处会合,形成两个梭形骨痂,将两断端的骨密质和其间由血肿机化来的纤维组织夹在中间,形成内骨痂和外骨痂。骨折端及髓腔内的纤维组织亦逐渐转化为软骨组织并随着软骨细胞的增生、钙化而骨化,称为软骨内化骨,在骨折处形成环状骨痂和髓腔内骨痂。两部分骨痂会合后,不断钙化加强,当其能达到抵抗肌收缩力、剪力和旋转力时,则说明骨折已达到临床愈合。此阶段一般需 4～8 周。X 线片上可见骨折周围有梭形骨痂阴影,骨折线仍隐约可见。

(3)骨痂改造塑形期:原始骨痂由排列不规则的骨小梁所组成,尚欠牢固。随着肢体的活动和负重,在应力轴线上的骨痂不断得到加强和改造;在应力线以外的骨痂逐步被清除,使原始骨痂逐渐被改造成为永久骨痂。此为骨性愈合期,此期约需 8～12 周,但完成塑形需要相当长的时间。

(八)骨折临床愈合标准

(1)局部无压痛及纵向叩击痛。

(2)局部无反常活动。

(3)X 线片显示骨折线模糊,有连续骨痂通过骨折线。

(4)外固定解除后伤肢能满足以下要求:上肢能向前平举 1 kg 重量达 1 min;下肢能不扶拐在平地连续步行 3 min,且不少于 30 步。

(5)连续观察两周骨折处不变形:从观察开始之日起倒算到最后一次复位的日期,其所历时间为临床愈合所需时间。2、4 两项的测定必须慎重,可先练习数日,然后测定,以不损伤骨痂发生再骨折为原则。

(九)影响骨折愈合因素

(1)全身因素:骨折愈合与年龄及健康状况有关。婴幼儿生长发育迅速,骨折愈合较成人快。如患营养不良、糖尿病、钙磷代谢紊乱、恶性肿瘤等疾病均可使骨折愈合延迟。

（2）局部因素：①骨折的类型和数量。螺旋形和斜形骨折，断端接触面大，愈合快。横形骨折断端接触面小，愈合较慢。多发性骨折或一骨多段骨折，愈合较慢。②骨折部的血液供应。这是决定骨折愈合快慢的重要因素。骨折部血液供应好，骨折愈合快，反之，则愈合慢，甚至不愈合。③软组织损伤。骨折断端周围的软组织损伤严重时，破坏了血液供应，骨折端的血供进一步减少，从而影响骨折的愈合。④感染。开放性骨折若发生感染，可导致化脓性骨髓炎，如有死骨形成及软组织坏死，则影响骨折愈合。⑤软组织嵌入。两骨折端之间若有肌、肌腱、骨膜等嵌入，则骨折难以愈合甚至不愈合。

（3）治疗方法不当：反复多次的手法复位、切开复位可损伤局部软组织和骨外膜，影响骨折的愈合；过度牵引、固定不适当的功能锻炼可造成骨折段分离移位，干扰骨痂的生长，不利于骨折愈合；开放性骨折清创不当，若摘除过多的碎骨片，可导致骨缺损，影响骨折愈合。

（十）骨折的急救处理

骨折急救的目的：用简单而有效的方法抢救生命、保护患肢，使患者能安全而迅速地运送至附近医院，以便获得妥善的治疗。

（1）抢救生命：凡疑有骨折的患者，均应按骨折处理。一切动作要谨慎、轻柔、稳妥。首先抢救生命，如患者处于休克状态，应以抗休克治疗为首要任务，注意保暖，有条件时应立即输血、输液。对有颅脑复合伤而处于昏迷中的患者，应注意保持呼吸道通畅。

（2）创口包扎：开放性骨折创口多有出血，用绷带加压包扎后即可止血。如现场没有无菌敷料，可采用当场所能得到的最清洁的布类包扎。在有大血管出血时，可用止血带止血，应记录开始的时间。若骨折端已戳出创口，并已污染，但未压迫血管神经时，不应立即复位，以免将污物带进创口深处，可待清创术后，再行复位。若在包扎创口时骨折端已自行滑回创口内，则务必向负责医师说明。

（3）妥善固定：骨折急救处理时的重要措施，急救固定的目的是避免在搬运时加重软组织、血管、神经或内脏等的损伤；避免骨折端活动，减轻患者痛苦；便于运送。

若备有特制的夹板，最为妥善。否则应就地取材，如树枝、木棍、木板等，都适于作外固定之用。若一无所有，也可将受伤的上肢绑在胸部，将下肢同健侧一起捆绑固定。

（4）迅速运送：四肢骨折经固定后，可用普通担架运送，脊柱骨折患者必须平卧于硬板上，运送时迅速、平稳。运送途中仍应注意全身情况及创口有无继续出血。如有上述情况，应及时处理。

（十一）治疗与效果

骨折治疗的基本原则。

（1）复位：将移位的骨折端恢复正常或接近正常的解剖关系，重建骨骼的支架作用。复位是治疗骨折的首要步骤,也是骨折固定和功能锻炼的基础。早期正确的复位,是骨折愈合的必要条件。复位标准如下。①解剖复位。骨折端通过复位,恢复正常解剖关系,对位、对线完全良好称为解剖复位。解剖复位是骨折固定和功能锻炼的良好基础,可使骨折愈合获得满意的生理功能。但不可片面追求解剖复位。②功能复位。由于各种原因,未能达到解剖复位,但骨折愈合后对肢体功能无明显影响者称为功能复位。

(2)固定:由于大多数的骨折都伴有不同程度的移位,而复位后的骨折还有再移位的趋势,加之骨折的愈合需要较长时间,都要求骨折复位后必须进行合理的固定。良好的固定是骨折愈合的关键。骨折固定的种类可分为外固定和内固定两类。

(3)功能锻炼:功能锻炼是骨折治疗的重要组成部分,是促进骨折愈合防止并发症和及早恢复患肢功能的重要条件。在医务人员的指导下,充分发挥患者的积极性,遵循动静结合、整体和局部结合、主动和被动结合、阶段性和持续性结合的原则,尽早进行功能锻炼及其他康复治疗。

骨折早期:一般是伤后 1~2 周内。由于患肢常肿胀、疼痛,且骨折容易再移位,此期功能锻炼的目的是促进患肢血液循环,消除肿胀,防止肌萎缩。其主要形式是患肢肌做舒缩活动、骨折部上下关节暂不活动,而身体其他各关节均应进行功能锻炼。

骨折中期:一般指骨折 2 周以后,肿胀基本消退,局部疼痛缓解的一段时间。由于骨折端已纤维连接,日趋稳定,在医护人员的帮助下或借助于功能康复器逐步活动骨折处的上下关节。动作要缓慢轻柔,逐渐增加活动次数、运动幅度和力量。

骨折后期:骨折已达临床愈合标准,内外固定已拆除。功能锻炼的主要形式是加强患肢关节的主动活动,消除肢体肿胀和关节僵硬,并辅以各种物理和药物治疗,以尽快恢复各关节正常活动范围和肌力。

二、护理诊断及合作性问题

(1)如厕、卫生、进食自理障碍:与骨折、卧床有关。

(2)焦虑:与担心预后有关。

(3)疼痛:与骨折及软组织损伤有关。

(4)便秘:与卧床、不能活动有关。

(5)有皮肤完整性受损的危险:与石膏、夹板、固定带固定或长期卧床有关。

(6)潜在并发症:感染、关节僵硬、周围神经血管功能障碍等。

(7)有废用综合征的危险:与患肢制动有关。

(8)体液不足:与创伤后出血、创面大量渗血有关。

(9)知识缺乏:缺乏骨折后预防并发症和康复锻炼的相关知识。

三、护理目标

(1)如厕、卫生、进食能自理。

(2)患者情绪稳定,能正视疾病带来的各种不适。

(3)疼痛减轻或消失。

(4)无便秘现象。

(5)皮肤保持完好。

(6)无感染、关节僵硬、周围神经、血管功能障碍等并发症。

(7)患肢功能预期康复。

(8)患者水、电解质保持平衡,生命体征稳定。

(9)患者能复述骨折后预防并发症和康复锻炼的相关知识。

四、护理措施

(一)提供心理社会支持

护士要多与患者沟通,了解患者的思想情绪活动,有的放矢地进行思想工作和心理护理。护士在患者面前要从容镇定、态度和蔼,护理操作要轻柔、认真、熟练,积极向患者报告成功的病例及病情好转的佳音,不谈有损患者情绪的话,使患者树立治疗疾病的信心和勇气。

(二)疼痛的观察和护理

(1)除创伤、骨折引起患者疼痛以外,固定不满意、创口感染、组织受压缺血也会引起疼痛,由于疼痛的原因、性质不同,处理也不同,因此应加强临床观察,不要盲目地给予止痛剂。

(2)针对引起疼痛的不同原因对症处理。创伤、骨折伤员在现场急救时给予临时固定,以减轻转运途中的疼痛;发现感染时及时通知医生处理创口,开放引流,并应用有效抗生素;缺血性疼痛须及时解除压迫,松解外固定。如已发生压疮应及时行压疮护理;如发生骨筋膜室综合征需及时手术,彻底切开减压治疗。

(3)对疼痛严重而诊断已明确者,在局部对症处理前可遵医嘱应用吗啡、哌替啶、布桂嗪等镇痛药物,以减轻患者的痛苦;疼痛轻者可分散或转移患者的注意力,冷敷、按摩、热敷等也能起到镇痛的作用。

(4)在进行护理操作时动作要轻柔、准确,防止粗暴剧烈,如移动患者时,应先取得患者配合,在移动过程中,对损伤部位重点扶托保护,缓慢移至舒适体位,争取一次性完成以免引起和加重患者疼痛。

(三)生活护理

多给予患者生活上的照顾,满足患者的基本生活需要,如帮助患者饮水、进食、排便、翻身、读书,直至其能生活自理。

（四）积极预防并发症

（1）对长期卧床的患者,定时给予翻身拍背,按摩骨隆突处,并鼓励患者咳嗽咳痰,防止压疮及坠积性肺炎的发生。

（2）适当抬高患肢,以利静脉回流,防止或减轻患肢肿胀。

（3）骨折或软组织损伤后伤肢局部发生反应性水肿、骨折局部内出血、感染、血循环障碍等也会造成伤肢不同程度的肿胀,应迅速查明引起肿胀的原因,及时对症处理。

（4）对于夹板、石膏等外固定物过紧,引起患肢肿胀伴有血液循环障碍,应及时松解,并观察有无神经损伤;严重肿胀时,要警惕骨筋膜室综合征发生,及时通知医生做相应处理。

（五）满足营养需要

（1）建立规律的生活习惯,定时进餐,并根据患者的口味适当调整饮食,尽可能在患者喜欢的基础上调整营养结构,保证营养的供给。

（2）给予合理饮食,鼓励患者进食清淡、高蛋白、高热量、高维生素、含粗纤维多的食物,避免进食牛奶、糖等易产气的食物,注意多饮水,防止便秘。

（六）功能锻炼

在病情许可的情况下,尽早鼓励患者进行伤肢的功能锻炼,锻炼应循序渐进,活动范围从小到大,次数由少到多,时间由短至长,强度由弱至强,以防止关节僵直,肌肉失用性萎缩。与患者共同制定锻炼计划,并在治疗过程中,根据患者的全身情况、骨折愈合程度、功能锻炼后的反应等不断地修改计划。

五、效果评价

（1）患者如厕、卫生、进食能否自理。

（2）患者的焦虑情绪是否缓解或消失。

（3）患者主诉疼痛有无缓解或减轻。

（4）患者有无便秘。

（5）患者皮肤是否完整,有无压疮发生。

（6）患者有无感染、关节僵硬、周围神经、血管功能障碍等并发症。

（7）患者能否正常活动。

（8）患者的水、电解质平衡状况,生命体征是否稳定。

（9）患者能否复述骨折后预防并发症和康复锻炼的相关知识。

六、健康教育

（1）营养指导,调整膳食结构,保证营养素的供给。

（2）功能锻炼,指导患者有计划和正确地进行功能锻炼。

（3）随访,遵医嘱定期复查,评估功能恢复情况。

第二节　骨科常用护理技术

一、翻身

协助患者翻身是护士的基本功,因此,掌握正确的翻身方法至关重要。翻身总原则是保证患者舒适、安全,被压迫的部位能得到减轻或改善,避免压疮的发生。如何在翻身时既可预防压疮发生又使患者感觉舒适、无痛或疼痛减轻,这是骨科护理的重点之一,也是最能体现人性化关怀的一面。

（一）翻身方法

（1）四肢骨折患者翻身:①协助患者翻身。一人站在患者翻身部位的对侧,一手扶住肩膀,一手扶住腰部,另一人站在床尾,抓住患肢稍做牵引,随着身体的翻转而同步转动患肢,并臀下垫软枕,2 h/次。②指导患者翻身。指导患者如何利用肩膀、腹肌及健肢进行翻转身体和抬高臀部动作。首先,健肢屈曲,用力蹬床,一手扶住床栏,侧转身体。其次,指导其用两侧肩膀及健肢三点一线,辅以腹肌用力使腰背及臀部抬高,并用双手掌轻托髋部,手指平伸轻揉臀部及骶尾部,从而提高自护能力,避免臀部长期受压,促进血液循环。

（2）昏迷、瘫痪及各种原因不能起床的患者翻身:患者仰卧,一手放于腹部,另一手(侧卧方向的手)上臂平放外展与身体成45°角,前臂屈曲放于枕旁,护士站立于床旁一侧,轻轻将患者推向对侧,使患者背向护士。

（3）脊柱骨折患者的翻身方法:保持受伤的局部固定,不弯曲、不扭转。例如,给一个伤在胸腰椎的患者翻身时,要用手扶着患者的肩部和髋部同时翻动。如伤在颈椎,则须保持头部和肩部同时翻动,以保持颈部固定不动。患者自己翻身时,也要掌握这个原则。其方法是,挺直腰背部再翻动,以绷紧背肌,使形成天然的内固定夹板,不要上身和下身分别翻转。伤在颈椎的患者,也不可以随意低头、仰头或向左右扭转。对于脊柱骨折患者不可随便使用枕头。

（4）髋部人工假体置换术后翻身方法:患者术后1～3 d最好采取两人翻身方法。护士分别站在患者患侧的床边,先将患者的双手放在胸前,让患者屈曲健侧膝关节。一人双手分别放至患者的肩和腰部,另一人将双手分别放至患者的臀部和患肢膝部,并让患者的健侧下肢配合用力,同时将身体抬起移向患侧床沿。然后让患者稍屈曲健侧膝关节,在两膝间放置2～3个枕头,高度以患者双侧髂前上棘之间距离再加5 cm,操作者一人双手再分别放至患者的肩和腰部,另一人双手分别放至臀部和患肢膝部,同时将患者翻向健侧,将患肢置于两膝间的枕头上。保持患肢呈外展15°～20°角,屈髋 10°～20°角,屈膝 45°,然后在患者的背部垫一软枕,胸前放一软枕置上肢,注意保持患者的舒适。

(二)护理注意事项

(1)心理护理:承认患者翻身的痛苦,耐心倾听,提出解决痛苦的方式。了解他们的心理动态,坦承翻身的痛苦,拉近与患者间的距离,增加亲切感。其次,让患者了解不翻身的危害,并告知如何翻身可避免疼痛,让其接受帮助,并掌握方法,待其感到接受帮助后确实能有效地减轻疼痛时,便能对护士产生信任感,从而消除敌视及恐惧心理。

(2)鼓励患者尽量自主活动,调动患者的主观能动性和潜在能力,配合患者的文化需求,调动患者的参与意识,使患者积极配合疾病的治疗、护理,做一些力所能及的自护。

(3)下肢牵引的患者在翻身时不可放松牵引,石膏固定术的患者翻身后应注意将该肢体放于适当功能位置,观察患肢的血运,避免石膏受压断裂。

(4)若患者身上带有多种导管,应先将各种导管安置妥当,翻身后注意检查各导管是否扭曲脱落,保持各引流管的通畅。

(5)若伤口敷料已脱落或已被分泌物浸湿,应先换药后再翻身。翻身时避免推、拉、拖等动作,以免皮肤受损。

(6)注意记录患者翻身前后各项生理指标的变化(血压、心率、呼吸次数、血氧饱和度等)及患者翻身过程中各项主观感觉指标的变化。

(7)在翻身工作中,正确应用人体力学原理,使患者身体各部分保持平衡,保证患者有舒适和稳定的卧位,预防拮抗的肌肉长期过度伸张或挛缩,提高患者的安全性。护士如能在工作中掌握身体平衡,使用最小的能量,发挥最大的效能,减轻疲劳,提高工作效率,则具有重大意义。

二、牵引术及牵引患者的护理

牵引(traction)是指利用力学作用原理对组织或骨骼进行牵引,是治疗脱位的关节或错位的骨折及矫正畸形的医疗措施。牵引患者的护理工作是疾病得以治疗的重要手段。

(一)牵引的目的和作用

牵引在治疗骨与关节损伤中占有重要的地位,骨科临床应用广泛,牵引对脱位的关节或错位的骨折既有复位作用又有固定作用,可以稳定骨折断端,减轻关节面所承受的压力,缓解疼痛和促进骨折愈合,保持功能位,便于关节活动,防止肌肉萎缩,矫正畸形。

(二)牵引的种类

1.皮肤牵引(skin traction)

借助胶布贴于伤肢皮肤上或用泡沫塑料布包压在 or 于伤肢皮肤上,利用肌肉在骨骼上的附着点,牵引力传递到骨骼,故又称间接牵引。

皮牵引的特点是操作简便,不需穿入骨组织,为无创性;缺点是不能承受过大拉力,重量一般不超过5 kg,否则容易把胶布拉脱而不能达到治疗的目的;应用较局限,适用于少儿或老年患者;牵引时间不能过久,一般为2~4周。

(1)胶布牵引:多用于四肢牵引。贴胶布前,皮肤要用肥皂、清水洗净。皮脂要用乙醚擦拭,因皮肤上有皮脂、汗水或污垢者,都能影响胶布的黏着力。目前,国内对成年人,一般都要求剃毛。对于小儿患者,则一般不剃毛。胶布的宽度以患肢最细部位周径的1/2为宜。胶布粘贴范围以下肢为例,大腿牵引起自大腿中上1/3的内外侧,小腿牵引起自胫骨结节下缘的内外侧,胶布下界绕行并距离足底约10 cm,在足远端胶布中央贴一块比远端肢体稍宽,且有中央孔的扩张板(距足底4~5 cm),从中央孔穿一牵引绳备用;将近侧胶布纵向撕开长达2/3,粘贴时稍分开,使牵引力均匀分布于肢体。将胶布平行贴于肢体两侧,不可交叉缠绕,在骨隆突部位加纱布衬垫,以保护局部不受压迫。将胶布按压贴紧后,用绷带包扎肢体,以免胶布松脱,但缠绕时松紧必须合适,太松则绷带容易散开、脱落,太紧也会影响血循环。缠贴时,要从远心端开始向近心端,顺着静脉回流的方向进行。半小时后加牵引锤,进行牵引(见图11-2)。

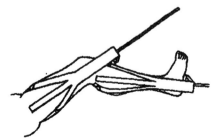

图 11-2　皮牵引示意图

(2)海绵带牵引:利用市售泡沫塑料布,包压于伤肢皮肤,远端也置有扩张板,从中央穿一牵引绳进行牵引。

2.兜带牵引

利用布带或海绵兜带托住身体突出部位施加牵引力。

(1)枕颌带牵引:用枕颌带托住下颌和枕骨粗隆部,向头顶方向牵引,牵引时使枕颌带两上端分开,保持比头稍宽的距离,重量3~10 kg。适用于颈椎骨折、脱位,颈椎间盘突出症和神经根型颈椎病等(见图11-3)。

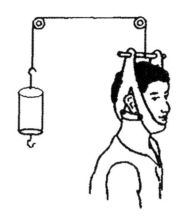

图 11-3　枕颌带牵引

（2）骨盆带牵引：用骨盆牵引带包托于骨盆，保证其宽度的 2/3 在髂嵴以上的腰部，两侧各一个牵引带，所牵重量相等，总重量为 10 kg，床脚抬高 20～25 cm，使人体重量作为对抗牵引（见图 11-4）。适用于腰椎间盘突出症及腰神经根刺激症状者。

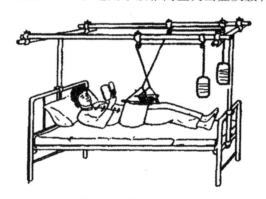

图 11-4　骨盆带牵引

（3）骨盆悬吊牵引：使用骨盆悬吊带通过滑轮及牵引支架进行牵引，同时可进行两下肢的皮肤或骨牵引。适用于骨盆骨折有明显分离移位或骨盆环骨折有向上移位和分离移位者。

3.骨牵引（skeletal traction）

骨牵引通过贯穿于骨端松质骨内的骨圆针或不锈钢针和牵引弓、牵引绳及滑轮装置，对骨折远侧端施加重量直接牵引骨骼，又称直接牵引。

骨牵引常用部位：颅骨骨板、尺骨鹰嘴、股骨髁上、胫骨结节、跟骨等。

骨牵引特点是牵引力大，而且时间持久，且能有效地调节，效果确实对青壮年人，肌力强大处，以及不稳定骨折等，疗效很好。缺点是因需要在骨骼上穿针，对患者具有一定痛苦和感染机会。

(1)适应证:股骨颈囊内骨折手术前准备、肱骨粗隆间粉碎性骨折、股骨骨折、胫骨骨折及小腿开放性损伤、肱骨干骨折、肱骨髁上骨折伴有关节明显肿胀及肱骨髁部骨折、颈椎骨折脱位或伴有神经损伤症状的高位截瘫。

(2)操作方法:将穿刺部位的皮肤洗净、剃毛,消毒皮肤做局麻,然后由医生于穿刺部位在无菌条件下,用手术刀刺破皮肤,将骨针固定在手摇钻上,通过皮肤切口,沿与骨干垂直方向横穿骨端或骨隆起处,到达对侧皮下时,再用手术刀刺破该处皮肤,使骨针穿出。穿针的针眼用酒精消毒,用无菌纱布包盖骨针两端,可插上无菌小瓶,以免骨针刺伤健肢或他人,然后安装牵引弓,将牵引绳连接在牵引弓上,通过滑车,在牵引绳末端系挂重量,即可对骨直接牵引(见图 11-5)。

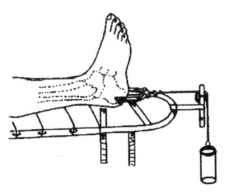

图 11-5　跟骨牵弓

(三)牵引患者的护理

1.配合医生用物准备

(1)牵引器:牵引弓、马蹄铁、颅骨钳等。

(2)穿针用具:手摇钻或手钻、锤子等。

(3)牵引针:有克氏针和骨圆针两种。

(4)局麻、手术等用品。

2.患者准备

向患者及家属解释实施牵引的必要性、重要性及步骤,取得患者配合,并摆正体位,协助医生进行牵引。

3.牵引术后护理

(1)设置对抗牵引:一般将床头或床尾抬高 15～30 cm,利用体重形成与牵引方向相反的对抗牵引力。

(2)保持有效牵引:皮牵引时,应注意防止胶布或绷带松散、脱落;颅骨牵引时,注意定期拧紧牵引弓的螺母,防止脱落;保持牵引锤悬空、滑车灵活;适当垫高患者的床头、床尾或床的一侧,牵引绳与患肢长轴平行;明确告知患者及其亲属不能擅自改变体位,以达到有效牵引;牵引重量不可随意增减,重量过小可影响畸形的矫正和骨折的复位;过大可因过度牵引造成骨折不愈合;定期测量患肢长度,并与健侧对比,以便及时调整。

(3)维持患肢有效血液循环:加强指(趾)端血液循环的观察,重视患者的主诉。如有肢端皮肤颜色变深、温度下降,说明发生了血液循环障碍,应及时查明原因,如是否包扎过紧、牵引重量过大等,须及时予以对症处理。

(4)并发症的预防:①皮肤水疱、溃疡和压疮。牵引重量不宜过大;胶布过敏或因粘贴不当出现水泡者应及时处理;胶布边缘溃疡,若面积大,须去除胶布暂停皮牵引,或改为骨牵引,嘱患者如有不适应及时报告而不能擅自撕下胶布,否则影响治疗效果;长期卧床者应在骨隆突部位,如肩背部、骶尾部、双侧髂嵴、膝踝关节、足后跟等处放置棉圈、气垫等,并定时按摩,每日温水擦浴,保持床单清洁、平整和干燥。②血管和神经损伤。骨牵引穿针时,如果进针部位定位不准、进针深浅、方向不合适及过度牵引均可导致相关血管、神经损伤,出现相应的临床征象。如颅骨牵引钻孔太深、钻透颅骨内板时,可损伤血管,甚至形成颅内血肿。故牵引期间应加强观察。③牵引针、弓滑落。四肢骨牵引针若仅通过骨前方密质,牵引后可撕脱骨密质;若颅骨牵引钻孔太浅,未钻通颅骨外板,螺母未拧紧可引起颅骨牵引弓脱落。故应每日检查并拧紧颅骨牵引弓螺母,防止其松脱。④牵引针眼感染。保持牵引针眼干燥、清洁,针眼处每日滴70%酒精2次,无菌敷料覆盖。针眼处有分泌物或结痂时,应用棉签拭去,以免发生痂下积脓。避免牵引针滑动移位,骨牵引针两端套上木塞或胶盖小瓶,以防伤及他人及挂钩被褥。定期加强观察,发现牵引针偏移时,局部经消毒后再调整至对称位或及时通知医生,切不可随手将牵引针推回。继发感染时,积极引流;严重者,须拔去钢针,换位牵引。⑤关节僵硬。患肢长期处于被动体位、缺乏功能锻炼,关节内浆液性渗出物和纤维蛋白沉积,易致纤维性粘连和软骨变性;同时由于关节囊和周围肌肉的挛缩,关节活动可有不同程度的障碍。故牵引期间应鼓励和协助患者进行主动和被动活动,包括肌肉等长收缩,关节活动和按摩等,以促进血液循环,维持肌肉和关节的正常功能。⑥足下垂。膝关节外侧腓骨小头下方有腓总神经通过,因位置较浅,容易受压。若患者出现足背伸无力时,应高度警惕腓总神经损伤的可能。故下肢水平牵引时应注意在膝外侧垫棉垫,防止压迫腓总神经;应用足底托板,将足底垫起,置踝关节于功能位;加强足部的主动和被动活动;经常检查局部有无受压,认真听取主诉。应及时去除致病因素。⑦坠积性肺炎。长期卧床及抵抗力差的老年人,易发生此并发症。应鼓励患者利用牵引床上的拉手做抬臀运动;练习深呼吸,用力咳嗽;协助患者定期翻身,拍背促进痰液排出。⑧便秘。保证患者有足够的液体摄入量;鼓励多饮水,多摄入膳食纤维;按摩腹部,刺激肠蠕动;在不影响治疗的前提下,鼓励和协助患者变换体位;已发生便秘者,可遵医嘱口服润肠剂、缓泻剂、开塞露肛塞或肥皂水润肠等,以缓解症状,必要时协助排便。

三、石膏绷带固定术及患者的护理

随着科学的进步和工业的发展以及对骨关节损伤机制研究的进展,陆续出现了一些新的固定方法、固定器材,但传统的石膏绷带外固定,由于价格便宜,使用方便,应用甚广,是骨科医生必须熟悉掌握的一项外固定技术。其优点是可透气及吸收分泌物,对皮肤无不良反应,适用于骨关节损伤及骨关节手术后的外固定,易于达到符合三点固定的治疗原则,固定效果较好,护理方便,且适合于长途运送骨关节损伤患者,缺点是无弹性,不能随意调节松紧度,也不利于肢体功能锻炼。

(一)石膏特性

(1)医用石膏:是生石膏煅制、研磨制成的熟石膏粉。当熟石膏遇到水分时,可重新结晶而硬化。利用此特性可达到固定骨折、制动肢体的目的。

(2)石膏粉从浸湿到硬固定型,需 10~20 min。石膏包扎后从初步硬固到完全干固需 24~72 h。水中加入少量食盐或提高水温,可缩短硬化时间。包扎后石膏中水分的蒸发时间与空气的潮湿度、气温及空气流通程度有关。

(3)石膏粉应储存在密闭容器内,以防受潮吸水而硬化失效;也不能放在过热之处干烤以免石膏粉过分脱水,影响硬化效果。

(4)石膏的 X 线穿透性较差。

(二)常用的石膏固定类型

(1)固定躯干的石膏:石膏床、石膏背心、石膏围腰及石膏围领。

(2)固定肩部和髋部的肩人字石膏和髋人字石膏。

(3)上肢的长臂石膏管型及石膏托,短臂石膏管型及石膏托。

(4)固定下肢的长腿石膏管型及石膏托,短腿石膏管型及石膏托。

(三)石膏固定技术操作步骤

1.术前准备

(1)材料设备的准备:①预先将石膏绷带拣出放在托盘内,以便及时做石膏条带,供包制石膏用。②其他石膏用具,如石膏剪、石膏刀、剪刀、线织纱套、棉卷、绷带、纱布块及有色铅笔等准备齐全,在固定地方排放整齐,以便随用随拿,用后放回原处。

(2)局部准备:用肥皂水及水清洗石膏固定部位的皮肤,有伤口者应更换敷料,套上纱套,摆好肢体功能位或特殊位置,并由专人维持或置于石膏牵引架上;将拟行固定的肢体擦洗干净,如有伤口应更换敷料,胶布要纵形粘贴,便于日后石膏开窗时揭取和不影响血液循环。对骨隆突部位应加衬垫,衬垫物可用棉织套、棉纸或棉花,以免石膏绷带硬固后软组织受压。

2.石膏绷带包扎手法

用盆或桶盛 40 ℃左右的温水,桶内水面要高过石膏绷带。待气泡停止表明绷带已被浸湿,取出后用手握其两端向中间轻轻挤压,挤出多余的水分后即可使用。助手将患肢保持在功能位或治疗需要的特殊位置。包扎管形石膏时,术者将石膏绷带始端平铺在肢体上,自近端向远端环绕肢体包扎。包扎时动作要敏捷,用力均匀,不能拉紧,每圈应重叠 1/3,并随时用手将每层绷带安抚妥帖,才能使石膏绷带层层凝固成一个整体。助手托扶肢体时,不能在石膏绷带上留下手指压痕,以免干固后压迫肢体。包扎完毕应将边缘部分修齐并使表面光滑,用彩色笔在石膏表面做好包扎日期等标记。为了更换敷料方便,伤口的部位需在石膏未干固前开窗。处理完毕后,将肢体垫好软枕,10~20 min 内保持不动,以防止石膏绷带变形或折裂(见图 11-6)。

　　四肢石膏包扎时要暴露手指、足趾,以便观察肢体的血运、感觉及活动功能。不在固定范围内的关节要充分暴露,以免影响功能。

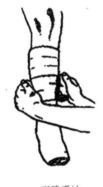 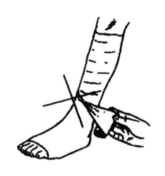

正确手法　　　　　　　　　　　　　　　错误手法

图 11-6　石膏绷带包扎手法

(四)石膏绷带包扎的护理

(1)对刚刚完成石膏固定的患者应进行床头交接班。

(2)未干石膏的护理:①促进石膏干燥。石膏固定完成以后,需用 2 d 日左右时间才能完全干固。石膏完全干固前容易发生断裂或受压引起凹陷变形。为了促进石膏迅速干固,夏天可暴露在空气中,不加覆盖,冬天可用电灯烘烤。②保持石膏完整。不要按压石膏或将用石膏固定的患肢放置在硬物上,防止产生凹陷压迫皮肤。抬高患肢时,应托住主要关节以防关节活动引起石膏断裂。③抬高患肢。石膏固定后应让患肢高于心脏水平,有利于静脉血及淋巴液回流,减轻肢体肿胀。④观察肢端循环及神经功能。若患者主诉固定肢端疼痛或跳痛、麻木,检查时发现肢端出现发绀、温度降低、肿胀,可能预示着血液循环障碍应及时检查,必要时做减压处理或拆除石膏。石膏内有局限性疼痛时也应该及时开窗观察。并应经常检查石膏边缘及骨突处防止压伤。

(3)已干石膏的护理:①防止石膏折断。石膏完全干固后,应按其凹凸的形状垫好枕头。②保持石膏清洁。防止被水、尿、粪便浸渍和污染。③注意功能锻炼。没有被石膏完全固定的关节需加强活动。即使是包裹在石膏里的肢体也要遵照医嘱练习肌肉收缩运动。

四、骨科患者功能锻炼

功能锻炼是通过主动和被动活动,维持患肢的肌肉、关节活动功能,防止肌肉萎缩、关节僵直或因静脉回流缓慢而造成的肢体远端肿胀。功能锻炼应循序渐进,活动范围由小到大,次数由少渐多,时间由短至长,强度由弱至强。

(一)心理护理

功能锻炼是骨科护士的一项重要工作任务。为此,护士要善于观察患者的思想状态,做好患者的思想工作,还要指导、督促、检查患者能否进行正确、适量的功能锻炼以促进功能恢复。如患者有时怕痛或怕损坏了伤处而不敢活动,护士应以表扬、鼓励的形式调动患者的积极心理因素,提高情绪,主观能动地参与锻炼。通过指导患者的活动,促进康复。同时进一步掌握骨科患者的护理要点,提高护理水平。

(二)锻炼方式

(1)有助于主动锻炼的被动活动:①按摩。对损伤的部位以远的肢体进行按摩,为主动锻炼做准备。②关节的被动活动。如截瘫患者。③起动与加强。肌肉无力带动关节时,可在开始时给予被动力量作为起动,以弥补肌力不足。④挛缩肌腱的被动延长。主要是前臂的肌腱挛缩,既影响了该肌腱本身的作用,也限制了所支配关节的反向运动。通过逐渐增加不重复的、缓和的被动牵拉,可使之延长。⑤被动功能运动。CPM 器械的应用。

(2)主动活动:强调主动锻炼为主,被动锻炼为辅的原则。被动锻炼固然可以预防关节粘连僵硬,或使活动受限的关节增加其活动范围,但最终仍由神经支配下的肌肉群来运动关节的肢体。完全以被动代替主动锻炼的做法,必须禁止。强力牵拉时患者的拮抗肌更加紧张,反而达不到活动关节的效果。并非任何主动活动都是有利的,概括来说,凡是不增加或减弱骨折端压力的活动锻炼都是有利的,反之都是不利的。

第三节　关节脱位

一、关节脱位概述

关节面失去正常的对合关系称为关节脱位。一般外伤性脱位多发于中年人,老年人与儿童少见。先天性脱位多为女性儿童。上肢关节比下肢关节脱位发生多。

（一）分类

1.按脱位发生的原因分类

（1）创伤性脱位：因暴力作用于正常关节引起的脱位，这种脱位发生率最高。

（2）先天性脱位：因胚胎发育异常或胎儿在母体内受到外界因素影响引起的脱位。例如髋臼发育不良的先天性位脱位。

（3）病理性脱位：因关节结构遭受病变破坏引起的脱位。例如关节结核、化脓性关节炎、肿瘤等所致的脱位。

（4）习惯性脱位：由于创伤性关节脱位经复位后屡次脱位者，如肩关节习惯性脱位。此种脱位常因第一次脱位后治疗不当，去除固定过早，关节囊未完全修复好，使关节存在不稳定因素，这样可反复发生脱位，称为习惯性脱位。最多见于肩关节。

2.按脱位后的时间分类

（1）新鲜脱位：脱位后时间未满3周者。

（2）陈旧性脱位：脱位后时间超过3周者。一般不能进行闭合复位，而需切开复位。

3.按脱位程度分类

（1）完全脱位：脱位后两关节面完全失去正常对合关系。

（2）不完全脱位：又称半脱位，脱位后两关节面部分失去对合关系。

4.按脱位后皮肤分类

（1）闭合性脱位：黏膜及皮肤完好。

（2）开放性脱位：关节软骨面与外界空气相通。

（二）临床表现

（1）有明显的外伤史。

（2）症状：损伤的关节疼痛、肿胀，关节功能障碍，1～2 d后关节附近可见出血瘀斑。

（3）体征：除局部压痛外，关节脱位有其特有体征。

畸形：移位的关节端可在异常位置摸到，肢体可变长或缩短，如髋关节前脱位则伸长，后脱位则缩短。

弹性固定：脱位后由于关节囊周围韧带及肌肉的牵拉，使患肢处于异常位置，被动活动时感到弹性阻力，如肩关节脱位后手肘不能同时贴近胸廓，称搭肩试验（Dugas征）阳性。

关节空虚：脱位后可在体表摸到关节所在的部分有空虚感。

（4）辅助检查：X线检查对确定脱位的方向、程度、有无合并骨折等有重要作用。

（三）治疗

治疗和骨折一样，包括复位、固定和功能锻炼。对早期损伤可用手法复位为主，时间越早,复位越容易,效果越好。

1.复位

(1)手法复位:复位的原则是使脱位的关节端,按原来脱出的途径倒退回原处,并要严格遵循各脱位关节的复位方法,严禁动作粗暴。复位成功的标志是被动活动正常,骨性标志复原,X线检查显示已复位。

(2)切开复位:适应证有四。①伴有骨折使手法复位失败者。②有软组织嵌入使手法复位失败者。③陈旧性脱位复位失败者。④脱位伴有骨折,复位后关节不稳定易再脱位者。

2.固定

复位后将关节固定于稳定位置3周,使损伤的关节囊、韧带、肌肉等软组织得以修复。固定时间太长易发生关节僵硬,太短则损伤的关节囊达不到修复,容易形成习惯性脱位。陈旧性脱位或伴有小片骨折者固定时间应适当延长。

3.功能锻炼

在固定期间手指和未固定的关节应充分活动加强肌肉收缩锻炼,以利增加血液循环消除肿胀,避免肌肉萎缩。固定解除后,主动逐步进行患关节功能锻炼,并加以理疗、中药熏洗等,促使关节功能早日恢复。切忌粗暴的被动活动,以免发生骨化性肌炎,老年易发生骨折。

二、常见关节脱位

(一)肩关节脱位

肩关节由肩胛骨和肱骨头构成。属杵臼关节,关节盂浅,肱骨头大,关节囊和韧带薄弱松弛,关节能做各个方向的活动。因关节的下部缺少韧带和肌肉,为最薄弱处,故发生前下脱位最为多见。肩关节脱位好发于20~50岁男性,发生率在全身大关节中居首位。

1.病因与病理

多由间接传递暴力所致。跌倒时,手掌着地,上肢呈外展、外旋位,躯干向一侧倾斜,肱骨大结节抵于肩峰成为杠杆的支点,迫使肱骨头向前下滑脱,撕破前方关节囊,而发生肩关节前脱位,先形成盂下脱位。若外力仍存在,肱骨头则继续滑移,相继形成喙突下脱位及锁骨下脱位。其中,喙突下脱位最常见。脱位时可合并肱骨大结节撕脱骨折、肩关节前下方软骨撕裂(约占85%)、肱骨头后外侧面塌陷骨折(占83%)。

2.临床表现

(1)症状与体征:外伤后肩痛,肿胀,功能丧失,呈"方肩畸形",关节盂空虚感,上肢呈外展位弹性固定。患者常用健侧手托住患肢以减轻疼痛。肩前部常可扪及移位的肱骨头。搭肩试验阳性,即患侧手掌搭于健侧肩部时,肘部不能紧贴胸壁。

（2）辅助检查:X 线检查可明确诊断及脱位的类型、有无合并骨折。

3.治疗

（1）复位:新鲜的肩关节脱位以手法复位为主,一般在局麻下即可进行。复位的常用方法为希氏法（Hippocrates 法）和柯氏法（Kocher 法）。手法复位失败者、合并有严重并发症者、陈旧性脱位（脱位时间超过 3 周）者等可考虑手术切开复位。

（2）固定:复位后复查 X 线片满意,将关节固定于内收、内旋位,屈肘 90°角,患侧腋下置一棉垫,整个上肢紧贴胸壁固定,前臂用三角巾悬吊固定 3 周。如合并有大结节撕脱骨折,应延长 1～2 周。一般 2～3 个月即可恢复正常活动。

（3）功能锻炼:固定期间鼓励手指和手腕活动,严禁上臂外展。3 周后解除外固定后,鼓励患者逐步锻炼肩关节的活动。

（二）肘关节脱位

肘关节脱位多见于青少年,发生率仅次于肩关节脱位,多由间接暴力所致。患者跌倒时,肘关节位于伸直位,手掌着地,暴力传递至尺、桡骨上端,尺骨鹰嘴突产生杠杆作用,使半月切迹移向后上方,肱骨髁则向前脱出,形成常见的后脱位。

1.临床表现

（1）症状与体征:肘关节肿胀、疼痛、活动消失,肘关节呈半屈曲状,尺骨鹰嘴向后突出,使肘关节的鹰嘴突尖与肱骨内外上髁在伸直时呈一直线,屈曲时成一等边三角形的"肘后三角"关系消失。

（2）辅助检查:X 线检查可明确诊断及了解有无合并内外上髁骨折等。

2.治疗

（1）复位:新鲜的脱位,尽早采用手法复位。复位后肘关节伸屈肘活动良好,"肘后三角"关系恢复正常。对于手法复位失败者,可切开复位。

（2）固定:复位后肘关节放置在屈曲 90°角位,用长臂石膏托固定 3 周。

（3）功能锻炼:在固定期间即开始肌肉伸缩锻炼,并活动各手指与腕关节,解除固定后应尽早练习肘关节屈、伸和前臂旋转活动。强行屈伸关节不仅无法达到预期恢复功能的目的,反而可演变成骨化性肌炎,使关节丧失功能。

（三）髋关节脱位

髋关节是全身最大的杵臼关节,结构稳固,其周围有强大肌肉和韧带附着,只有在强大暴力下才能髋关节脱位,因此患者多为运动能力强的青壮年,常于劳动中受伤。按股骨头的位置可分为后脱位、前脱位和中心脱位,其中后脱位最为常见,占 85％～90％。

1.髋关节后脱位

（1）病因:多由传导暴力冲击所致。当髋关节屈曲和大腿内收、内旋位时,暴力从膝部向髋部冲击,使股骨头穿出后关节囊形成后脱位。常合并髋臼骨折、滋养动脉损伤等,对髋关节脱位的复位和后期功能锻炼均产生影响。

（2）临床表现：伤后出现髋痛，主动活动功能丧失，被动活动时引起剧烈疼痛。患髋关节呈屈曲、内收、内旋及下肢短缩畸形。臀部可触及向后上移位的股骨头。X线检查可见股骨头脱出髋臼，注意是否合并骨折。CT扫描可明确显示髋臼后缘及关节内骨折片情况。

（3）治疗：①复位手法。应早期手法复位。常用提拉法（Allis法）复位，复位后患肢畸形消失，髋关节活动恢复。此法操作简单，安全可靠，较为常用。复位后患肢皮牵引2～3周，并行股四头肌收缩锻炼。4周后可持腋杖下地活功，3个月后可完全负重活动。对于闭合复位失败或合并有髋臼后缘或股骨头骨折者应采用切开复位及内固定。②功能锻炼。制动期间应鼓励进行患下肢肌肉等长收缩锻炼，以后开始患髋各方向锻炼。

2.髋关节前脱位

（1）病因：髋关节前脱位较为少见。当下肢强力外展、外旋时，大转子顶于髋臼缘上，形成杠杆的支点；如突然暴力致使下肢继续外展，可使股骨头向前滑出，穿破髋关节前侧关节囊发生髋关节前脱位。

（2）临床表现：患肢外展、外旋和轻度屈曲畸形，比健肢稍延长。髋关节疼痛，功能完全丧失。髋关节前下方可触及脱位的股骨头。X线检查可见股骨头脱出于髋臼的下方，与闭孔或耻骨坐骨重叠。

（3）治疗原则：应早期在麻醉下行手法复位，复位后的处理同髋关节后脱位。

3.髋关节中心脱位

（1）病因：髋关节中心脱位比较少见，暴力来自股骨大粗隆向股骨头方向撞击，或下肢呈外展屈曲姿势作用于膝部。暴力传达至股骨头，再作用于髋臼，并引起臼底骨折，股骨头与臼底骨折块一起突向盆腔。

（2）临床表现：有明显外伤史，如车撞伤或高处坠落。伤情严重，可出现创伤性休克、腹部内脏器官损伤的表现。髋部肿胀和剧烈疼痛，关节活动障碍。患肢短缩程度取决于股骨头突入盆腔程度。大转子部可见瘀血，腰背部皮下瘀血表示有腹膜后间隙血肿。X线检查可明确股骨头移位及髋臼骨折。同时应检查腹部内脏及盆腔血管损伤情况。CT可显示髋臼骨折程度及类型。

（3）治疗原则：应首先处理创伤性休克及腹部内脏器官和大血管损伤，抢救生命。①牵引治疗。对于股骨头轻度内移，髋臼无明显凹陷粉碎骨折，可行短期皮牵引或股骨髁上骨牵引，卧床休息10～12周。一般骨牵引4～6周，3个月后待骨折坚固愈合可负重活动。②手术治疗。对于髋臼骨折牵引复位不良或股骨头突入盆腔，牵引复位困难者，应手术切开复位。用螺丝钉或特制钢板固定髋臼骨折，必要时可行关节融合术或人工关节置换术。

三、关节脱位患者的护理

（一）护理评估

1.健康史

了解患者的受伤经过,有无关节反复脱位的病史,有无关节和骨端的病变,如肿瘤、炎症等。

2.身体状况

（1）全身:重点评估关节脱位所致的全身情况,如意识、体温、呼吸、尿量等,有无关节脱位所致的全身并发症。

（2）局部:检查患肢局部的体征和功能状况,如有无肿胀、疼痛、畸形、功能障碍等,评估患部感觉、运动、动脉搏动等。

（3）辅助检查:以 X 线检查为主,了解关节脱位的类型及有无合并骨折。

3.心理和社会支持状况

了解患者及其家属对脱位的心理反应和对复位后康复知识的了解程度。

（二）护理诊断及合作性问题

（1）焦虑:与担心预后有关。

（2）身体移动障碍:与脱位后患肢功能丧失,不能活动有关。

（3）疼痛:与关节脱位,局部软组织受损有关。

（4）有废用综合征的危险:与患肢制动缺乏功能锻炼有关。

（5）潜在并发症:周围神经、血管功能障碍等。

（三）护理目标

（1）情绪稳定,能正视疾病带来的不适。

（2）患肢功能康复,生活能自理。

（3）疼痛减轻或消失。

（4）患肢功能预期康复。

（5）无周围神经、血管功能障碍。

（四）护理措施

（1）心理护理:给予患者生活上的照顾,及时解决困难,给予其精神安慰,转移注意力,减轻紧张心理,根据患者文化程度,解释预后情况。

（2）局部观察:观察关节周围血肿和软组织肿胀情况。协助医生及时复位,复位后局部关节脱位的专有体征是否消失,有无发生再脱位的危险。

（3）止痛:疼痛时可遵医嘱给予止痛剂,进行护理操作时动作要轻柔,避免造成患者不必要的痛苦;脱位当天,局部冷敷可达到消肿止痛的目的,伤后 24 h 局部热敷可以减轻肌肉痉挛引起的疼痛,促进血肿吸收。

（4）固定:石膏固定或行牵引固定者,向患者讲述复位后固定的重要性,防止习惯性脱位。并密切观察患肢末梢血液循环情况,凡肢端肿胀、麻木、皮肤青紫、皮温降低及疼痛都说明有血液循环障碍,应及时报告医生进行处理。

(5)体位:抬高患肢,以利静脉回流,减轻肿胀。关节脱位经手法复位后,应注意保持患肢于关节功能位。如髋关节脱位复位后行持续皮牵引时,要保持患肢于外展位,防止髋关节屈曲、内收、内旋,防止发生再脱位。

(6)功能锻炼:固定期间可进行肌肉的收缩活动及固定范围以外关节的活动。拆除固定后,逐步进行肢体的主动功能锻炼,防止关节粘连和肌肉萎缩。

(五)护理评价

(1)患者焦虑或恐惧程度是否减轻。

(2)患肢功能康复状况,能否单独或在他人协助下移动患肢。

(3)疼痛是否减轻或消失。

(4)患肢进行功能锻炼后的效果。

(5)有无周围神经、血管功能障碍发生的迹象,若有,是否得到及时发现和处理。

(六)健康教育

(1)向患者讲述复位后固定、防治习惯性脱位的重要性,使其增加对复位后治疗的重视。

(2)向患者及家属讲解功能锻炼的重要性,指导患者进行正确的功能锻炼,防止关节强直和肌肉萎缩。

第四节　脊柱、脊髓损伤

一、脊柱、脊髓损伤基本护理理论概述

(一)脊柱、脊髓的生理功能

脊柱由 24 个活动的椎骨及固定的骶尾骨构成。椎骨分椎体与附件两部分,借助 23 个有弹性的椎间盘,活动方向不同、范围不一的小关节,长短不等的坚强韧带,从枕骨至骶尾骨牢固而稳定地连成一骨链中轴支柱。脊柱不仅是身体的支柱,而且有保护脊髓、胸腹腔脏器,维持身体平衡,缓冲震荡和维持身体前屈、后伸、左右侧屈、旋转等生理功能;同时参与胸廓与骨盆的构成。

脊髓位于椎管内,由硬脊膜、蛛网膜及软脊膜包绕,成人全长 40～45 cm。脊髓从延髓向下至第一腰椎下缘共分为 31 个节段,每一节段有两对神经根(一对前根和一对后根)。腰、骶和马尾神经的根丝在椎管内围绕脊髓圆锥和终丝呈垂直下降,总称为马尾。脊髓具有重要的功能:①传导功能。脊髓可将全身的深、浅感觉(除头面

部)及内脏的大部分浅感觉传达到脑,并可传导脑对躯干和四肢骨骼肌运动及内脏(部分)的控制。②反射功能。脊髓的反射活动总在脑的控制下进行,通过脊髓完成的反射叫作脊髓反射,分为两种。一种是躯体反射,主要是骨骼肌的反射活动,其中最重要的是牵张反射(如膝反射、跟腱反射、肱二头肌反射等)和屈肌反射(四肢远端皮肤受到刺激,屈肌发生反射性收缩);另一种是内脏反射,脊髓中有调节血管舒缩、排尿、排便和性功能活动的低级反射中枢,也是皮肤腺体的初级中枢。在脊髓的腰骶部有排尿、排便反射中枢,此处受损则排尿、排便功能发生障碍。

(二)脊柱、脊髓损伤的分类

根据受伤的机制可分为:①屈曲型骨折。占脊柱损伤的 70%,受伤时脊柱骤然前屈,导致椎体相互挤压成楔形或粉碎性骨折、脱位,并可有附件骨折、脱位或关节绞锁,棘间韧带或后纵韧带断裂。多发生于胸、腰椎交界处,常合并不同程度的脊髓损伤。②伸直型骨折。极少见,多由于高空仰面落下,腰背部受阻挡,脊柱骤然过度后伸,前纵韧带断裂,椎体横行断裂及附件骨折、脱位,多发于颈、腰椎。③垂直压缩损伤。患者自高处坠落,头或足、臀先着地或站立位重物落于头颈,造成环椎裂开骨折或胸、腰椎粉碎压缩性骨折。④屈曲旋转损伤。暴力不仅迫使脊柱前屈,同时又向一侧旋转,造成椎间关节突骨折、脱位。

根据损伤的稳定程度可分为:①稳定骨折,即单纯椎体压缩不超过原椎体厚度的 1/3,系单纯横突、棘突骨折,无附件骨折和韧带断裂;②不稳定性骨折,即椎体粉碎性骨折或椎体压缩超过 1/3,并伴有附件骨折、韧带断裂,复位后易发生再移位。

根据有无脊髓损伤分为:①无脊髓损伤,单纯椎体压缩性骨折不超过 1/3,或损伤限于附件及软组织,未波及脊髓;②伴有脊髓损伤,系严重的椎体移位、关节突骨折、脱位、韧带断裂、椎间盘或碎骨片挤入椎管,压迫脊髓或马尾神经,发生不同程度的脊髓损伤和神经受压症状。

(三)脊柱、脊髓损伤的临床表现

受伤局部可有疼痛、肿胀、压痛、皮下瘀血、后突畸形、肌肉痉挛,以及不能站立、活动受限等病症。颈椎损伤可出现颈肌痉挛、活动受限、局部压痛、肿胀,后突畸形多不明显,头颈疼痛患者常用双手托头。由于臂丛神经充血、水肿,可引起上臂、前臂、手部反射性疼痛。胸、腰椎损伤可有腰肌痉挛,感觉腰部软弱无力,脊柱活动受限不能站立、翻身困难等。合并腹膜后血肿者,可出现腹痛、腹胀、大便秘结等。

伴有脊髓损伤者,若在损伤平面以下出现对称性感觉、运动、反射完全消失,以及肛门、尿道括约肌功能完全丧失现象,为完全性截瘫。有部分功能存在者,称不完全性截瘫。

(四)脊柱、脊髓损伤的病情观察

首先观察生命体征,迅速抢救危及患者生命的创伤。然后观察脊柱、脊髓损伤程度,如脊柱骨折患者有否局部疼痛、畸形、脊柱活动受限。合并脊髓损伤的患者,可有感觉、肌力、运动及反射功能异常。如脊髓休克,损伤平面以下感觉、运动、生理反射可暂时消失,大小便功能障碍,同时自主神经功能紊乱。患者表现为弛缓性瘫痪,经数小时或数日治疗后部分功能可得到恢复,2～3周后可完全恢复,且不留任何神经系统后遗症。当患者受伤后立即有知觉消失现象,尤其是震动知觉消失和肌力消失,经过治疗后患者可有部分功能恢复,但不再有继续恢复迹象,说明脊髓不仅处于休克状态,而且有脊髓受压或脊髓实质性破坏。如果发现截瘫平面逐渐上升,表明椎管内有活动性出血,应立即行手术探查。如为高颈髓损伤,应密切观察呼吸变化,保持呼吸道通畅,持续氧气吸入。痰多黏稠不易咳出的患者,尽早进行气管切开术。施行牵引复位制动时,注意牵引重量、力线及患者有无不适感。对行颅骨牵引的患者,则应注意观察针眼有无红肿、渗出或感染迹象。密切观察并防止各种并发症的发生,注意胃肠道与膀胱功能的恢复情况,发现异常及时报告医师,并协助处理。

(五)脊柱、脊髓损伤患者的心理特征

脊柱、脊髓损伤的患者,生理与心理均遭受不同程度的伤害。尤其是脊髓损伤的患者,从一个健康人突然致残,出现各种感觉、运动、大小便功能障碍,将可能失去工作或者生活自理的能力,从而变得焦虑不安、情绪极度消沉,甚至对生活失去信心。针对以上情况,护理人员要严密观察其心理变化,关怀照顾患者。做好生活护理与康复护理,取得患者的信任。向患者讲明疾病的转归过程,以积极的心态配合治疗,最大限度地恢复生理功能,减轻伤残程度。

二、脊柱、脊髓损伤的分类护理

(一)脊柱骨折、脊髓损伤患者的护理

1.疾病概要

当脊柱发生骨折时,常并发休克、脏器和脊髓损伤。X线片、CT或MRI扫描可了解骨折的部位、类型、脊髓损伤程度,确定治疗方案。对颈椎骨折移位较轻的患者,可用颌枕带牵引复位,牵引重量为3～5 kg,颈部两侧沙袋制动。对有明显移位或半脱位的患者应使用颅骨牵引,重量为体重的1/10～1/7,牵引固定4～6周后改为颈围固定3～4个月。对无神经受压症状的单纯胸、腰椎骨折或椎体压缩不到1/3无移位的患者,给予平卧木板床、骨折部位垫一薄枕且逐日增高、使脊柱逐渐伸展或牵引复位等保守治疗。疼痛减轻后逐渐做背伸肌锻炼。对于稳定骨折合并脱位、关节绞锁、椎管内有碎骨片、脊髓损伤感觉平面逐渐上升的患者,要及早手术解除脊髓压迫。

2.临床护理

(1)术前护理。①了解患者受伤的原因、时间、部位、主要症状、阳性体征及抢救治疗经过和搬运方式。②严密监测生命体征,保持呼吸道通畅,及时吸氧,如患者合并休克或严重的内脏损伤,应首先积极进行生命支持抢救,待病情稳定后再进行脊柱损伤的处理。③颈髓损伤患者的颈部两侧沙袋制动,勿使颈部旋转、过伸或过屈。如痰液黏稠、呼吸困难时要及时吸痰,必要时行气管切开,执行气管切开的护理常规。行颌枕带或颅骨牵引复位制动时,注意牵引重量、力线是否合适,保证有效牵引,颅骨牵引要注意保持牵引针眼处清洁、干燥,每日用75%酒精滴注针眼2～4次,以避免针眼感染。④对尿潴留的患者要及时留置导尿,保持尿管通畅,密切观察尿量及尿色变化。⑤根据医嘱静脉补充能量、脱水药、激素及有效的抗生素。⑥做好各项术前准备,备好各种抢救物品和药品,病情稳定后及早手术解除脊髓压迫,为脊髓功能尽快恢复创造条件。

(2)术后护理。①责任护士应及时了解术中情况及术式。平卧木板床,严密观察病情变化及生命体征。尤其对颈椎骨折患者,应特别注意呼吸状况、面色和颈部制动。②保持呼吸道通畅,持续氧气吸入,有气管切开的患者,按气管切开护理常规护理。③密切注意刀口渗血,保持刀口敷料清洁、干燥。如有刀口引流,应及时接好引流装置。注意引流量及性质,保护引流通畅,避免血液积聚形成血肿压迫脊髓而加重病情。④血压平稳后滚动轴式翻身、行植骨或内固定的患者,翻身时要保持脊柱平直,不得扭曲、旋转,以免植骨块和内固定器脱落损伤脊髓。⑤术前有脊髓压迫症状者,术后要密切观察解除压迫后的感觉、运动恢复情况,并与术前比较。如感觉平面是否下降、四肢感觉与自主运动及大小便功能有无恢复迹象。如解除压迫后症状恢复不明显甚至加重,应及时通知医师进行处理,以免延误病情。

(3)术后并发症的观察与护理。①呼吸道感染:由于患者长期卧床呼吸幅度减弱,伤口疼痛不敢咳嗽及深呼吸。高颈髓损伤的患者呼吸肌麻痹、咳嗽、排痰受限、呼吸道分泌物增多,易导致肺部感染。患者表现为烦躁、憋气、呼吸困难、体温增高,常因缺氧、窒息而死亡。故应采取有效的预防措施,如保持呼吸道通畅、持续氧气吸入、按时协助患者咳嗽、深呼吸、翻身、叩击胸背部等。痰液黏稠不易咳出的患者,应遵医嘱应用祛痰剂、蒸汽或雾化吸入,有助于痰液的排出。危重患者痰多黏稠又无力咳出时,应尽早施行气管切开,按医嘱应用有效的抗生素控制感染。②泌尿系感染:脊髓损伤后膀胱功能失去神经支配,常出现尿潴留或尿失禁,需长期留置导尿管引流尿液,尿道和膀胱长期受异物及残余尿液的刺激,极易引起尿路感染或结石,重者可继发肾功能不全危及患者的生命。导尿时要严格无菌操作,并要用三腔尿管,以备行膀胱冲洗时所用。每日记尿量,观察尿色,每日更换潴尿袋及尿液引流管,每周更换1次导尿管。拔管前将尿液排尽,间隔3～4 h再插。每日用温水清洗会阴部,保持清洁。鼓励患者多饮水,3 000 mL/d以上冲洗尿道,减少尿路感染与结石形成的机会。当发现患者精神不振、体温增高、尿液混浊时,除及时应用有效地抗生素之外,应及时应用生理盐水250 mL,加庆大霉素8～16万单位或卡那霉素0.5～1.0 g,每日2次膀胱冲洗。尿液引流管应平床沿,以免尿液逆流发生逆行感染。为促进膀胱功能的尽快恢复,伤后 2 周内应持续导尿,以减少尿液积蓄,促使膀胱功能的恢复。2 周后每隔 4～6 h 间歇放尿 1 次,以使膀胱有胀有缩,训练膀胱的自律性收缩功能,防止膀胱肌挛缩。当患者膀胱区有胀感或有尿意时,应拔除尿管试行排尿,可每隔 3～4 h 用手掌从上而下、由轻到重、用力均匀地帮助患者按压膀胱区排尿,同时嘱患者配合用力将尿液排尽,以训练患者自行排尿的能力,使其及早恢复反射性自主膀胱。③压疮:脊柱骨折、脊髓损伤后机体处于应激状态,抵抗力降低。损伤处皮肤循环功能差,对压迫产生的刺激反应迟钝或消失,加之长期卧床体位不能随意翻动,皮肤及皮下组织长期受压,致使局部缺血坏死,极易导致压疮的发生。卧床时间超过 2 h 即应更换体位。平卧木板床时,要保持床铺被褥平整柔软、清洁干燥、无渣屑。骨突起处用棉垫、气圈垫起或用气垫、水垫、电动按摩气垫床、电脑分区域充气床垫等。翻身频率为 2～3 h/次,如为颈椎损伤患者翻身,应有 3 人协同进行,1 位牵引固定头颈部,并保持头颈、躯干在同一水平位,严禁扭曲、旋转;1 位固定肩、胸部;1 位固定髋部与下肢。如将患者从平卧位改侧卧位时,要 3 人同时用力抬起患者移向护士侧,然后动作一致将患者 45°角翻向对侧,患者后背及两腿之间用枕头垫起。如侧卧位改平卧位时,应先撤掉枕头将患者平放,然后 3 人一起将患者抬起移向床中间。当发现皮肤红、肿、硬时,要增加翻身次数,局部用喜疗妥软膏按摩或用红花油按摩并湿敷即可。2 次/日,每次 15～30 min/次,红外线灯局部照射,以促进局部血液循环,消除肿胀,软化硬结。有水泡时可用无菌注射器将液体抽净,无菌敷料包扎。如皮肤破溃形成创面,可用生理盐水 50 mL 加庆大霉素 8 万单位清洁创面,并予局部湿敷,或涂磺胺嘧啶银或褥疮软膏,以保持创面清洁、干燥,促进创面愈合。如软组织坏死结痂,可用温生理盐水湿敷,结痂软化后分期剪除,按时换药,待创面清洁、肉芽组织新鲜时,可行游离皮瓣修复创面。④体温调节失调:高位颈髓损伤的患者,自主神经功能紊乱,体温调节中枢失调,常受外界环境的影响。高热体温可高达39～40 ℃以上或体温低至 35 ℃以下,体温异常是病情危险的征兆,病死率很高。中枢性高热药物降温无效者,多需物理降温。如头置冰袋或冰帽,大血管体表走行处放置冰袋或用酒精、温水擦浴,冰水灌肠,以及用通风、电风扇、空调等措施,调节室温在 25～27 ℃之间,即可奏效。低体温可采取保暖升温措施,且忌热水袋直接接触患者无感觉区的皮肤,避免烫伤患者。⑤胃肠功能紊乱:截瘫患者受伤初期消化功能紊乱,易发生功能性肠麻痹,出现腹胀、便秘、肛门括约肌功能障碍,患者食欲不振,营养物质摄入减少,机体消耗增加,体重明显下降,抵抗力降低。伤后1～2 周内应限制患者的饮食,减轻或避免腹胀。根据医嘱给予静脉补液,必要时补充全血或血浆,增加机体抵抗力。伤后 2～3 周后代谢趋于正常,胃肠功能逐渐恢复,腹胀减轻,饮食好转。应鼓励患者多进高蛋白、高热量、高钙质及含维生素与纤维素多的饮食,尽量少吃或不吃甜食、牛奶、橘汁,以免加重腹胀。为促进肠内容物的移动、加速排便、减轻腹胀,要常吃蜂蜜、香油并多饮水。每日2～3 次顺结肠走行按摩腹部,促进肠内容物的移动,促使排便。如 3～5 d 仍未排便的患者,可酌情应用缓泻剂,必要时行人工排便,一般不予灌肠,如需灌肠时要行低压深插保留灌肠,嘱患者保留10～20 min后排出。大便失禁时一般不用收敛药,可以灌肠,使大便 1 次排净。⑥肌肉萎缩、关节畸形、患者截瘫后肢体不能随意活动,长期处于相对静止状态,循环减慢,极易发生失用性肌萎缩和关节畸形。即使神经功能恢复,也影响肢体的功能及日后的生活质量。就是瘫痪肢体不能恢复,日后配戴支具也要有一个无畸形的肢体。受伤早期必须注意保持瘫痪肢体诸关节的功能位,如侧卧位时应置双下肢屈髋、屈膝位,外踝部悬空,足下蹬枕,足背屈 90°角,双踝双髁之间置软枕,防止髋内收、内旋。仰卧位时双下肢用软枕垫起,屈膝5°～10°角外展中立位,足下放直角板,足背屈 90°,用支被架支撑盖被,以防足尖受压形成垂足及垂趾畸形。双上肢应放置于屈肘 90°,手指呈自然微屈功能位。伤后第 2 日病情稳定后,即可指导、鼓励患者主动进行未瘫痪肢体的肌肉舒缩和关节运动。对于瘫痪的下肢,每天数次帮助患者进行被动肌肉按摩和诸关节全方位的活动。活动度由小到大,活动量循序渐进。

3.康复护理

病情稳定后即可加强肢体的功能康复锻炼,不仅能预防肢体畸形、促进功能恢复,还能预防呼吸道、泌尿系感染,以及压疮的发生。

对于未瘫痪的上肢,除了以上的主动活动,还可通过手握钢球、捏握橡皮球、举哑铃、拉拉力器等活动,锻炼手指的功能、手的握力及上肢的臂力、上身的肌力,也可通过双手牵拉床架吊环抬起上身。

截瘫平面以下的瘫痪肢体,不仅要早期加强被动的肌肉按摩和诸关节的运动,而且要逐渐增加瘫痪肢体的活动幅度与次数。如每天 4～6 次大幅度、被动地进行髋、膝关节的伸屈、外展、内收活动,以及足部的跖屈、背伸和踝关节的全方位活动。

积极鼓励、帮助未完全瘫痪的患者进行自行翻身、坐起和戴支具下地站立、行走的训练。患者能够自行坐起后,就可在他人保护下,扶床沿练习双下肢平衡站立和交替站立,然后扶双拐自主站立。但膝后要用夹板或支架支撑,使膝关节伸直,以免腿肌无力、膝软站不住摔倒。患者能扶拐自主站立后,即可在行走支架的保护下,帮助患者练习扶双拐 3 点步态行走锻炼,即双拐先向前移动一步,然后上身前倾,患者利用上肢臂力的支持和上身的摆动,以及腰背肌和臀肌的收缩来带动下肢,摆动双足向前移动一步。

(二)颈椎病患者的护理

1.疾病概要

颈椎病是一种常见病,多见于中老年人。由于年龄增长和长期慢性劳损颈椎发生退行性病变,颈椎间盘变性、突出,椎间隙狭窄,椎体边缘骨质增生、钙化,椎间关节退行性变,前后纵韧带、项韧带、黄韧带变性、增生、钙化。颈部神经根、脊髓、椎动脉或交感神经受到压迫或刺激,引起相应部位的神经功能障碍。因其病理和临床表现不同,可分为:①神经根型,发病率最高,由于颈椎间盘突出、椎间关节增生、肥厚等刺激或压迫神经根,引起上肢放射性疼痛和感觉障碍。②脊髓型,病理产物直接压迫颈髓致四肢感觉、运动障碍。早期为单侧或双侧下肢麻木、肌力减弱、行走困难和大小便功能障碍,严重时出现四肢麻痹,病程长的患者可使受压节段颈髓缺血、变性或坏死,则影响疗效。③椎动脉型,位于颈椎横突孔各段的椎动脉受病理产物压迫或刺激而影响脑的供血,常出现头痛、视物不清、体位性猝倒,与颈椎位置的改变有关。此外,尚有交感型、混合型等颈椎病。X线和神经检查综合分析,有时需行造影、CT、MRI扫描,有助于明确诊断。多数患者应用牵引、理疗、按摩、局部封闭等非手术治疗,可以奏效。对脊髓型及神经根型久治无效、进行性加重者,可行经前路脊髓减压植骨融合或经后路双开门或单开门脊髓减压等手术治疗。

2.临床护理

(1)术前护理。术前1周训练患者在床上使用便器,以防患者术后因卧床不习惯而排便困难。了解女患者的月经史,以免延误手术治疗时间。给予营养丰富的普通饮食,增加机体抵抗力。选择好松紧合适的颈围或根据患者的颈部制作石膏围领,以备术后颈部制动。颈前路手术前3~5 d指导患者进行食管、气管推移训练,以利于手术顺利进行。嘱患者在手术切口对侧用第2~4根手指指端,顺气管侧旁将气管、食管向非手术侧推移过中线,持续5~10 min,逐渐延长至30~40 min,每日练习数次,以免术中牵拉气管、食管时引起患者不适,影响手术的进行。

(2)术后护理。①如经前路手术的患者,要密切观察患者的呼吸状况及面色,注意有无呼吸功能障碍,保持呼吸道通畅,鼓励患者深呼吸、咳嗽,持续氧气吸入。当患者出现呼吸困难、发绀、鼻翼扇动并有颈部增粗时,多为颈深部血肿压迫气管导致呼吸道梗阻,应立即通知医师,必要时立即床旁拆开缝线,戴无菌手套取出血肿或送手术室探查。如因喉头水肿导致严重呼吸困难、窒息时,应立即行气管切开,按气管切开护理常规护理。②如经后路手术置有刀口引流管,应立即接好引流装置并保持通畅,密切观察、记录引流量及其性质。③血压平稳后滚动翻身,颈部两侧沙袋制动,翻身时注意保持头颈部与躯干在同一水平,避免颈部过伸、过屈及左右旋转。④密切观察四肢感觉、运动障碍有无改善或加重。如术后3~5 d内原有神经受压症状加重,可能为手术创伤导致脊髓水肿压迫神经根所致。可静脉滴注脱水药、激素,减轻脊髓水肿,以使脊髓功能恢复。⑤密切注意刀口渗血,保持刀口敷料清洁、干燥。⑥如有尿潴留要及时给予导尿,保持尿管通畅。

(3)术后并发症的观察与护理。①喉返神经或喉上神经损伤:经前路手术的患者,由于解剖关系和手术操作易牵拉或损伤喉上神经或喉返神经。患者术后易发生声音嘶哑、饮水呛咳、声调低等现象。如出现此情况,可嘱患者用生理盐水200 mL内加地塞米松5 mg代茶饮或行物理治疗,可减轻喉头水肿,缓解症状。也可应用促进神经恢复的营养药物,如不是严重损伤,一般多在术后 1～2 个月恢复正常。②植骨块脱落:经前路手术常行植骨融合。当术中植骨不牢、搬动患者不当时,易导致植骨块脱落。如植骨块向前滑脱,则可压迫气管、食管。患者表现为呼吸困难,进食时有阻挡感或吞咽困难。如植骨块向后滑脱,则易压迫脊髓或神经根,使原有的神经压迫症状加重,甚至引起瘫痪。术后帮助患者翻身时动作要一致,保持头颈、躯干在同一水平。卧位时保持头颈在中立位,两侧沙袋制动,不可倾斜、旋转、过伸或过屈,以免植骨块松动、脱落造成危险。③感染:经后路手术项部近发际处备皮不如颈前彻底,且血运不如颈前丰富,刀口愈合时间长。同时患者多取平卧位,刀口易受压、摩擦及汗液刺激,增加了刀口感染的机会。④术后第 2 日即可鼓励、指导患者进行手的主动锻炼,第 3 日练习四肢肌肉舒缩活动及关节的伸屈、内收、外展运动(瘫痪者可在他人帮助下做被动功能锻炼),锻炼时注意保护好头颈部,使其始终保持在中立位,不可倾斜、旋转。经前路手术术前一般情况良好,脊柱稳定的患者,术后 5～7 d 可戴颈围坐起或开始下床活动,但要有人扶持以防跌倒。颈后路手术患者可根据脊柱稳定情况,如脊柱稳定情况好、一般情况尚可的患者,术后 1 周床上戴颈围坐起,2 周拆线后戴颈围由他人扶持下床活动。

3.康复护理

无论经前路还是经后路手术患者,均要向其讲明术后需戴颈围 2～3 个月,并嘱患者卧床时不要戴颈围,避免发生颈肌萎缩。待复查后,根据骨愈合、脊柱稳定情况决定颈围制动时间。指导患者摘掉颈围后注意保持头颈部的正确位置与姿势,不可长时间做低头工作,及过度仰头或突然转头等影响脊柱稳定的动作。仰卧位时枕头不宜过高或过低,枕头应垫于颈肩部以头颈略后伸为宜,侧卧位时枕头同肩宽较为适宜。出院后继续加强营养及四肢的功能锻炼,继续应用促进神经恢复的药物半年左右,如维生素 B_{12}、B_1 和能量合剂 ATP 等,并约定手术后 3 个月来院复诊。

(三)腰椎间盘突出症患者的护理

1.疾病概要

腰椎间盘由髓核、纤维环及其上下方的透明软骨构成。腰椎间盘有连接上下椎体和吸收震荡、缓冲外力的作用。其本身缺少血液循环,修复能力弱。随着年龄的增长及长期的挤压与扭转等外力损伤,腰椎间盘会发生退行性变。当外来应力超过其本身弹性时纤维环破裂,髓核及其残存的纤维环和覆盖在上面的后纵韧带一起突向椎管,压迫相应水平一侧或双侧神经根,引起该神经支配区腰痛、单侧或双侧下肢放射性痛。临床表现常有感觉过敏、减弱,腱反射亢进、减弱或消失,马鞍区功能障碍及功能性脊柱侧凸。查体直腿抬高、加强试验、屈颈试验和跟臀试验阳性。CT 和MRT 扫描对本病有较大的诊断价值。多数患者经卧床休息、牵引、推拿、按摩等综合性非手术治疗,可治愈或缓解。但急性腰椎间盘突出症状严重,或中央型突出马鞍区功能障碍严重,以及经非手术治疗 3～6 个月以上无效且反复发作,并出现急性神经根功能障碍，或疑有游离块脱入椎管，产生脊髓或马尾神经受压症状时，可行手术治疗。常用术式有经椎板开窗、半椎板或全椎板切除髓核摘除术，以及椎板截骨再植髓核摘除术、显微技术髓核摘除术、经腹膜外椎体间髓核摘除术、经侧方或后方椎间盘镜髓核摘除术等。

2.临床护理

（1）手术前护理。指导、帮助患者卧硬板床，腰下垫一小枕，以减轻体重对椎间盘的压力，使神经根放松，减轻腰腿痛，促进突出髓核的还纳及椎间盘无菌性炎症的吸收，并有利于破裂纤维环的修复。卧床期间协助患者做好各项生活护理，帮助训练患者在床上使用便器，以防术后因卧床不习惯而影响自行排便。多数患者害怕手术不慎发生瘫痪。护士应耐心详细地向患者讲解手术的必要性，向其介绍先进的治疗技术，使其以健康的心态接受手术治疗。

（2）术后护理。①平卧硬板床，保持躯干始终在中立位，严防旋转。血压平稳后滚动轴式翻身。②手术完毕时常在创腔内置引流管引流积血与积液，以观察创腔有无活动性出血及脑脊液外漏。患者回房后应立即接好引流管，密切观察、记录引流量及其性质，注意保持通畅。如术后4～6 h内引流出血性液体超过300 mL，除密切观察生命体征外应做好输血和手术止血准备。如引流量多而色淡，患者出现头痛、恶心、呕吐等现象，可能为硬脊膜破裂、脑脊液外漏，应暂时夹管更换浸湿的敷料，保持刀口敷料清洁、干燥。局部加压，去枕平卧，可自行缓解。③如患者头痛严重，可按医嘱肌内注射止痛药物缓解症状，同时严密观察患者的神志、瞳孔及血压变化。④当患者出现尿潴留应及时通知医师，先给予诱导排尿，效果不好时再行持续导尿或间歇放尿，直至患者能自行排尿。⑤随时观察患者的腰腿痛及下肢感觉、肌力和运动恢复情况，有否改善或加重，发现异常及时通知医师，采取相应的处理措施。

（3）术后并发症的观察与护理。①硬膜外血肿：由于术中截骨面不易止血，创面渗血较多，引流不通畅时，极易导致硬膜外积血形成血肿，压迫相应部位的脊髓、脊神经而使原有感觉减退区扩大，肛门周围及下肢感觉丧失、大小便功能障碍。因此，术后必须保持引流管通畅，避免受压、扭曲及脱落。密切观察引流量及神经功能恢复情况，如发现引流量极少或根本没有，应及时检查引流管是否受压、扭曲或被血块堵塞。②脊髓水肿、神经根粘连：手术中牵拉与刺激脊髓或神经根，易导致脊髓水肿或神经根粘连。患者常在术后自觉腰腿痛症状有所缓解，但2～3 d后原有神经受压症状又重复出现且较前加重，也有的患者原有麻木和疼痛症状未能得到改善。发现上述问题时，应按医嘱应用20％甘露醇200 mL内加地塞米松5～10 mg静脉滴注，可减轻脊髓水肿，改善临床症状。为预防神经根粘连，术后第2日即应鼓励患者做直腿抬高运动，肢体高度逐渐增加，直至屈髋80°角以上。术后第3日开始，根据脊柱稳定情况逐渐进行仰卧挺胸、俯卧背伸、仰卧或俯卧撑等腰背肌锻炼，以增加血液循环及提高患者的食欲,减轻脊髓水肿,预防神经根粘连。③脑脊液瘘与感染:多因术中需要切开或误伤硬脊膜、未进行缝合或缝合不严及感染所致。患者常出现头痛、恶心、呕吐、发热及脑膜刺激症状,刀口处有脑脊液漏出和局部红肿等。④术后5~7日后患者体温仍在38℃以上,应观察刀口是否感染。如有感染迹象,除送检渗出液做细菌培养加药物敏感试验外,并应遵医嘱应用大剂量有效抗生素。对脑脊液瘘长期不愈的患者,应行手术治疗。

3.康复护理

嘱患者继续卧硬板床休息,督促其进行直腿抬高及腰背肌的锻炼。经后路单纯椎板开窗或经椎间盘镜行髓核摘除的患者,脊柱稳定性好,术后2~3 d即可床上坐起或戴腰围下床活动。半椎板切除髓核摘除的患者,脊柱稳定性尚好,可在术后3~5 d戴腰围床上坐起,拆线后下床活动。全椎板切除或多个椎板切除植骨,脊柱遭到一定的破坏,稳定性差、愈合时间长。一般术后4~6周戴腰围下床活动,休息时解下,以免发生腰肌萎缩。戴腰围的时间一般为2~3个月。手术后3个月来院进行拍片复查,了解骨愈合及脊柱稳定情况。若脊柱稳定情况好,一般术后3~6个月可恢复轻工作。

(四)脊柱侧凸患者的护理

1.疾病概要

站立位时若脊柱的某段偏离身体中线凸向侧方,并有旋转畸形,称为脊柱侧凸。约75%~80%为特发性脊柱侧凸,其次为先天性与继发性脊柱侧凸。女性发病率高于男性,好发于胸段和胸腰段。轻者无任何症状,重者继发胸廓畸形,导致内脏功能障碍,神经根受压或因牵拉而产生其支配区感觉、运动功能障碍。X线可确定侧凸的阶段和程度。严重侧凸畸形患者的Cobb角可大于40°以上,并出现内脏及神经功能障碍,需行脊柱融合术或应用哈灵通棒(Harringlon)、卢格(Lugue)或 CDI(Cotrel-Dubousset Instrmentation)棒矫形器内固定,以及颅骨、骨盆环矫形架等特制的器械矫正侧凸畸形。

2.临床护理

(1)术前护理。协助医师做好心肺功能、X线片、肌力和神经感觉功能等方面的检查,及侧凸Cobb角度的测量与记录。了解侧凸的节段、程度和对患者心肺功能的影响,以便术后观察治疗效果。卧硬板床休息,训练患者床上排便习惯,及有效地咳嗽、深呼吸。一般认为侧凸畸形越严重,影响肺活量越明显。侧凸畸形手术矫正后心肺位置突然改变,常使患者难以适应,而出现心悸、气促、呼吸困难及外周缺氧等改变,甚至导致死亡。应指导患者做改善和增加心肺功能的训练,如吹气球或向装有水的瓶内吹气。

(2)术后护理。平卧木板床,头偏向一侧,执行全麻后护理。连接心电监护仪,严密监测生命体征。要严密观察呼吸变化,持续氧气吸入,鼓励患者进行深呼吸锻炼,必要时行超声雾化吸入,促进呼吸道分泌物的排出。同时严密监测血氧饱和度,应保持血氧饱和度在 95％以上。平卧 6 h 血压稳定后协助患者轴式翻身 45°角,保持脊柱平直。严防矫形器械脱钩、断棒,如疑有脱钩、断棒的可能,应立即协助患者摄 X 线片,确诊后应再次行手术矫正。如出血多或疑有脑脊液外漏时,应停止负压吸引,及时通知医师处理。针对一般情况好或脊柱固定稳定牢固的患者,手术 7～10 d 后可协助其 45°～75°角靠背坐,或利用床架引体上升,锻炼上肢及腰部的肌力。

(3)术后并发症的观察与护理。①脊髓损伤缺血、坏死:脊柱侧凸畸形矫正后,脊髓被牵拉、刺激或术中直接被器械挫伤,均有可能造成脊髓损伤或缺血、坏死,使患者原有的神经压迫症状加重或出现截瘫。故术后 12 h 内,应密切观察肢体感觉、运动恢复情况;若发现异常及时通知医师,并按医嘱应用脱水剂及激素,减轻脊髓水肿,有助于脊髓功能的恢复。如出现感觉功能障碍,经用脱水药、激素减轻脊髓水肿后,症状仍不见缓解甚至加重,应考虑手术矫正度数过大、牵拉刺激脊髓神经所致,要迅速通知医师及时处理。②急性肺功能衰竭:多因长期心肺位置异常及功能低下,以及术前心肺功能锻炼不佳,手术一次性矫正后心肺尚来不及适应,加之术后刀口疼痛、咳嗽受限、排痰不畅,肺有效通气量减少,气体交换不足缺氧严重所致。③肠系膜上动脉综合征:脊柱侧凸畸形矫正后,肠系膜上动脉因受牵拉引起十二指肠降部水肿,而易出现高位性肠梗阻。应遵医嘱为患者行持续胃肠减压或体位引流,同时应用解痉药,静脉补充高能营养及电解质。

3.康复护理

继续加强股四头肌的等长舒缩运动,及直腿抬高活动、足背伸、跖屈锻炼。术后 2 周拆线,根据病情指导患者戴或不戴外固定器下床活动。嘱患者 3 个月后来院摄 X 线片复查,确定外固定器的拆除时间。嘱患者术后 6 个月逐渐做些轻工作。

第五节　常见骨折

一、锁骨骨折患者的护理

锁骨骨折好发于青少年,其次为壮年,多为间接暴力引起。

(一)护理评估

1.健康史

(1)病因及病理:常见的受伤机制是侧方摔倒,肩部着地,力传导至锁骨,发生斜形骨折。也可因手或肘部着地,暴力经肩部传导至锁骨,发生斜形或横形骨折。若移位明显,可引起臂丛神经及锁骨下血管损伤。

(2)部位:根据暴力作用的大小、方向等,骨折多发生于中 1/3 段,或中外 1/3 段交界处,即接近喙锁韧带的附着处。锁骨中段骨折后,由于胸锁乳突肌的牵拉,近折端可向上、后移位,远折端则由于上肢的重力作用及胸大肌的牵拉,使骨折远折端向前、下移位,并有重叠移位。

儿童锁骨骨折多为青枝骨折,成人多为斜形、粉碎性骨折。锁骨发生开放性骨折的机会较少。

2.身体状况

(1)症状与体征:锁骨位于皮下,位置表浅,骨折后,出现肿胀、瘀斑。触诊可摸到移位骨折段,并有异常活动,局限性压痛,有骨擦感。典型体征为患者头向患侧倾斜而下颌转向健侧,以松弛胸锁乳突肌而减少疼痛。患者常用健手托住肘部,减少肩部活动引起的骨折端移动所导致的疼痛。如遇幼儿锁骨骨折,则其不愿活动上肢,穿衣伸手入袖时啼哭。

(2)辅助检查:X 线可明确骨折类型,对锁骨骨折做出正确诊断。

3.治疗与效果

以闭合复位、外固定、早期功能活动为主。

(1)手法复位:骨折复位后助手用棉垫置于两侧腋窝,用"8"字绷带或石膏固定,并用三角巾悬吊患肢。3～4 周后拆除固定,逐渐增加功能运动,而在固定之日起即应练习手指、腕和肘关节运动,其他方向的肩关节悬垂运动亦应早期开始。复位后常用的外固定如下。①三角巾悬吊或"8"字绷带固定法,适用于幼儿的青枝骨折或不全骨折。悬吊固定 1～2 周,对有移位的骨折,可用"8"字绷带固定 2～3 周。②石膏绷带固定,适用于青壮年,移位严重,有畸形者。先用手法复位,然后用石膏绷带"8"字固定 3～4 周。

(2)切开复位、内固定术:对开放性锁骨骨折,有血管神经损伤合并有肩胛骨骨折、骨折移位明显、骨折端有穿破皮肤危险或骨折不愈合伴有明显疼痛者,应行手术治疗。

(二)护理诊断及合作性问题

(1)疼痛:与骨折创伤有关。

(2)有皮肤完整性受损的危险:与"8"字带包扎固定有关。

(3)知识缺乏:缺乏功能锻炼方面的知识。

(三)护理措施

(1)用"8"字带固定者,须注意既要保持有效固定,又不能压迫太紧,不要活动过多,尽量卧床休息。

(2)向患者说明保持正确卧位的重要性,以取得合作。

(3)疼痛时应先查明原因后方可给予处理。

(4)功能锻炼自局部固定后即可开始,做握拳、伸屈肘关节、两手叉腰、后伸肩等活动,以促进血液循环,消除肿胀,促使骨折愈合。

二、肱骨髁上骨折患者的护理

肱骨髁上骨折是指肱骨干与肱骨髁交界处发生的骨折。髁上骨折在肘部骨折中最常见。根据产生骨折外力的来源和方向的不同,可分为伸直型和屈曲型,以伸直型为最常见,而屈曲型少见。前者尤见于儿童,后者则以成年人为多。

(一)护理评估

1.健康史

根据病因可分为以下两类。

(1)伸直型骨折:多因间接外力所致,如向前跌倒,如跌倒时肘关节半屈或伸直位,手掌着地,暴力经前臂向上传导而达肱骨下端,将肱骨髁推向上方,由上而下的重力将肱骨干推向前方,形成骨折。骨折线由肱骨下端的后上方斜形至前下方而止于接近关节处。可损伤邻近的血管神经,检查时注意桡动脉搏动情况。

(2)屈曲型骨折:多因外力直接作用于鹰嘴或尺骨上端后侧所致,如跌倒时肘关节屈曲,肘后着地,暴力由后下方向前上方撞击尺骨鹰嘴,使肱骨髁上发生骨折。骨折线由肱骨的前方斜行至后下方。骨折远端向前上方移位,近端则向后移位而位于肱三头肌腱的深部,较少见,周围软组织的损伤的程度一般较伸直型为轻,且很少有血管神经的损伤。

2.身体状况

(1)症状与体征:儿童有手着地受伤史,肘部出现疼痛、肿胀、皮下瘀斑,肘部向后突出并处于半屈位,应想到肱骨髁上骨折的可能。检查局部明显压痛,有骨摩擦音及假关节活动,肘前方可扪到骨折断端,肘后三角关系正常。在诊断中,应注意有无神经血管损伤。应特别注意观察前臂肿胀程度,腕部有无桡动脉搏动,手的感觉及运动功能等。

(2)辅助检查:肘部正、侧位X线照片是必需的,不仅可以确定骨折的存在,更主要的是准确判断骨折移位情况,为选择治疗方法提供依据。

3.治疗与效果

(1)手法复位,石膏托固定:伸直型肱骨髁上骨折可在臂丛麻醉或局麻后进行手法复位。如果局部肿胀严重,不能进行手法复位时,可先做尺骨鹰嘴骨牵引,待肿胀基本消退后,再行手法复位并进行固定。

(2)手术治疗。

手术适应证:①手法复位失败,估计骨折难以愈合,或愈合后会产生严重畸形;②小的开放伤口,污染不重;③有神经血管损伤的骨折。

手术方法:在臂丛神经阻滞或硬膜外麻醉下手术。在肱骨内下方切口,骨折准确对位后用加压螺钉或交叉钢针作内固定。若有肱动脉、正中神经、尺神经或桡神经损伤,应仔细探查并进行修复手术。

（二）护理诊断及合作性问题

（1）疼痛：与骨折或手术切口有关。

（2）潜在并发症：神经血管功能障碍。

（3）有感染的危险：与尺骨鹰嘴骨牵引有关。

（4）不合作：与患儿年龄小缺乏对健康的正确认识有关。

（三）护理措施

（1）要关心爱护患儿,对患儿要和蔼亲切,给予生活上的照顾,满足患儿的需要。患儿不合作时要耐心,年龄较小的要耐心哄逗,年龄较大的要着重讲道理,切忌大声训斥及恐吓。

（2）患儿哭闹时,可询问患儿家长,并仔细检查患肢情况,细心查明原因,根据情况及时给予处理,必要时遵医嘱给予止痛剂。

（3）行尺骨鹰嘴骨牵引,重量 1～2 kg,牵引针眼处每日用 70％酒精消毒一次,勿去除已形成的血痂,以防发生感染。

（4）密切观察患肢感觉、运动、皮温、血运、桡动脉搏动情况,肿胀时及时调整外固定的松紧,以防过紧造成肢体内压力增高,引起前臂骨筋膜室综合征。一旦发现立即通知医生,并做好切开减压的准备。

（5）向患儿家长说明功能锻炼的重要性,以取得家长的积极配合。教给患儿和家长功能锻炼的方法,使家长协助患儿功能锻炼。

（6）伤后一周内开始练习握拳、伸指、腕关节屈伸及肩关节的各种活动。4～5 周去除外固定后开始练习肘关节屈伸活动。

三、桡骨下端骨折患者的护理

桡骨下端骨折指桡骨下端 4 cm 范围内的骨折,这个部位是松质骨与密质骨的交界处,为解剖薄弱处,一旦遭受外力容易骨折。

（一）护理评估

1.健康史

桡骨下端骨折多为间接暴力引起。跌倒时,手部着地,暴力向上传导,发生桡骨下端骨折。多发生于中、老年,与骨密度下降因素有关。根据受伤的机制不同,可发生伸直型骨折、屈曲型骨折。

（1）伸直型骨折：多为腕关节处于背伸位、手掌着地、前臂旋前时受伤。又称为 Colles 骨折。

（2）屈曲型骨折：跌倒时,腕关节屈曲、手背着地受伤引起,又称反 Colles 骨折或 Smith 骨折。也可因腕背部受到直接暴力打击发生。较伸直型骨折少见。

2.身体状况

(1)伸直型骨折:伤后局部疼痛、肿胀、功能障碍,可出现典型畸形姿势,即侧面看呈"餐叉"畸形,正面看呈"枪刺样"畸形。检查局部压痛明显,腕关节活动障碍。X线摄片可见骨折远端向桡、背侧移位,近端向掌侧移位,因此表现出典型的畸形体征。

(2)屈曲型骨折:受伤后,腕部下垂,局部肿胀,腕背侧皮下瘀斑,腕部活动受限。检查局部有明显压痛。X线摄片可发现典型移位,近折端向背侧移位,远折端向掌侧、桡侧移位,与伸直型骨折移位方向相反。

3.治疗与效果

(1)以手法复位外固定为主要治疗方法:在局部麻醉下行手法复位,用小夹板或石膏固定3~4周。

(2)切开复位内固定:严重粉碎性骨折,桡骨下端关节面破坏。手法复位失败,或复位成功,外固定不能维持复位,以及嵌入骨折,导致尺、桡骨下端关节面显著不平衡。

(二)护理诊断及合作性问题

(1)焦虑:与担心预后有关。

(2)潜在并发症:周围神经血管功能障碍等。

(3)知识缺乏:缺乏功能锻炼的知识。

(三)护理措施

(1)护士应安慰患者,耐心解释病情,并向患者表现出十足信心,取得患者的信任,使之以最佳的心理状态接受治疗并取得最佳疗效。

(2)嘱患者不可自行拆移外固定,注意患肢手部血液循环情况,如有肿胀、严重疼痛、麻木、皮肤颜色青紫、皮温减退等情况,立即通知医生及时处理。

(3)复位固定后即开始功能锻炼,指导患者用力握拳,充分伸屈五指,以练习手指关节和掌指关节活动及锻炼前臂肌肉的主动舒缩;指导患者练习肩关节前屈、后伸、内收、外展、内旋、外旋及环转活动和肘关节屈伸活动。

(4)两周后可进行腕关节的背伸和桡侧偏斜活动及前臂旋转活动的练习。3~4周解除固定后,可以两掌相对练习腕背伸,两手背相对练习掌屈,也可利用墙壁或桌面练习背伸和掌屈。

四、股骨颈骨折患者的护理

(一)护理评估

1.健康史

(1)病因:股骨颈骨折多由间接暴力损伤所致。在承受体重下,股骨上端受到瞬间扭转暴力的冲击损伤而发生骨折。直接暴力损伤极少见。多见于老年人,轻微的暴力可致骨折,多是在行走不慎跌倒时发生,间接暴力产生的扭转应力传导至股骨颈而导致骨折。

(2)分类。

按骨折线的部位分为:①头下型骨折;②经颈型骨折;③基底型骨折。其中头下型骨折,由于旋股内、外侧动脉的分支受伤最重,血运严重破坏,易发生股骨头缺血性坏死。基底型骨折两骨折段血运影响不大,骨折较容易愈合。

按骨折线走行方向分型:主要反映骨折线的倾斜度,以判断骨折部承受的剪应力大小。鲍威尔(Pauwel)所提出的以骨盆作为标志的测量法不可靠,已被林顿(Linton)以股骨干纵轴的垂线为标志的测量法所取代。垂线与骨折线之间的夹角称为 Linton 角。角度愈大,骨折部承受的剪力愈大,骨折愈不稳定。

按骨折移位程度分(Garden 分类):①不完全骨折(Garden Ⅰ型),股骨颈尚有部分骨质未折断;②完全骨折,但骨折无移位(Garden Ⅱ型),③部分移位的完全骨折(Garden Ⅲ型),有部分骨折端嵌插;④完全移位的完全骨折(Garden Ⅳ型),关节囊和滑膜破坏严重。Garden Ⅰ 和Ⅱ型骨折为非移位骨折,骨折近段血液循环良好,骨折容易愈合。Garden Ⅲ和Ⅳ型骨折为移位骨折,骨折血液循环不良,或完全中断,骨折不易愈合。这种分类是对骨折近段血供的判断,临床应用意义较大。

2.身体状况

(1)症状与体征:伤后髋部疼痛,下肢活动受限,不能站立和行走。检查下肢呈轻度外旋畸形。因骨折位于关节囊内,骨折远端失去了关节囊和髂股韧带的稳定作用,附着于大转子的臀中肌、臀小肌和臀大肌及附着于小转子的髂腰肌和内收肌群的共同牵拉,而发生外旋畸形。患肢功能不全或完全丧失,有纵轴叩击痛和腹股沟韧带中点下方压痛。测量患肢可发现有短缩畸形,Bryant 三角底边较健肢缩短。外展嵌插骨折,仅诉局部疼痛,尚可伸屈髋关节或步行,易被忽略,或被粗暴检查加大骨折移位。

(2)辅助检查:一般 X 线检查即可确定诊断,如有外伤史、髋痛症状,X 线检查显示不清楚时,则可能有嵌插骨折存在。骨折线隐匿,应作 CT 检查,不可轻易否定骨折存在。

3.治疗与效果

根据患者的年龄及骨折特点和类型,来选择不同的治疗方法。

(1)非手术治疗:对于无移位、外展或外展嵌插等稳定骨折及股骨颈基底骨折,年龄过大且全身情况差合并心、肺及肝肾功能障碍者,可保守治疗。将患肢置于轻度外展位上牵引制动,防止内收,穿"丁"字鞋控制伤肢外旋,同时嘱咐患者做到三不,即不盘腿、不侧卧、不下地。3 个月后待骨折基本愈合,可逐渐持腋杖不负重活动。6 个月骨折愈合时,可负重活动。但长期卧床易发生一系列并发症,如呼吸功能不全,肺感染及泌尿系感染,下肢深静脉血栓,压疮等,这些常威胁着老年人的生命。此外,在治疗过程中,部分外展骨折可转变成内收骨折,影响骨折愈合。近来不少学者以为早期采用经皮穿针内固定治疗较为安全。

(2)手术治疗。

适应证:①内收型骨折和移位骨折;②头下型骨折,股骨头缺血坏死率高,高龄患者不宜长期卧床者;③青壮年及儿童的股骨颈骨折要求达到解剖复位;④陈旧性股骨颈骨折及骨折不愈合,股骨头缺血坏死或并发髋关节骨关节炎。

手术方法:①骨折内固定术,内固定不仅能达到骨折稳定,促进愈合,而且方便早期优质护理,并可达到早期离床活动以减少并发症的目的,如三刃钉内固定、多钉固定、加压内固定等。②人工关节置换术,适用于老年新鲜移位和陈旧性股骨颈骨折(骨折 3 周以上),股骨头缺血坏死或合并髋关节骨关节炎的患者。特别是 65 岁以上的老人,术后早期即能离床活动,对减少骨折并发症提高生活质量,有积极意义。可行单纯人工股骨头置换或全髋关节置换术。③带血运的骨瓣植骨内固定术,适用于青壮年股骨颈新鲜移位和陈旧性股骨颈骨折,能提高骨折愈合率和降低股骨头缺血坏死率。植骨方法多采用带肌蒂骨瓣或带血管蒂骨瓣,如缝匠肌蒂髂骨瓣植骨术和带旋髂深血管髂骨瓣植骨术等。

(二)护理诊断及合作性问题

(1)如厕、卫生、进食自理障碍:与骨折、卧床有关。

(2)焦虑:与担心病后无人照顾有关。

(3)疼痛:与骨折或手术切口有关。

(4)清理呼吸道无效:与年老咳嗽无力、长期卧床有关。

(5)便秘:与长期卧床肠蠕动减慢、饮食结构有关。

(6)有皮肤完整性受损的危险:与长期卧床不能活动有关。

(三)护理措施

1.术前护理

(1)患肢抬高,患肢给予皮牵引,以减轻因骨折造成的疼痛。

(2)行皮牵引的患者,护理同"牵引的护理"。

(3)骨折断端没有移位及高龄多病患者,一般多采用患肢牵引(皮牵引或骨牵引)的非手术治疗,时间为 8~12 周。

(4)合并内脏疾病的患者应注意观察生命体征,有无疾病发作的可能。

(5)皮肤准备,患肢膝关节以上,髂嵴以下(包括会阴部)备皮。

(6)护士应主动与患者谈心,安慰帮助患者,协助解决生活及各方面的困难,并做好家属的思想工作,以取得他们的合作,使患者心情舒畅地接受治疗。

2.术后护理

(1)体位:患肢抬高,保持患肢于外展中立位,防止外旋造成脱位。可用皮牵引保持其位置或穿"丁"字鞋防止患肢外旋。

（2）伤口和引流：伤口引流管接负压吸引，保持引流管通畅。注意观察伤口有无渗血。伤口渗血、引流量少，或伤口引流量过多（每 h＞200 mL），应及时处理。

（3）注意患肢感觉、运动：术后返病室，即观察患肢感觉运动情况，可让患者活动足趾以判定是否有神经损伤。

（4）疼痛护理：术后 3 d 患者会感觉伤口疼痛，遵医嘱给予止痛剂，以便患者更好地休养。

（5）预防并发症：搬动患者时须将髋关节及患肢整个托起，减少关节脱位的可能性；指导患者利用牵引架上拉手抬起臀部，防止压疮；活动或按摩下肢肌肉，促进血液循环，减少静脉血栓的发生；鼓励患者有效咳嗽、咳痰，必要时给予雾化吸入，预防坠积性肺炎。

（6）给予高蛋白、高营养、高热量、高维生素、粗纤维饮食，鼓励患者多饮水，防止便秘及泌尿系感染。

（7）功能锻炼：术后第 2 日开始指导患者除股四头肌及臀肌的收缩，以及足跖屈、背伸等活动，加强髋部肌肉的力量，防止其他关节强直。应用骨水泥固定人工假体的患者，术后 1 周可坐床边练髋关节活动；术后 2 周可扶拐行走。在患肢不负重的情况下练习行走。

（四）健康教育

（1）教会患者使用牵引床上拉手，活动躯体及上肢。健侧肢体经常活动；患肢在不疼痛的情况下可做足背的跖屈和背伸运动。

（2）患肢保持外展中立位，脚尖朝上，防止患肢外旋和内收。

（3）术后为防止脱位，应告诉患者不要将两腿在膝部交叉放置，不要坐小矮凳，不要用蹲位，不要爬陡坡，以免髋关节过度内收或前屈而引起脱位。

五、股骨干骨折患者的护理

股骨干骨折指由转子下至股骨髁上这一段的骨干骨折。

（一）护理评估

1.健康史

股骨干骨折较多见，任何年龄均可发生。其中青壮年居多。骨折由强大的直接暴力或间接暴力所致。一般骨折后重叠移位大，骨膜撕裂多。骨折类型包括横形、斜形、螺旋形、带蝶形骨折片的粉碎骨折和多段骨折等。直接暴力，如交通事故，骨折多呈横形或粉碎性，软组织损伤较重。间接暴力，如坠落伤，骨折多呈斜形或螺旋形，软组织损伤较轻。

2.身体状况

（1）症状与体征：骨折后出血多，可出现休克。局部肿胀明显，肢体短缩和畸形，下肢远端外旋，膝、髋关节不敢活动，疼痛剧烈，功能丧失。

（2）辅助检查：X线检查即可确定骨折部位和类型。股骨干上1/3骨折有时合并髋关节脱位，X线检查要包括髋关节。

3.治疗与效果

股骨干骨折的治疗方法很多，选择哪种方法，应根据骨折类型、部位，以及技术设备条件和经验等确定。

（1）非手术治疗：①外固定法，适用于新生儿。由于产伤或其他原因造成的无移位或移位不多的股骨骨折，稍加手法复位，以竹帘、小夹板或硬纸板等固定2～3周即可。②悬垂皮肤牵引法，适用于3周岁以内的儿童完全骨折。用皮肤牵引将双下肢同时垂直向上悬吊，各足趾朝向头部。牵引重量以恰使臀部悬离床面为度。3～4周骨折愈合后即可去除牵引。牵引时要注意两侧肢端的血运情况和保暖，避免发生肢端坏死。③水平皮肤牵引法，适用于5～8岁的儿童。胶布粘贴于下肢内、外侧，再用绷带包扎，托马斯牵引架牵引。④骨牵引法适用于10岁以上和成人有移位的骨折。

（2）手术切开复位和内固定：手术适应证有六。①非手术治疗失败者；②同一肢体或其他部位有多处骨折者；③合并神经血管损伤者；④老年人的骨折，不宜长期卧床者；⑤陈旧性骨折不愈合或有功能障碍的畸形愈合者；⑥无污染或污染很轻的开放骨折者。常用手术方法有髓内钉内固定和钢板内固定。

（二）护理诊断及合作性问题

（1）潜在并发症：失血性休克等。

（2）焦虑：与受伤、担心预后等有关。

（3）如厕、卫生、进食自理障碍：与骨折、卧床有关。

（4）疼痛：与骨折、软组织损伤或手术切口有关。

（5）有感染的危险：与骨牵引、骨折开放等有关。

（三）护理措施

1.预防并发症

（1）密切观察患者神志、血压、脉搏、呼吸、腹部症状和体征及贫血征象。

（2）创伤早期警惕有无颅脑、内脏损伤及休克发生，尽早开放静脉通路，建立特护记录，及时发现异常情况并立即通知医生处理。

（3）每日温水擦洗皮肤，骨牵引针眼处每日用70%酒精消毒一次，及时清理渗出物，预防感染。

2.保持患者的心理和生理舒适

（1）做好家属的思想工作，避免惊慌、哭闹，使之冷静，配合医护工作。

（2）护士要随时满足患者的基本生活需要，保持床单清洁，增加舒适感。

（3）主动关心体贴患者，介绍有关病情，使患者对自己的伤情有一个正确的评价，并愉快地配合治疗。疼痛原因明确后方可给予处理。

3.保持患肢功能

(1)患肢置外展位,抬高患肢,牵引时应注意检查局部皮肤有无受压,腓骨小头处应垫棉垫保护,以免损伤腓总神经导致足背伸无力,出现垂足畸形。

(2)加强功能锻炼,疼痛减轻后,即可开始训练股四头肌的等长收缩,以促进血液循环,防止肌肉粘连。同时可练习伸直膝关节,但关节屈曲应遵医嘱执行。

六、胫腓骨干骨折患者的护理

胫腓骨干骨折指发生于胫骨平台以下至踝上部分的骨折。发生率相当高,占各部位骨折之首。其特点为损伤暴力大,骨折移位和粉碎骨折多,软组织损伤重,开放性骨折多,并发症多。

(一)护理评估

1.健康史

(1)病因:胫腓骨干骨折多由直接暴力损伤所致,如交通事故、坠落伤等,直接打击伤较少。骨折的部位以下 1/3 骨折和中 1/3 骨折较多见,上 1/3 骨折相对较少。

(2)分类:①胫腓骨干双骨折;②单纯胫骨干骨折;③单纯腓骨骨折。其中以胫腓骨干双骨折为最多见。

2.身体状况

(1)症状与体征:局部肿胀、疼痛、功能障碍,患肢短缩或成角畸形,异常活动,局部压痛,易触及骨折端,有骨擦感。开放性骨折有时常可见到刺破皮肤的骨折端。若并发胫动脉损伤,则足背动脉搏动消失,肢端苍白、冰凉。若继发骨筋膜室综合征,则患肢端除出现缺血表现外,还有小腿肿胀明显、张力增加、肢体感觉消失等。

(2)辅助检查:X 线检查可了解骨折及移位情况。

3.治疗与效果

胫腓骨骨折处理的主要目的是恢复小腿长度,使之无成角或旋转畸形,膝、踝两关节维持平行,使胫骨有良好的对线。因胫骨是下肢主要负重骨,故治疗重点在于胫骨。只要胫骨骨折能达到解剖复位,腓骨骨折也会有良好对位对线,但不一定强求解剖复位。

(1)非手术治疗:主要适合于稳定型骨折,手法复位后用长腿石膏外固定,能维持骨折的对位、对线。在骨折固定期间,如石膏松动要及时更换,并密切观察肢端血液循环,以防石膏固定过紧发生肢体血液循环障碍。早期鼓励足趾活动和股四头肌锻炼。

(2)手术治疗:对于骨折手法复位失败者,严重不稳定骨折或多段骨折者,以及污染不重并且受伤时间较短的开放性骨折,采用手术治疗固定骨折。常用的手术固定方法有三。①外固定器固定,适用于较为严重的开放性或粉碎性骨折。②钢板内固定,多适用于骨折端相对稳定及软组织损伤较轻的骨折。因骨折段上留有钢板,可影响骨折区软组织包绕骨折端。③带锁髓内针内固定,闭合或开放性胫腓骨干骨折,应用带锁髓内针内固定已被广泛接受,并有取代其他固定方法的趋向。手术治疗的优点是,不影响骨折端软组织包绕,能保持骨的长度,控制旋转应力,骨折固定稳固,可早期活动踝、足及膝关节,关节功能恢复好。

(二)护理诊断及合作性问题

(1)如厕、卫生、进食自理障碍:与骨折、卧床有关。

(2)疼痛:与骨折、软组织损伤、固定不稳、包扎过紧、手术切口等有关。

(3)有感染的危险:与骨折开放、跟骨牵引等有关。

(4)知识缺乏:缺乏有关疾病康复、功能锻炼等方面的知识。

(三)护理措施

(1)及时给予生活上的照顾,及时解决患者的困难,多与患者沟通,了解患者的思想情况,因势利导,使患者树立战胜疾病的信心。

(2)密切观察病情,如肢体有持续性疼痛,进行性加重与创伤程度不成正比;局部感觉异常,过敏或迟钝;患侧足趾呈屈曲状,被动牵引引起剧痛。应及时通知医生处理,并做好切开减压的准备。

(3)随时调整外固定的松紧度,避免由于伤肢肿胀使外固定过紧,造成压迫。

(4)骨牵引针眼处每日换药,保持床单清洁。

(5)查明疼痛原因后可遵医嘱给予止痛剂,必要时可冷敷。

(6)伤后早期可进行髌骨的被动活动及跖趾关节和趾间关节活动;夹板固定期可练习膝踝关节活动,但禁止在膝关节伸直情况下旋转大腿,因这时旋转可传到小腿,影响骨折的稳定,导致骨不连接。外固定去除后,充分练习各关节活动,逐步下地行走。

七、脊柱骨折患者的护理

脊柱骨折为骨科常见创伤。其发生率在骨折中占 $5\%\sim6\%$,以胸腰段骨折发生率最高,其次为颈、腰椎,胸椎最少,常可并发脊髓或马尾神经损伤。

(一)护理评估

1.健康史

暴力是引起脊柱骨折的主要原因,其分类如下。

(1)依据损伤机制分类:①压缩骨折,可分为屈曲压缩和垂直压缩造成的两类骨折。其中以屈曲压缩骨折最为常见,如肩背部受重物砸伤,使椎体前方压缩,椎体楔形变。②屈曲分离骨折。此种损伤多见于汽车安全带损伤,当躯干被安全带固定,突然刹车,头颈及躯干上半身的向前屈曲发生颈椎或胸椎骨折脱位。③旋转骨折:旋转损伤一般伴有屈曲损伤或压缩损伤。④伸展分离骨折。脊柱呈过伸位承受外力,如向前跌倒,前额着地。

（2）依据骨折的稳定性分类：①稳定性骨折。②不稳定性骨折。

（3）依据骨折形态分类：①压缩骨折。②爆裂骨折。③撕脱骨折。④屈曲牵张性骨折，又称 Chance 骨折。⑤骨折-脱位。

2.身体状况

（1）症状与体征：①患者有明显的外伤史，如车祸、高处坠落、躯干部挤压伤等。②检查脊柱畸形；脊柱棘突骨折可见皮下淤血；伤处局部疼痛；棘突有明显浅压痛；脊背部肌痉挛，骨折部有压痛和叩击痛；脊柱活动明显受限，活动或在搬动时可引起明显局部疼痛。颈、胸椎骨折常可并发脊髓损伤，表现为四肢瘫、截瘫、大小便功能障碍等。

（2）辅助检查：凡疑有脊柱骨折者均应摄 X 线片，以了解骨折部位、损伤类型、骨折-脱位的严重程度。CT、MRI 可做进一步检查。

3.心理及社会状况

了解患者对功能失调的感性认识和对现况的承受能力。了解患者及家属对疾病治疗的态度。

4.治疗与效果

（1）有其他严重多发伤者，应优先治疗其他损伤，以抢救伤员生命为主。

（2）胸腰椎骨折的治疗。

单纯性压缩骨折的治疗：①椎体压缩不到 1/5 者，或年老体弱不能耐受复位固定者可仰卧于硬板床上，骨折部位垫厚枕，使脊柱过伸，3 d 后开始腰背部肌锻炼，2 个月后骨折基本愈合，第 3 个月内可以下床稍许活动，但仍以卧床休息为主，3 个月后逐渐增加下地活动时间；②椎体压缩超过 1/5 的青少年及中年伤者，可用两桌法及双踝悬吊法过仰复位，复位后包过伸位石膏背心，石膏干透后鼓励起床活动，固定时间约 3 个月，在固定期间，坚持每天做背肌锻炼，并逐日增加锻炼时间。

爆裂骨折的治疗：①无神经症状经 CT 证实无骨块挤入椎管内者，采用双踝悬吊法复位。②有神经症状经 CT 证实有骨块挤入椎管内者，需手术治疗。

（3）颈椎骨折的治疗。

稳定性骨折：轻度压缩可采用颌枕带卧位牵引复位，牵引重量 3 kg，复位后头颈胸石膏固定 3 个月。压缩明显的持续颅骨牵引，牵引重量 3～5 kg，必要时可增加到 6～10 kg。复位后于牵引 2～3 周后石膏固定。

爆裂骨折有神经症状者，原则上应早期手术切除碎骨片、减压、植骨融合及行内固定术，有严重并发伤者，需待情况稳定后手术。

（二）护理诊断及合作性问题

（1）焦虑/恐惧：与担心预后等有关。

（2）清理呼吸道无效：与长期卧床痰液引流不畅有关。

（3）躯体移动障碍：与骨折疼痛、合并脊髓损伤等有关。

(4)有皮肤完整性受损的危险:与长期卧床、四肢活动障碍等有关。

(三)护理措施

1.手术前护理

(1)根据患者脊髓受压情况,给予肢体功能位放置,防止肌肉萎缩,关节畸形。

(2)脊柱骨折一般由外伤造成,若伴有神经损伤,会使患者难以接受,往往表现出沮丧、自卑,对预后缺乏信心,甚至有自杀倾向。因此,针对以上情况,护理人员应给予耐心细致的照顾,与患者交流,了解其想法,为其讲解现代医学发展,对截瘫的康复在医学上也有一套行之有效的方法,教会患者功能锻炼和预防并发症的方法,帮助其树立自信心。

(3)对合并截瘫的患者,应每2～3 h轴向翻身一次,防止压疮。

(4)皮肤准备:背部皮肤,左右过腋中线。

2.手术后护理

(1)神经功能的观察:在患者麻醉完全恢复后,应观察双下肢的感觉运动功能及尿道括约肌功能,可牵拉导尿管,询问患者的感觉,并与术前做对照。

(2)引流管的观察:由于手术创伤大,会有较多渗血,因此手术一般在伤口内放置引流管,并行负压吸引。引流期间应注意观察引流管是否通畅和引流量的变化,及伤口敷料有无渗血。引流量多的患者应密切注意全身情况和生命体征的变化,发现问题及时处理。引流管一般2～3 d后拔除。

(3)预防压疮:按时给予患者轴向翻身。脊柱侧弯患者容易在侧弯部位发生压疮,因此需经常察看,并给予按摩。一般每2 h轴向翻身一次。

(4)预防呼吸道并发症:鼓励深呼吸、用力咳嗽,促进肺膨胀和排痰,轻轻叩击胸背部,协助排痰;遵医嘱雾化吸入,稀释痰液;多翻身更换体位;高位颈椎损伤伴呼吸困难者,早期行气管切开等。

(5)预防泌尿系统并发症:做好留置尿管的护理。

第六节　骨与关节结核

一、骨与关节结核基本护理理论概述

骨与关节结核是由于机体抵抗力降低,结核杆菌经血循环侵入骨、关节所致。骨、关节结核是全身结核的局部表现,绝大多数继发于肺结核或消化道与淋巴结结核。此病多见于儿童及青少年。脊柱结核占50%,其次为膝关节、髋关节与肘关节。患者常有全身营养状况欠佳、局部疼痛、活动受限,甚至发生失用性肌萎缩、关节畸形,并易产生不同程度的脊髓压迫症状。护理人员要按医嘱应用抗结核药物,密切观察用药疗效与毒不良反应。认真做好正确有效的局部制动,防止病变扩散与畸形的发生。有窦道感染的患者应及时换药,避免发生混合感染加重病情。防止并发症的发生。根据病情鼓励患者适当进行户外活动,促进机体对钙质的吸收。调节饮食结构,进含钙质多且营养丰富的饮食,改善患者的全身营养状况。密切观察患者的心理活动,告诉患者结核是可以治愈的。

(一)骨与关节结核的病理变化

多由结核杆菌经血行侵入骨与关节,未能得到很好的控制,且逐步发展而致。开始时可为单纯骨结核或滑膜结核。①分为中心型与边缘型骨结核,中心型骨结核以骨质浸润和坏死为主,易形成死骨与空洞;边缘型骨结核多以局限骨质缺损为主。②单纯滑膜结核早期滑膜充血、水肿、炎性细胞浸润,后期纤维组织增生、肥厚、变硬,易发生光滑游离的纤维素凝块。单纯骨结核与滑膜结核经及时治疗,可保持关节形态与功能完整。如继续发展,经软骨面边缘向软骨下潜行,破坏软骨下骨板,使关节软骨面游离。单纯骨结核逐渐向关节内突破,演变为全关节结核。全关节结核的关节腔常被肉芽肿、干酪样物质、脓液占据,形成局部脓肿。脓液增多向低位流动,形成流注性冷脓肿,有时穿破体内空腔脏器形成内瘘,或向体外破溃形成窦道。易发生混合性感染,使病情加重。

(二)骨与关节结核患者的饮食护理

骨、关节结核是一种慢性消耗性疾病,结核菌常破坏和分解体内的蛋白质,而导致患者全身营养状况低下。因此改善骨与关节结核患者的营养状况,是治疗本病的基础。应根据患者营养的需要,进易消化、高蛋白、高热量、高维生素及钙质丰富的饮食。如牛奶含有钙质;豆类与新鲜蔬菜中含有多种维生素,并可减少结核药物的毒不良反应。如患者食欲尚佳,应鼓励患者进食多种食物,以保证营养物质的互补。为避免某些抗结核药物对胃肠黏膜的刺激,应嘱患者饭后 30 min 服用。

(三)骨与关节结核患者的心理护理

骨、关节被结核杆菌侵犯后,常出现程度不同的功能影响。患者的生活质量受到影响,精神压力大,使机体的抗结核菌能力降低,增加了结核菌的扩散机会,以至影响疾病的疗效与转归。应使患者了解疾病的有关知识、治疗方案与疾病的转归,以及应用有效的抗结核药可控制结核活动,而手术可以除去病灶、恢复关节功能。

(四)骨与关节结核患者的康复护理

骨与关节结核患者常因患处疼痛而活动减少。尤其是脊柱结核有脊髓压迫症的患者,躯干不能随意活动,极易发生失用性肌萎缩、关节畸形,影响患者日后的肢体功能与生活质量。对无截瘫的脊柱结核患者,除鼓励其主动进行肢体肌肉的等长舒缩及关节的伸屈运动与直腿抬高,还可使其利用床架引体上升或仰卧双肘撑床抬起胸腰部,锻炼胸腰背部的肌力。帮助脊柱结核截瘫患者进行被动的肢体肌肉按摩及关节的伸屈运动,鼓励患者进行抬头、扩胸、深呼吸及上肢运动,以防神经根粘连、失用性肌肉萎缩与关节粘连、强直,促其功能的尽快恢复。活动度由小到大,一般为手术后6～12个月逐渐下床活动,避免过早负重病变复发,或发生病理性骨折而加重病情,影响患者的功能恢复。

二、骨与关节结核疾病的分类护理

(一)脊柱结核患者的护理

1.疾病概要

脊柱结核是结核杆菌经血行扩散的继发性疾病,发病率占骨与关节结核的首位。以腰椎发病率最高,其次为胸椎、颈椎、骶椎。好发于肌肉附着少、血运差的椎体。中心型常形成死骨、空洞,边缘型以溶骨为主。早期患者表现为局限性疼痛,全身症状不明显,随着病情的发展常有低热、盗汗、乏力、消瘦、食欲减退、疼痛、流注性冷脓肿、肌肉痉挛、脊柱活动受限及拾物试验阳性等。如椎体破坏严重,受压塌陷,则易发生病理性骨折、脱位及后突畸形。脊髓受结核病变物质侵犯或压迫,常出现程度不等的脊髓压迫症状或截瘫。借助X线、CT、MRI检查可确定病变的性质、位置,有无死骨、冷脓肿、病理性骨折及脱位。一般经卧床休息、局部制动,应用有效的抗结核药物、全身支持疗法,可使病变稳定或治愈。如有明确死骨、冷脓肿、脊柱骨折、脱位、成角后突畸形、窦道流脓经久不愈或截瘫时,可行病灶清除、脊髓减压、脊柱融合等手术治疗。

2.临床护理

(1)术前护理。①安排患者于阳光充足、通风的环境。卧硬板床局部制动,保证患者的充足睡眠。减少体力消耗及局部病变的机械性刺激,促使病变局限,避免发生病理性骨折、脱位、成角后突畸形及脊髓损伤。如患者一般情况尚好、病变稳定,可协助患者适当户外活动,促进机体代谢及钙质的吸收。给予患者易消化、高钙质、高能量饮食。贫血严重时按医嘱应用补血药或输血浆、新鲜全血等。应用有效的抗结核药物至少2周,减少结核杆菌扩散。有窦道者及时给予换药,用有效的抗生素。要避免各种并发症的发生。其护理详见本节基本护理理论概述。②颈椎结核患者在应用颌枕带牵引制动时,应保持头颈中立位,颈部两侧沙袋制动,体位要舒适,并做好皮肤护理。准备好尺寸合适的颈围,下床时制动颈部。

(2)术后护理。平卧硬板床,3～6 h血压平稳后协助患者翻身,其护理参照"脊柱骨折、脊髓损伤患者的护理"。颈椎结核手术,持续颌枕带牵引,颈部两侧沙袋中立位制动。严防植骨块松动、移位或滑脱,压迫或损伤脊髓。有脊髓受压症状的患者,要密切观察肢体运动、感觉、括约肌功能恢复情况、有无改善或加重,颈椎结核患者手术切口靠近口腔,敷料易被食物或呕吐物污染,易导致刀口混合感染。

(3)术后并发症的观察与护理。①脊髓损伤:由于手术操作靠近脊髓,极易牵拉、刺激、损伤脊髓,导致相应部位的神经功能障碍;②植骨块松动与滑脱:当术中植骨不牢或术后搬动患者不当时,易发生植骨块松动或滑脱;③压疮及呼吸道、泌尿系感染。

3.康复护理

脊柱结核术后进入康复期的患者,仍需继续卧硬板床休息3~6个月,术后3个月拍X线片复查,根据脊柱稳定情况与植骨愈合情况,确定患者的下床活动时间。一般术后卧床休息3~6个月,戴颈围或腰围逐渐下床活动。全身抗结核药物治疗要满2年。已婚女性病愈后避孕3年,以免因怀孕加重病情。

(二)髋关节结核患者的护理

1.疾病概要

髋关节结核的发病率占全身骨与关节结核的第三位,单侧居多,儿童多见。结核菌可侵入髋臼、股骨头、颈或关节滑膜。早期为单纯骨结核或滑膜结核,经及时正确治疗病情可控制或治愈,反之可演变为全关节结核,造成滑膜、骨质、关节的严重破坏。患者除有与脊柱结核相同的全身症状外,局部可出现疼痛或放射性膝关节痛、关节畸形、功能障碍、跛行。早期髋关节呈外展、外旋、屈曲畸形,晚期呈内收、内旋、屈曲畸形,臀肌萎缩,关节周围脓肿或形成窦道。当股骨头、颈被破坏后可发生病理性骨折及病理性后脱位,晚期可形成纤维性强直。体检可见托马斯征与"4"字试验阳性,髋关节过度后伸试验时受限,有抗拒感觉,后伸范围小于10°。X线与健侧髋关节对比,早期表现为局限骨质疏松、关节间隙轻度变窄。单纯滑膜结核,可见骨质疏松、骨小梁变细、关节囊肿胀、关节间隙增宽。单纯骨结核在髋臼或股骨颈区,有骨质破坏、死骨与空洞形成。全关节结核破坏严重时,常发生病理性后脱位,股骨头、颈几乎消失,纤维性或骨性强直。行CT、MRI检查可进一步明确诊断。除采用全身支持疗法、足量有效的抗结核药物之外,局部可用石膏、夹板或牵引制动患肢或关节腔内注射抗结核药物,减少结核菌的扩散,使病变局限。经保守治疗3个月以上病情仍不见好转或有加重趋势,应立即采用滑膜切除、病灶清除、关节植骨融合、髋关节融合或功能重建术。

2.临床护理

(1)术前护理。①患者的全身护理;②局部护理为减轻关节面之间的压力,减轻疼痛与肌肉痉挛,纠正关节畸形,使病变局限。首先行皮肤牵引制动患肢,牵引制动期间要保持患肢外展15°~30°中立位。随时检查牵引肢体的肤色、温度、足背动脉搏动情况,有无神经受压引起的感觉、运动障碍。注意牵引肢体的位置、力线是否恰当。牵引绳是否受被褥压迫或脱出滑车。扩张板是否抵于床栏杆,牵引物或砣是否悬空,不可随意增减重量,以保证有效牵引。有窦道者应选用有效的抗生素,每日伤口清洁换药。指导并教会患者进行股四头肌的等长舒缩运动,让患者伸直膝关节用力绷紧股四头肌,此时髌骨上移推其不动,股四头肌处于绷紧状态证明方法正确。

（2）术后护理。用枕头垫高患肢，持续皮肤牵引制动患肢，牵引期间护理同术前。如用石膏固定患肢，应注意防止石膏折断、皮肤压疮，以及患肢趾端血运、感觉、疼痛、肿胀情况，发现异常采取处理措施。鼓励患者按术前股四头肌的锻炼方法，进行股四头肌的伸屈运动。以免发生肌肉萎缩、关节僵硬，影响患肢功能的恢复。

（3）术后并发症的观察与护理。常见的并发症有肌肉萎缩、关节僵硬，因此疾病早期即应做好肢体的功能保护与被动按摩，主动做股四头肌的等长舒缩与未固定关节的伸屈运动。

3.康复护理

为了尽快地恢复患肢的功能，除及早进行股四头肌的等长舒缩及未固定关节的功能活动外，也可利用床架拉手，用健肢蹬床抬起上身与臀部，增加全身血液循环及呼吸量，并有助于尿液沉渣的排出，预防褥疮、呼吸道、泌尿系感染与结石的发生。术后3～4周可根据术式做屈髋、屈膝练习，以加强关节功能的重建。术后4～6周拆除牵引，患肢不负重扶拐下地练习行走。术后3个月摄X线片，根据病情与骨愈合的情况，确定弃拐负重下地行走的时间。术后应服用抗结核药物2年，以防病变复发。

第十二章

肿瘤科疾病护理

第一节　食管癌

一、概述

食管癌（carcinoma of esophagus）是常见的消化道恶性肿瘤，目前原因不明，与炎症、真菌感染、亚硝胺类化合物摄入、微量元素及维生素缺乏有关。其主要病理类型为鳞癌（90％），少部分为腺癌、肉瘤及小细胞癌等。其可分为髓质型、缩窄型、蕈伞型、溃疡型，以胸中段食管癌较多见，下段次之，上段较少。食管癌发生于食管黏膜上皮的基底细胞，绝大多数是鳞状上皮癌（95％），腺癌起源于食管者甚为少见，多位于食管末端。贲门癌多为腺癌，贲门部腺癌可向上延伸累及食管下段。其主要通过淋巴转移，血行转移发生较晚。

二、诊断

（一）症状

1.早期

患者早期常无明显症状，仅在吞咽粗硬食物时有不同程度的不适感，包括：①咽下食物哽噎感，常因进食固体食物引起，第1次出现哽噎感后，不经治疗而自行消失，隔数日或数月再次出现；②胸骨后疼痛，常在咽下食物后发生，进食粗糙热食或刺激性食物时加重；③食物通过缓慢并有滞留感；④剑突下烧灼样刺痛，轻重不等，多在咽下食物时出现，食后减轻或消失；⑤咽部干燥与紧缩感，食物吞下不畅，并有轻微疼痛；⑥胸骨后闷胀不适。症状时轻时重，进展缓慢。

2.中晚期

（1）吞咽困难：进行性吞咽困难是食管癌的主要症状。初起时进食固体食物有哽噎感，以后逐渐呈进行性加重，甚至流食也不能咽下。吞咽困难的严重程度除与病期有关外，与肿瘤的类型也有关系。缩窄型出现梗阻症状早而严重，溃疡型及腔内型出现梗阻症状较晚。

（2）疼痛和呕吐：见于严重吞咽困难病例，多将刚进食的食物伴唾液呕出呈黏液状。疼痛也为常见症状，多位于胸骨后、肩胛间区，早期多呈间歇性，出现持续而严重的胸痛或背痛，需用止痛药止痛者，为晚期肿瘤外侵的征象。

（3）贲门癌：可出现便血、贫血。

（4）体重下降及恶病质：因长期吞咽困难，引起营养障碍，体重明显下降，消瘦明显。出现恶病质是肿瘤晚期的表现。

（5）邻近器官受累的症状：肿瘤侵及邻近器官可引起相应的症状。癌肿侵犯喉返神经，可发生声音嘶哑；侵入主动脉，溃烂破裂，可引起大量呕血；侵入气管，可形成食管气管瘘；高度阻塞可致食物反流，引起进食时呛咳及肺部感染；持续胸痛或背痛为晚期症状，表示癌肿已侵犯食管外组织。

（二）体征

1.一般情况

以消瘦为主，甚至出现恶病质，有的患者有贫血和低蛋白血症的表现。

2.专科检查

病变早期并无阳性体征；病变晚期可扪及锁骨上转移的淋巴结或上腹部有包块，并有压痛。

（三）检查

1.实验室检查

主要表现为低血红蛋白、低血浆蛋白，有的患者可有大便隐血试验阳性。

2.特殊检查

（1）钡餐检查：是食管癌诊断最常用、最有效、最安全的方法，可了解病灶的部位及范围，此外还可了解胃和十二指肠的情况，供手术设计参考。在钡餐检查时应采取正位、侧位和斜位不同的体位并应用双重造影技术仔细观察食管黏膜形态及食管运动的状况以免漏诊早期病变。根据钡餐检查的形态将食管癌分为溃疡型（以食管壁不规则缺损的壁龛影为主）、蕈伞型（病灶如菌状或息肉状突入食管腔）、缩窄型（病变以环状狭窄为主，往往较早出现症状）和髓质型（病变以黏膜下肌层侵犯为主，此型病变呈外侵性生长，瘤体往往较大）。又根据食管癌发生的部位将其分为上段（主动脉弓上缘水平以上的食管段）、中段和下段（左下肺静脉下缘至贲门的食管）食管癌。由于能提取组织做病理定性，因此钡餐与食管镜是不能相互取代的检查。由于钡剂可覆盖病灶表面造成假象，故钡餐检查最好在组织学检查后再进行。

（2）食管镜检查：可在直视下观察病灶的形态和大小，并采取活体组织做出病理学诊断，对病灶不明显但可疑的部位可用刷取脱落细胞检查。

（3）食管拉网检查：我国学者发明的极其简便、有效、安全、经济的检查方法，尤其适用于大规模普查及早期食管癌的诊断，其诊断学的灵敏度甚至高于依靠肉眼观察定位的食管镜检查。分段食管拉网结合钡餐检查还可确定病变的部位。

(4)CT和MRI检查:可了解食管癌纵隔淋巴转移的情况及是否侵及胸主动脉、气管后壁。

(5)纤维支气管镜检查:主要观察气管膜部是否受到食管癌侵犯,必要时可做双镜检查(即同时加做食管镜检查)。

(6)内镜式食管超声(endoscopic esophageal ultrasound,EEU)引导下细针穿刺活检(fine-needle aspiration,FNA):少数患者在其他方法不能明确诊断但又高度怀疑食管恶性病变时可做此检查,用细针刺入食管壁抽吸少量组织病理检查以明确诊断。

(7)超声检查:主要了解肿瘤有无腹腔转移,尤其是食管下段肿瘤容易造成胃小弯、胰腺及肝脏的转移,对于这样的患者应避免外科手术并及时进行非手术治疗。

(四)诊断要点

(1)进食时有梗阻感或呛咳、咽部干燥紧束感,进行性吞咽困难等症状。

(2)有消瘦、乏力、贫血、脱水、营养不良等恶病质表现。

(3)中晚期患者可出现锁骨上淋巴结肿大,肝转移性肿块、腹水等。

(4)纤维食管癌、食管吞钡X线造影等检查结果能明确诊断。

(五)鉴别诊断

1.食管平滑肌瘤

常见的食管平滑肌瘤可出现类似食管癌下咽困难的症状,通常症状时间较长但无消瘦迹象。在钡餐检查中可见肿块较圆滑突向食管腔,黏膜无损伤,并有特殊的"八字胡"征。食管拉网及食管镜检查均无癌细胞发现。

2.食管良性狭窄

食管良性狭窄通常有吞服强酸、强碱液病史,化学性灼伤常造成全食管或食管节段性狭窄,发病以儿童和女性患者多见,根据病史不难鉴别。

3.外压性食管梗阻

食管外的某些异常,如巨大的纵隔肿瘤、纵隔淋巴结、胸骨后甲状腺肿等均可压迫食管造成节段性狭窄致吞咽困难,但通常钡餐检查可见食管黏膜正常,拉网及食管镜检查也无病理学证据。

4.贲门失弛缓症

病史较长,病情可有缓解期,常有呕吐宿食史,有特征性的食管钡餐表现,亚硝酸异戊酯试验阳性,病理学活检无食管癌的证据。

5.食管静脉曲张

食管静脉曲张常发生在食管中下段,吞咽困难较轻,往往伴有门静脉高压,常见于肝硬化、布-加综合征等。钡餐检查可见食管黏膜紊乱,食管镜下可见黏膜下曲张的静脉,但黏膜表面完整无破坏。绝对禁止活检,以免造成大出血。

三、治疗

一般对较早期病变宜采用手术治疗；对较晚期病变，仍应争取手术治疗，位于中、上段的晚期病变，而年龄较高或有手术禁忌证者，则以放射治疗为佳。

（一）手术疗法

手术是食管癌首选的治疗方法。早期切除常可达到根治效果。手术方法应根据病变大小、部位、病理分型及全身情况而定，原则上应切除食管大部分。中、晚期食管癌常浸润至黏膜下，食管切除范围应在距离癌瘤 5～8 cm 处。因此食管下段癌，与代食管器官吻合多在主动脉弓上，而食管中段或上段癌则应吻合在颈部。代食管器官常用的是胃，有时用结肠或空肠。

1.适应证

对病变的大小和部位、病理类型，以及患者的全身情况进行全面分析，在下列情况时，可以考虑外科手术治疗：①早期食管癌（0 期及 Ⅰ 期），患者一般情况允许，应积极争取手术治疗；②中期内的 Ⅱ、Ⅲ 期，患者情况许可，无明显远处转移，条件允许时均应采用术前放射与手术切除或手术切除与术后放疗的综合治疗；③放射治疗后复发、穿孔者，病变范围不大，无远处癌转移，周身情况良好，也应争取手术治疗；④食管癌高度梗阻，无明显远处转移，患者周身情况允许，应积极争取开胸手术，不能切除者，可行分流吻合术，然后辅以放疗和化疗。

2.禁忌证

随着手术技巧、围术期处理及癌症综合治疗观念的建立和发展，某些手术禁忌证已得以改变。

（1）食管癌伴有锁骨上淋巴结转移的治疗：上段及颈段食管癌的锁骨上淋巴结转移实为局部淋巴结转移，在患者周身情况允许，无其他脏器转移，原发病灶可以切除的情况下，应行病灶切除及淋巴结切除术。术后辅以放、化疗。

（2）并发有其他脏器功能不全或损害的患者，只要病灶能够切除，患者能够耐受剖胸术，均应手术治疗。

3.影响切除率的因素

（1）食管癌病变长度：一般超过 5 cm，大都说明肿瘤较为晚期。但早期食管癌要除外，早期食管癌，病灶表浅，有时范围较广。发现食管癌伴有巨大阴影或突出阴影，多数病例已外侵食管周围脏器并发生粘连。食管癌局部有软组织肿块，亦可说明肿瘤外侵。X 线检查，有上述现象出现，可以判断手术切除率较低。

（2）胸背疼痛：胸骨后或背部肩胛区持续性钝痛常揭示肿瘤已有外侵，引起食管周围炎、纵隔炎，也可以是食管深层癌性溃疡所致。下段肿瘤引起的疼痛可以发生在上腹部。疼痛严重不能入睡或伴有发热者，不但手术切除的可能性较小，而且应注意肿瘤穿孔的可能。

(3)出血:有时患者也会因呕血或黑便就诊。肿瘤可浸润大血管特别是胸主动脉而造成致命性大出血。对于有穿透性溃疡患者,特别是 CT 检查显示肿瘤侵犯胸主动脉者,应注意出血的可能。

(4)声音嘶哑:常是肿瘤直接侵犯或转移性淋巴结压迫喉返神经所致。有时也可以是吸入性炎症引起的喉炎所致,间接纤维支气管镜检查有助于鉴别。其常提示肿瘤外侵及转移严重。

(5)手术径路:常用左胸切口,中、上段食管癌切除术有用右胸切口者。经食管裂孔剥除食管癌法可用于心肺功能差,不能耐受开胸手术者。此法可并发喉返神经麻痹及食管床大出血,应掌握适应证。

对于晚期食管癌,不能根治或放射治疗,进食较困难者,可做姑息性减轻症状手术如:食管腔内置管术、胃造瘘术、食管胃转流或食管结肠转流吻合术。这些减轻症状手术,可能发生并发症,故应严格掌握适应证。

(二)放射治疗

食管癌放射治疗包括根治性和姑息性两大类,单独放射治疗食管癌疗效差,故放射治疗一般仅作为综合治疗的一部分。照射方法包括放射和腔内放射、术前放射和术后放射。治疗方案的选择,需根据病变部位、范围、食管梗阻程度和患者的全身状况而定。颈段和上胸段食管癌手术的创伤大,并发症发生率高,而放疗损伤小,疗效优于手术,应以放疗为首选。凡患者全身状况尚可,能进半流食或顺利进流食、胸段食管癌而无锁骨上淋巴结转移及远处转移,无气管侵犯、无食管穿孔和出血征象,病灶长度<8 cm 而无内科禁忌证者,均可做根治性放疗。其他患者则可进行旨在缓解食管梗阻、改善进食困难、减轻疼痛、提高患者生存质量和延长患者生存期的姑息性放疗。放疗源的选择可采取以下原则:颈段及上胸段食管癌选用 ^{60}Co 或 4~8 mV X 线,中胸及下胸段食管癌选用 18 mV 或 18 mV 以上 X 线照射,也可选用 ^{60}Co 远距离外照射。根治性放疗每周照射 5 次,每次 1.8~2.0 Gy,总剂量为 60~70 Gy/7~8 周。姑息性放疗也尽量给予根治量或接近根治量。术前放疗主要适用于食管癌已有外侵,临床估计单纯手术切除有困难,但肿瘤在放疗后获得部分退缩可望切除者。术前照射能使癌肿及转移的淋巴结缩小,癌肿周围小血管和淋巴管闭塞,可提高切除率,减少术中癌的播散。术前放疗的剂量为 30~70 Gy/4~8 周,放疗后 4~6 周再做手术切除。对姑息性切除后肿瘤有残留,术后病理检查发现食管切端有癌浸润,手术切缘过于狭窄,肿瘤基本切除但临床估计可能有亚临床病灶残留者,应进行术后放疗,以提高 5 年生存率。但是,对术中切除不完全的病变,局部可留置银夹标记,术后 2~4 周再做放射治疗。能否提高 5 年生存率尚有争论。术后放疗剂量为 50~70 Gy。近有学者建议采用食管癌体外三野照射法、超分割分段放疗,以及采用 ^{60}Co、^{137}Cs、^{192}Yb 食管腔内近距离放疗,以减少肺组织及脊髓所受的放射剂量而减轻放射损伤,提高放疗的疗效。

（三）药物治疗

由于全身性扩散是食管癌的特征,应用化疗是合乎逻辑的。然而化疗在永久控制此症的效果方面尚未得到证实,显效率在 5%～50%,取决于选用的药物或药物之间的搭配,目前多为数种作用机制不同药物的联合用药。常用方法为 DMP、DBV、PMD 等,但病情改善比较短暂且大多数有效的药物均有毒性。目前临床上常用联合化疗方案有 DDP-BLM、BLM-ADM、DDP-DS-BLM 及 DDP-ADM-氟尿嘧啶等。临床观察发现,DDP、氟尿嘧啶和 BLM 等化疗药物具有放射增敏作用。近 10 年来将此类化疗药物作为增敏剂与放疗联合应用治疗食管癌,并取得了令人鼓舞的疗效。

（四）综合治疗

1.新辅助化疗

新辅助化疗又称诱导化疗或术前化疗,目的在于:①控制原发病灶,增加完全性手术切除的机会,也可减少术中肿瘤的播散;②肿瘤血供完整,允许更有效的化疗药物的输送;③早期的全身治疗可以消灭微小的转移病灶;④术前化疗允许更为客观地评价肿瘤反应情况,从而确定有效的化疗药物。

2.食管癌的术后化疗

食管癌的术后化疗即辅助化疗研究较少,但现有资料显示其可能明显提高术后生存率。

3.食管癌的术前化疗和放疗

一般是选用一种或数种化疗药物附加术前放疗,3～4 周后手术切除。有些患者局部病灶可以完全消失。目前术前化疗加术前放疗有逐渐增加的趋势。

4.术前放射治疗

该方法能使癌肿及转移的淋巴结缩小,癌肿周围小血管和淋巴管闭塞,可提高切除率,减少术中癌的播散。对术中切除不完全的病变,局部可留置银夹标记,术后 2～4 周再进行放射治疗。此法能否提高5年生存率尚有争论。

5.食管支架或人工贲门

采用记忆合金做的人工支架可将癌瘤所致的狭窄食管腔撑开,可姑息性地解决患者的进食和营养;用高分子材料做的人工贲门可扩开食管下端贲门癌所致的狭窄,并有一定的抗反流作用。

6.食管癌激光切割术

食管癌激光切割术为姑息性治疗食管癌,用激光在食管腔内切割腔内生长的肿瘤,解决患者的进食和营养问题。

四、病情观察

（一）非手术治疗

（1）放射治疗患者应该注意有无放射性肺炎,气管-食管瘘或食管穿孔发生,尤其是癌肿病变在胸主动脉附近时,要注意患者有无突然呕血、便血增加或血性胸腔积液出现,以便及时停止照射,防止主动脉穿孔发生。

(2)监测患者的血常规,无论放疗还是化疗均对患者的造血系统有抑制,因此在治疗过程中每周至少查 2 次。

(3)生物制剂治疗应注意药物的不良反应和变态反应。

(4)对癌肿的大小应定期复查,以了解非手术治疗的效果并制订下一步治疗方案。

(二)肿瘤切除性手术治疗

(1)注意观察有无出血和感染这两项手术后早期的常见并发症。

(2)吻合口瘘是食管癌手术后最常见、后果最严重的并发症,术后早期较少发生,通常易将术后早期的残胃瘘误诊为吻合口瘘。吻合口瘘常在术后 6~10 d 发生,主要表现为突然发热、胸痛、有胸腔积液和血常规增高,口服 60% 泛影葡胺或稀钡剂造影可明确诊断。

(三)姑息性治疗

如行激光切割手术须注意发生食管穿孔,可表现为突然发生纵隔气肿或气胸并伴有发热和胸闷。食管支架或人工贲门在安放后可出现脱落,患者可恢复手术前的症状,应注意检查确认植入物所在位。

五、护理措施

(一)术前护理

1.心理护理

患者对手术的耐受力差,对治疗缺乏信心,同时对手术存在着一定程度的恐惧心理。因此,应针对患者的心理状态进行解释、安慰和鼓励,建立充分信赖的护患关系,使患者认识到手术是重要的治疗方法,使其乐于接受手术。

2.加强营养支持

尚能进食者应给予高热量、高蛋白、高维生素的流食或半流食。不能进食者,应静脉补充水分、电解质及热量。低蛋白血症的患者,应输血或血浆蛋白予以纠正。

3.胃肠道准备

(1)注意口腔卫生。

(2)术前安置胃管和十二指肠管。

(3)术前禁食,有食物潴留者,术前晚用等渗盐水冲洗食管,有利于减轻组织水肿,降低术后感染和吻合口瘘的发生率。

(4)拟行结肠代食管者,术前需按结肠手术准备。

4.术前练习

教会患者深呼吸、有效咳嗽、排痰和床上排便等活动。

（二）术后护理

（1）按胸外科术后常规护理。

（2）术后应重点加强呼吸道护理。必要时,行鼻导管吸痰或气管镜吸痰,清除呼吸道分泌物,促进肺扩张。

（3）保持胃肠减压管通畅:术后 24～48 h 引流出少量血液,应视为正常,若引流出大量血液,应立即报告医生处理。胃肠减压管应保留 3～5 d,以减少吻合口张力,以利于吻合口愈合。

（4）密切观察胸腔引流量及性质:若胸腔引流液为大量血性液体,则提示胸腔内有活动性出血;若引流出混浊液或食物残渣,应考虑食管吻合口瘘;若有粉红色液体伴有脂肪滴排出,则为乳糜胸。出现以上情况,应采取相应措施,明确诊断,予以认真处理。若无异常,术后 2～3 天即可拔除引流管。

（5）严格控制饮食:由于食管缺乏浆膜层,故吻合口愈合较慢,术后应严格禁食和禁水。禁食期间,每天由静脉补液。安放十二指肠营养管者,可于手术后第 2～3 d 肠蠕动恢复后,经导管滴入营养液,可减少输液量。手术后第 5 天,若病情无特殊变化,可经口进食牛奶,每次 60 mL 每 2 h/次,间隔期间可给等量开水。若无不良反应,可逐日增量。术后第 10～12 天改无渣半流质饮食,但应注意防止进食过快及过量。

（6）吻合口瘘的观察及护理:食管吻合口瘘的临床表现为高热、脉快、呼吸困难、胸部剧痛,患侧呼吸音低,叩诊浊音,白细胞计数升高,甚至发生休克。处理原则为行胸膜腔引流促使肺膨胀;选择有效的抗生素抗感染;补充足够的营养和热量。目前,多选用完全胃肠内营养支持经胃造口灌注治疗,效果确切,令人满意。

（三）健康教育

胃代食管术后,少量多餐,避免睡前、躺着进食,进食后务必慢走,或端坐 0.5 h,防止反流。裤带不宜系得太紧。进食后避免有低头弯腰的动作。给予高蛋白、高维生素、低脂、少渣饮食,并观察进食后有无梗阻、疼痛、呕吐、腹泻等情况。若发现症状应暂停饮食。

第二节 肺 癌

一、概述

肺癌(lung cancer)大多数起源于支气管黏膜上皮,因此也称支气管肺癌,是肺部最常见的恶性肿瘤。肺癌的发生与环境的污染及吸烟密切相关,肺部慢性疾病、人体免疫功能低下、遗传因素等对肺癌的发生也有一定影响。根据肺癌的生物学行为及治疗特点,将肺癌分为小细胞肺癌、鳞癌、腺癌、大细胞癌。根据肿瘤的位置分为中心型肺癌及周边型肺癌。肺癌转移途径有直接蔓延、淋巴结转移、血行转移及种植性转移。

二、诊断

（一）症状

肺癌的临床症状根据病变的部位、肿瘤侵犯的范围、是否有转移及肺癌副癌综合征全身表现不同而异,最常见的症状是咳嗽、咯血、气短、胸痛和消瘦,其中以咳嗽和咯血最常见,咳嗽的特征往往为刺激性咳嗽、无痰;咯血以痰中夹血丝或混有粉红色的血性痰液为特征,少数患者咯血可出现整口的鲜血,肺癌在胸腔内扩散侵犯周围结构可引起声音嘶哑、Horner综合征、吞咽困难和肩部疼痛。当肺癌侵犯胸膜和心包时可能表现为胸腔积液和心包积液,肿瘤阻塞支气管可引起阻塞性肺炎而发热,上腔静脉综合征往往是肿瘤或转移的淋巴结压迫上腔静脉所致。小细胞肺癌常见的副癌综合征主要表现恶病质、高血钙和肺性骨关节病或非恶病质患者清/球蛋白倒置、高血糖和肌肉分解代谢增加等。

（二）体征

1.一般情况

以消瘦和低热为常见。

2.专科检查

如前所述,肺癌的体征根据其病变的部位、肿瘤侵犯的范围、是否有转移及副癌综合征全身表现不同而异。肿瘤阻塞支气管可致一侧或叶肺不张而使该侧肺呼吸音消失或减弱,肿瘤阻塞支气管可继发肺炎,出现发热和肺部啰音,肿瘤侵犯胸膜或心包造成胸腔或心包积液出现相应的体征,肿瘤淋巴转移可出现锁骨上、腋下淋巴结增大。

（三）检查

1.实验室检查

痰涂片检查找癌细胞是肺癌诊断最简单、最经济、最安全的检查,由于肺癌细胞的检出阳性率较低,因此往往需要反复多次的检查,并且标本最好是清晨首次痰液立即检查。肺癌的其他实验室检查往往是非特异性的。

2.特殊检查

（1）X线摄片:可见肺内球形灶,有分叶征、边缘毛刺状,密度不均匀,部分患者见胸膜凹陷征（兔耳征）,厚壁偏心空洞,肺内感染、肺不张等。

（2）CT检查:已成为常规诊断手段,特别是对位于肺尖部、心后区、脊柱旁、纵隔后等隐蔽部位的肿瘤的发现有益。

(3)MRI 检查:在于分辨纵隔及肺门血管,显示隐蔽部的淋巴结,但不作为首选。

(4)痰细胞学:痰细胞学检查阳性率可达 80%,一般早晨血性痰涂片阳性率高,至少需连查 3 次以上。

(5)支气管镜检查:可直接观察气管、主支气管、各叶、段管壁及开口处病变,可活检或刷检取分泌物进行病理学诊断,对手术范围及术式的确定有帮助。

(6)其他:①经皮肺穿刺活检,适用于周围型肺内占位性病变的诊断,可引起血胸、气胸等并发症;②对于有胸腔积液者,可经胸穿刺抽液离心检查,寻找癌细胞;③正电子发射体层摄影(PET)对于肺癌鉴别诊断及有无远处转移的判断准确率可达 90%,但目前价格昂贵。

其他诊断方法如放射性核素扫描、淋巴结活检、胸腔镜下活检术等,可根据病情及条件酌情采用。

(四)诊断要点

(1)有咳嗽、咯血、低热和消瘦的病史和长期吸烟史;晚期患者可出现声音嘶哑、胸腔积液及锁骨淋巴结肿大。

(2)影像学检查有肺部肿块并具有恶性肿瘤的影像学特征。

(3)病理学检查发现癌细胞。

(五)鉴别诊断

1.肺结核

(1)肺结核球:易与周围型肺癌混淆。肺结核球多见于青年,一般病程较长,发展缓慢。病变常位于上叶尖后段或下叶背段。在 X 线片上肿块影密度不均匀,可见到稀疏透光区和钙化点,肺内常另有散在性结核病灶。

(2)粟粒型肺结核:易与弥漫型细支气管肺泡癌混淆。粟粒型肺结核常见于青年,全身毒性症状明显,抗结核药物治疗可改善症状,病灶逐渐吸收。

(3)肺门淋巴结结核:在 X 线片上肺门肿块影可能误诊为中心型肺癌。肺门淋巴结结核多见于青少年,常有结核感染症状,很少有咯血。

2.肺部炎症

(1)支气管肺炎:早期肺癌产生的阻塞性肺炎,易被误诊为支气管肺炎。支气管肺炎发病较急,感染症状比较明显。X 线片上表现为边界模糊的片状或斑点状阴影,密度不均匀,且不局限于一个肺段或肺叶。经抗菌药物治疗后,症状迅速消失。肺部病变吸收也较快。

(2)肺脓肿:肺癌中央部分坏死液化形成癌性空洞时,X 线片上表现易与肺脓肿混淆。肺脓肿在急性期有明显感染症状,痰量多,呈脓性,X 线片上空洞壁较薄,内壁光滑,常有液平面,脓肿周围的肺组织或胸膜常有炎性变。支气管造影空洞多可充盈,并常伴有支气管扩张。

3.肺部其他肿瘤

(1)肺部良性肿瘤:如错构瘤、纤维瘤、软骨瘤等有时需与周围型肺癌鉴别。一般良性肿瘤病程较长,生长缓慢,临床上大多没有症状。X线片上呈现接近圆形的块影,密度均匀,可以有钙化点,轮廓整齐,多无分叶状。

(2)支气管腺瘤:一种低度恶性肿瘤。发病年龄比肺癌轻,女性发病率较高。临床表现与肺癌相似,常反复咯血。X线片表现有时也与肺癌相似。经支气管镜检查,诊断未能明确者宜尽早做剖胸探查术。

4.纵隔淋巴肉瘤

纵隔淋巴肉瘤可与中心型肺癌混淆。纵隔淋巴肉瘤生长迅速,临床上常有发热和其他部位浅表淋巴结肿大。在X线片上表现为两侧气管旁和肺门淋巴结肿大。对放射疗法高度敏感,小剂量照射后即可见到肿块影缩小。纵隔镜检查亦有助于明确诊断。

三、治疗

治疗肺癌的方法主要有外科手术治疗、放射治疗、化学药物治疗、中医中药治疗及免疫治疗等。尽管80%的肺癌患者在明确诊断时已失去手术机会,但手术治疗仍然是肺癌最重要和最有效的治疗手段。然而,目前所有的各种治疗肺癌的方法效果均不能令人满意,必须适当地联合应用,进行综合治疗以提高肺癌的治疗效果。具体的治疗方案应根据肺癌的分级和 TNM 分期、病理细胞学类型、患者的心肺功能和全身情况及其他有关因素等,进行认真详细的综合分析后再做决定。

(一)手术治疗

手术治疗的目的是彻底切除肺部原发癌肿病灶和局部及纵隔淋巴结,并尽可能保留健康的肺组织。

肺切除术的范围决定于病变的部位和大小。对周围型肺癌,一般施行肺叶切除术;对中心型肺癌,一般施行肺叶或一侧全肺切除术。有的病例,癌变位于一个肺叶内,但已侵及局部主支气管或中间支气管,为了保留正常的邻近肺叶,避免行一侧全肺切除术,可以切除病变的肺叶及一段受累的支气管,再吻合支气管上下切端,临床上称为支气管袖状肺叶切除术。如果相伴的肺动脉局部受侵,也可同时做部分切除,端端吻合,此手术称为支气管袖状肺动脉袖状肺叶切除术。

手术治疗效果:非小细胞肺癌、T_1 或 $T_2N_0M_0$ 病例经手术治疗后,约有半数的患者能获得长期生存,有的报道其5年生存率可达70%以上。Ⅱ期及Ⅲ期病例生存率则较低。据统计,我国目前肺癌手术的切除率为85%~97%,术后30日病死率在2%以下,总的5年生存率为30%~40%。

手术禁忌证:①远处转移,如脑、骨、肝等器官转移(即 M_1 患者);②心、肺、肝、肾功能不全,全身情况差的患者;③广泛肺门、纵隔淋巴结转移,无法清除者;④严重侵犯周围器官及组织,估计切除困难者;⑤胸外淋巴结转移,如锁骨上(N₃)等,肺切除术应慎重考虑。

（二）放射治疗

放射治疗是局部消灭肺癌病灶的一种手段。临床上使用的主要放疗设备有 ^{60}Co治疗机和加速器等。

在各种类型的肺癌中,小细胞癌对放射疗法敏感性较高,鳞癌次之,腺癌和细支气管肺泡癌最低。通常是将放射疗法、手术与药物疗法综合应用,以提高治愈率。临床上常采用的是手术后放射疗法。对癌肿或肺门转移病灶未能彻底切除的患者,于手术中在残留癌灶区放置小的金属环或金属夹做标记,便于术后放疗时准确定位。一般在术后1个月左右患者健康状况改善后开始放射疗法,剂量为40～60 Gy,疗程约6周。为了提高肺癌病灶的切除率,有的病例可手术前进行放射治疗。

晚期肺癌病例,并有阻塞性肺炎、肺不张、上腔静脉阻塞综合征或骨转移引起剧烈疼痛者以及癌肿复发的患者,也可进行姑息性放射疗法,以减轻症状。

放射疗法可引起倦乏、胃纳减退、低热、骨髓造血功能抑制、放射性肺炎、肺纤维化和癌肿坏死液化空洞形成等放射反应和并发症,应给予相应处理。

下列情况一般不宜施行放射治疗:①健康状况不佳,呈现恶病质者;②高度肺气肿放射治疗后将引起呼吸功能代偿不全者;③全身或胸膜、肺广泛转移者;④癌变范围广泛,放射治疗后将引起广泛肺纤维化和呼吸功能代偿不全者;⑤癌性空洞或巨大肿瘤,后者放射治疗将促进空洞形成。

对于肺癌脑转移患者,若颅内病灶较局限,可采用γ刀放射治疗,有一定的缓解率。

（三）化学治疗

有些分化程度低的肺癌,特别是小细胞癌,疗效较好。化学疗法作用遍及全身,临床上可以单独应用于晚期肺癌病例,以缓解症状,或与手术、放射等疗法综合应用,以防止癌肿转移复发,提高治愈率。

常用于治疗肺癌的化学药物有:环磷酰胺、5-Fu、丝裂霉素、多柔比星、表柔比星、丙卡巴肼(甲基苄肼)、长春碱、氨甲蝶呤、洛莫司汀(环己亚硝脲)、顺铂、卡铂、紫杉醇等。应根据肺癌的类型和患者的全身情况合理选用药物,并根据单纯化疗还是辅助化疗选择给药方法,决定疗程的长短及哪几种药物联合应用、间歇给药等,以提高化疗的疗效。

需要注意的是,目前化学药物对肺癌疗效仍然较低,症状缓解期较短,不良反应较多。临床应用时,要掌握药物的性能和剂量,并密切观察不良反应。出现骨髓造血功能抑制、严重胃肠道反应等情况时要及时调整药物剂量或暂缓给药。

（四）中医中药治疗

按患者临床症状、脉象、舌苔等表现,应用辨证论治法则治疗肺癌,一部分患者的症状得到改善,生存期延长。

（五）免疫治疗

近年来,通过实验研究和临床观察,发现人体的免疫功能状态与癌肿的生长发展有一定关系,从而促使免疫治疗的应用。免疫治疗的具体措施有以下几种。

1.特异性免疫疗法

用经过处理的自体肿瘤细胞或加用佐剂后,做皮下接种进行治疗。此外尚可应用各种白细胞介素、肿瘤坏死因子、肿瘤核糖核酸等生物制品。

2.非特异性免疫疗法

用卡介苗、短小棒状杆菌、转移因子、干扰素、胸腺素等生物制品,或左旋咪唑等药物以激发和增强人体免疫功能。

当前肺癌的治疗效果仍不能令人满意。由于治疗对象多属晚期,其远期生存率低,预后较差。因此,必须研究和开展以下几方面的工作,以提高肺癌治疗的总体效果:①积极宣传,普及肺癌知识,提高肺癌诊断的警惕性,研究和探索早期诊断方法,提高早期发现率和诊断率;②进一步研究和开发新的有效药物,改进综合治疗方法;③改进手术技术,进一步提高根治性切除的程度,同时最大范围地保存正常肺组织的技术;④研究和开发分子生物学技术,探索肺癌的基因治疗技术,使之能有效地为临床服务。

四、护理措施

（一）做好心理支持,克服恐惧绝望心理

当患者得知自己患肺癌时,会面临巨大的身心应激,而心理应对结果会对疾病产生明显的积极或消极影响,护士通过多种途径给患者及家属提供心理与社会支持。根据患者的性别、年龄、职业、文化程度、性格等,多与其交谈,耐心倾听患者诉说,尽量解答患者提出的问题和提供有益的信息,帮助患者正确估计所面临的情况,让其了解肺癌的有关知识及将接受的治疗、患者和家属应如何配合、在治疗过程中的注意事项,请治愈患者现身说法,增强对治疗的信心,积极应对癌症的挑战,与疾病做斗争。

（二）保持呼吸道通畅,做好咳嗽、咳痰的护理

分析患者病情,判断引起呼吸困难的原因,根据不同病因,采取不同的护理措施。

（1）如肿瘤转移至胸膜,可产生大量胸腔积液,导致气体交换面积减少,引起呼吸困难,要配合医生及时行胸腔穿刺置管引流术。

（2）若患者肺部感染痰液过多、纤毛功能受损、机体活动减少,或放疗、化疗导致肺纤维化,痰液黏稠,无力咳出而出现呼吸困难,应密切观察咳嗽、咳痰情况,详细记录痰液的色、量、质,正确收集痰标本,及时送检,为诊断和治疗提供可靠的依据,并

采取以下护理措施。①提供整洁、舒适的环境,减少不良刺激,病室内维持适宜的温度(18～20 ℃)和湿度(50％～60％),以充分发挥呼吸道的自然防御功能;避免尘埃与烟雾等刺激,对吸烟的患者与其共同制定有效的戒烟计划;注意患者的饮食习惯,保持口腔清洁,避免油腻、辛辣等刺激性食物,一般每天饮水1 500 mL以上,可保证呼吸道黏膜的湿润和病变黏膜的修复,利于痰液稀释和排除。②促进有效排痰,指导患者掌握有效咳嗽的正确方法:患者坐位,双脚着地,身体稍前倾,双手环抱一个枕头。进行数次深而缓慢的腹式呼吸,深吸气末屏气,然后缩唇,缓慢地通过口腔尽可能呼气(降低肋弓使腹部往下沉)。在深吸一口气后屏气3～5 s,身体前倾,从胸腔进行2～3次短促有力的咳嗽,张口咳出痰液,咳嗽时收缩腹肌,或用自己的手按压上腹部,帮助咳嗽,有效咳出痰液。③湿化和雾化疗法:湿化疗法可达到湿化气道、稀释痰液的目的,适用于痰液黏稠和排痰困难者。常用湿化液有蒸馏水、生理盐水、低渗盐水。临床上常在湿化的同时加入药物以雾化方式吸入。可在雾化液中加入痰溶解剂、抗生素、平喘药等,达到祛痰、消炎、止咳、平喘的作用。④胸部叩击与胸壁震荡:适用于肺癌晚期长期卧床、体弱、排痰无力者,禁用于肺癌伴肋骨转移、咯血、低血压、肺水肿等患者。操作前让患者了解操作的意义、过程、注意事项,以配合治疗,肺部听诊,明确病变部位。叩击时避开乳房、心脏和骨突出部位及拉链、纽扣部位。患者侧卧,叩击者两手手指并拢,使掌侧呈杯状,以手腕力量,从肺底自下而上、由外向内、迅速而有节律地叩击胸壁,震动气道,每一肺叶叩击1～3 min,120～180次/分,叩击时发出一种空而深的拍击音则表明手法正确。胸壁震荡法时,操作者双手掌重叠置于欲引流的胸壁部位,吸气时手掌随胸廓扩张慢慢抬起,不施加压力,从吸气最高点开始,在整个呼气期手掌紧贴胸壁,施加一定的压力并做轻柔的上下抖动,即快速收缩和松弛手臂和肩膀,震荡胸壁5～7次,每一部位重复6～7个呼吸周期,震荡法在呼气期进行,且紧跟叩击后进行。叩击力量以患者不感到疼痛为宜,每次操作时间5～15 min,应在餐后2 h至餐前30 min完成,避免治疗中呕吐。操作后做好口腔护理,除去痰液气味,观察痰液情况,复查肺部呼吸音及啰音变化。⑤机械吸痰:适用于意识不清、痰液黏稠无力咳出、排痰困难者。可经患者的口、鼻腔、气管插管或气管切开处进行负压吸痰,也可配合医生用纤维支气管镜吸出痰液。

（三）对于咯血或痰中带血的患者

应予以耐心解释,消除其紧张情绪,嘱患者轻轻将气管内存留的积血咯出,以保持呼吸道通畅,咯血时不能屏气,以免诱发喉头痉挛,血液引流不畅导致窒息。小量咯血者宜进少量凉或温的流食,多饮水,多食富含纤维素食物,以保持大便通畅,避免排便时腹压增加而咯血加重;密切观察咯血的量、色,大咯血时,护理方法见应急措施。大量咯血不止者,可采用丝线固定双腔球囊漂浮导管经纤支镜气道内置入治疗大咯血的方法(详见应急措施);同时做好应用垂体后叶素的护理,静脉滴注速度勿过快,以免引起恶心、便意、心悸、面色苍白等不良反应,监测血压、血氧饱和度;冠心病患者、高血压病患者及孕妇忌用;配血备用,可酌情适量输血。

(四)疼痛的护理

(1)采取各种护理措施减轻疼痛。提供安静的环境,调整舒适的体位,小心搬动患者,避免拖、拉、拽动作,滚动式平缓地给患者变换体位,必要时支撑患者各肢体,指导、协助胸痛患者用手或枕头护住胸部,以减轻深呼吸、咳嗽或变换体位所引起的胸痛;胸腔积液引起的疼痛,可嘱患者患侧卧位,必要时用宽胶布固定胸壁,以减少胸部活动幅度,减轻疼痛;采用按摩、针灸、经皮肤电刺激止痛穴位或局部冷敷等,以降低疼痛的敏感性。

(2)药物止痛,按医嘱用药,根据患者疼痛再发时间,提前按时用药,在应用镇痛药期间,注意预防药物的不良反应,如便秘、恶心、呕吐、镇静和精神紊乱等,嘱患者多进食富含纤维素的蔬菜和水果,缓解和预防便秘。

(3)患者自控镇痛,可自行间歇性给药,做到个体化给药,增加了患者自我照顾和对疼痛的自主控制能力。

(五)饮食支持护理

根据患者的饮食习惯,给予高蛋白、高热量、高维生素、易消化饮食,调配好食物的色、香、味,以刺激食欲,创造清洁舒适、愉快的进餐环境,促进食欲。病情危重者应采取喂食、鼻饲或静脉输入脂肪乳、复方氨基酸和含电解质的液体。对于有大量胸腔积液的患者,应酌情输血、血浆或清蛋白,以减少胸腔积液的产生,补充癌肿或大量抽取胸腔积液等因素所引起的蛋白丢失,增强机体抗病能力。有吞咽困难者应给予流食,进食宜慢,取半卧位以免发生吸入性肺炎或呛咳,甚至窒息。

(六)做好口腔护理

向患者讲解放疗、化疗后口腔唾液腺分泌减少,pH值下降,易发生口腔真菌感染和牙周病的情况,使其理解保持口腔卫生的重要性,以便主动配合。患者睡前及三餐后进行口腔护理;戒烟酒,以防刺激黏膜;忌食辛辣及可能引起黏膜创伤的食物,如带刺或碎骨头的食物,用软牙刷刷牙,勿用牙签剔牙,并延期牙科治疗,防止黏膜受损;进食后,用盐水或复方硼砂溶液漱口,控制真菌感染;口唇涂润滑剂,保持黏膜湿润,黏膜口腔溃疡,按医嘱应用表面麻醉剂止痛。

(七)化疗药物毒性反应的护理

1.骨髓抑制反应的护理

化疗后机体免疫力下降,发生感染、出血。护士接触患者之前要认真洗手,严格执行无菌操作,避免留置尿管或肛门指检,预防感染;告知患者不可到公共场所或接触感冒患者;在做全身卫生处置时,要特别注意易感染部位,如鼻腔、口腔、肛门、会阴等,各部位使用毛巾要分开,以免交叉感染;监测体温,观察皮肤温度、色泽、气味,早期发现感染征象;当白细胞计数总数降至 $1\times10^9/L$ 时,做好保护性隔离。当血小板计数小于 $50\times10^9/L$ 时,密切观察有无出血倾向,采取预防出血的措施,避免患者外出活动,防止身体受挤压或外伤,保持口腔、鼻腔清洁湿润,勿用手抠鼻痂、牙签剔牙,尽量减少穿刺次数,穿刺后应实施局部较长时间按压,必要时,遵医嘱输血小板控制出血。

2.恶心呕吐的护理

化疗期间如患者出现恶心呕吐,按医嘱给予止吐药,嘱患者深呼吸,勿大动作转动身体,给予高营养清淡易消化的饮食,少食多餐,不催促患者进食,忌食辛辣等刺激性食物,戒烟酒,不要摄入加香料、肉汁和油腻的食物,建议平时咀嚼口香糖或含糖果,加强口腔护理,去除口腔异味。对已有呕吐患者灵活掌握进食时间,可在其间歇期进食,多饮清水,多食薄荷类食物及冷食等。

3.静脉血管的保护

在给化疗药时,要选择合适的静脉,给化疗药前,先观察是否有回血,强刺激性药物护士应在床旁监护,或采用静脉留置针及中小静脉插管;观察药物外渗的早期征象,如穿刺部位疼痛、烧灼感、输液速度减慢、无回血、药液外渗,应立即停止输注,应用地塞米松加利多卡因局部封闭,24 h 内给予冷敷,50％硫酸镁湿敷,24 h 后可给予热敷。

4.应用化疗药后

常出现脱发现象,影响患者形象,增加其心理压力。护士要告诉患者脱发是暂时的,停药后头发会再生,鼓励其诉说自己的感受,帮助其调整外观的变化;让患者戴假发或帽子、头巾遮挡,改善自我形象,夜间睡眠可佩戴发帽,减轻头发掉在床上而致的心理不适;指导患者头发的护理,如动作轻柔减少头发梳、刷、洗、烫等,可用中性洗发护发素。

五、健康教育

(1)宣传吸烟对健康的危害,提倡不吸烟或戒烟,并注意避免被动吸烟。

(2)对肺癌高危人群要定期进行体检,早期发现肿瘤,早期治疗。

(3)改善工作和生活环境,防止空气污染。

(4)给予患者和家属心理上的支持,使之正确认识肺癌,增强治疗信心,维持生命质量。

(5)督促患者坚持化疗或放疗,告诉患者出现呼吸困难、咯血或疼痛加重时应立即到医院就诊。

(6)指导患者加强营养支持,合理安排休息,适当活动,保持良好精神状态,避免呼吸道感染以调整机体免疫力,增强抗病能力。

(7)对晚期癌肿转移患者,要指导家属对患者临终前的护理,告知患者及家属对症处理的措施,使患者平静地走完人生最后一程。

第三节　肝　癌

原发性肝癌(primary carcinoma of the liver)是指由肝细胞或肝内胆管上皮细胞发生的恶性肿瘤,是我国常见的恶性肿瘤之一,病死率较高,在恶性肿瘤死亡排位中占第2位。近年来发病率有上升趋势,肝癌的5年生存率很低,预后凶险。原发性肝癌的发病率有较高的地区分布性,本病多见于中年男性,男女性别之比在肝癌高发区中约3∶1～4∶1,低发区则为1∶1～2∶1。高发区的发病年龄高峰约为40～49岁。

一、病因及发病机制

病因及发病机制尚不清楚,根据高发区的流行病学调查结果表明,下列因素与肝癌的发病关系密切。

(一)病毒性肝炎

在我国,乙型肝炎是原发性肝癌发生的最重要病因,原发性肝癌患者中1/3曾有慢性肝炎病史。肝癌患者血清中乙型肝炎标志物高达90%以上,近年来丙型肝炎与肝癌关系也逐渐引起关注。

(二)肝硬化

原发性肝癌合并肝硬化者占50%～90%,乙肝病毒持续感染与肝细胞癌有密切关系。其过程可能是乙型肝炎病毒引起肝细胞损害继而发生增生或不典型增生,从而对致癌物质敏感。在多病因参与的发病过程中可能有多种基因发生改变,最后导致癌变。

(三)黄曲霉毒素

在肝癌高发区,尤其南方以玉米为主粮的地方调查提示,肝癌流行可能与黄曲霉毒素对粮食的污染有关,其代谢产物黄曲霉毒素 B_1 有强烈致癌作用。

(四)饮水污染

江苏启东的流行病学调查结果发现,饮用池塘水者与饮用井水者的肝癌发病率和病死率有明显差异,可能与池塘水的蓝绿藻产生的微囊藻毒素污染饮用水源有关。

(五)遗传因素

在高发区肝癌有时出现家族聚集现象,尤以共同生活并有血缘关系者的肝癌罹患率高,可能与肝炎病毒垂直传播有关。

(六)其他

饮酒,亚硝胺,农药,某些微量元素含量异常如铜、锌、钼等,肝吸虫等因素也被认为与肝癌有关。吸烟和肝癌的关系还待进一步明确。

二、临床表现

(一)症状

肝癌起病隐匿,早期缺乏典型症状,多在肝病随访中或体检普查中,应用血清甲胎蛋白(AFP)及 B 超检查偶然发现肝癌,此时患者既无症状,体格检查亦缺乏肿瘤本身的体征,此期称之为亚临床肝癌。一旦出现症状而来就诊者其病程大多已进入中晚期。不同阶段的肝癌,其临床表现有明显差异。

1.肝区疼痛

最常见,半数以上患者呈间歇性或持续性的钝痛或胀痛,是由于肿块生长迅速,使肝包膜绷紧牵拉所致。当肿瘤侵犯膈肌时,疼痛可向右肩或右背部放射。向右后生长的肿瘤可致右腰疼痛。突然出现剧烈腹痛和腹膜刺激征提示癌结节包膜下出血或向腹腔破溃。

2.消化道症状

食欲缺失、恶心、呕吐、腹泻、消化不良等,缺乏特异性。

3.全身症状

低热、发热与癌肿坏死物质吸收有关。此外还有乏力、消瘦、贫血、全身衰弱等,少数患者晚期呈恶病质,这是由于癌症所致的能量消耗和代谢障碍所致。

4.转移灶症状

如肺转移可出现咳嗽、咯血;胸膜转移可引起胸痛和血性胸腔积液;癌栓栓塞肺动脉,引起肺梗死,可突然出现严重呼吸困难和胸痛;癌栓栓塞下肢静脉,可出现下肢严重水肿;骨转移和脊柱转移,可引起局部压痛或神经受压症状;颅内转移可出现相应的神经定位症状和体征。

5.伴癌综合征

癌肿本身代谢异常,癌组织对机体发生影响而引起的内分泌或代谢异常的一组症候群称之为伴癌综合征。如自发性低血糖症、红细胞增多症,其他罕见的有高脂血症、高钙血症、类癌综合征等。

(二)体征

1.肝大

进行性肝大是常见的特征性体征之一。肝质地坚硬,表面及边缘不光滑,有大小不等结节,伴不同程度的压痛。如癌肿突出于右肋弓下或剑突下,上腹可出现局部隆起或饱满。

2.脾肿大

多见于合并肝硬化门静脉高压患者。因门静脉或脾静脉有癌栓或癌肿压迫门静脉引起。

3.腹水

因合并肝硬化门静脉高压、门静脉或肝静脉癌栓所致。当癌肿表面破溃时可引起血性腹水。

4.黄疸

当癌肿浸润、破坏肝细胞时,可引起肝细胞性黄疸;当癌肿侵犯肝内胆管或压迫胆管时,可出现阻塞性黄疸。

5.转移灶相应体征

锁骨上淋巴结肿大、胸腔积液的体征,截瘫、偏瘫等。

(三)并发症

肝性脑病、上消化道出血、肝癌结节破裂出血、血性胸腹水、继发感染。上述并发症可由肝癌本身或并存的肝硬化引起,常为致死的原因。

三、辅助检查

(一)AFP测定

AFP是目前诊断肝细胞肝癌最特异性的标志物,是体检普查的项目之一。肝癌患者AFP阳性率70%～90%,诊断标准为:①AFP大于500 $\mu g/L$ 持续4周,②AFP在大于200 $\mu g/L$ 的中等水平持续8周,③AFP由低浓度升高后不下降。

(二)影像学检查

(1)超声显像是目前肝癌筛查的首选检查之一,有助于了解占位性病变的血供。

(2)CT在反映肝癌的大小、形态、部位、数目等方面有突出的优点,被认为是补充超声显像检查的非侵入性诊断的首选方法。

(3)肝动脉造影是肝癌诊断的重要补充方法,对直径2 cm以下的小肝癌的诊断较有价值。

(4)MRI优点是除显示如CT那样的横断面外,还能显示矢状位、冠状位及任意切面。

(三)肝组织活检或细胞学检查

在超声或CT引导下活检或细针穿刺行组织学或细胞学检查,是目前确诊直径2 cm以下小肝癌的有效方法。缺点是易引起近边缘的肝癌破裂,有促进转移的危险。在非侵入性操作未能确诊时考虑使用。

四、诊断要点

有慢性肝炎病史,原因不明的肝区不适或疼痛,或原有肝病症状加重伴有全身不适、明显的食欲不振和消瘦、乏力、发热;肝进行性肿大、压痛、质地坚硬、表面和边缘不光滑。对高危人群血清AFP的检测及影像学检查。对既无症状也无体征的亚临床肝癌的诊断主要靠血清AFP的检测联合影像学检查。

五、治疗要点

早期治疗是改善肝癌预后的最主要的因素,而治疗方案的选择取决于肝癌的临床分期及患者的体质。

（一）手术治疗

首选的治疗方法,是影响肝癌预后的最主要因素,是提高生存率的关键。

（二）局部治疗

1.肝动脉化疗栓塞治疗（TACE）

为原发性肝癌非手术的首选方案,效果较好,应反复多次治疗。机制为:先栓塞肿瘤远端血供,再栓塞肿瘤近端肝动脉,使肿瘤难以建立侧支循环,最终引起病灶缺血性坏死,并在动脉内灌注化疗药物。常用栓塞剂有吸收性明胶海绵和碘化油。

2.无水酒精注射疗法（PEI）

是肿瘤直径小于 3 cm,结节数在 3 个以内,伴肝硬化不能手术患者的首选治疗方法。在 B 超引导下经皮肝穿刺入肿瘤内注入无水酒精,促使肿瘤细胞脱水变性、凝固坏死。

3.物理疗法

局部高温疗法,如微波组织凝固技术、射频消融、高功率聚焦超声治疗、激光等。

（三）其他治疗方法

1.放射治疗

在肝癌治疗中仍有一定地位。适用于肿瘤较局限,但不能手术者,常与其他治疗方法组成综合治疗。

2.化学治疗

常用阿霉素（ADM）及其衍生物、顺铂、5-Fu、丝裂霉素和氨甲蝶呤等。主张联合用药,单一用药疗效较差。

3.生物治疗

常用干扰素、白细胞介素、LAK 细胞、TIL 细胞等,作为辅助治疗之一。

4.中医中药治疗

用于晚期肝癌患者和肝功能严重失代偿,无法耐受其他治疗者,可作为辅助治疗之一。

5.综合治疗

根据患者的具体情况,选择一种或多种治疗方法联合使用,为中、晚期患者的主要治疗方法。

六、常用护理诊断

（一）疼痛:肝区痛

与肿瘤迅速增大、牵拉肝包膜有关。

（二）预感性悲哀

与获知疾病预后有关。

（三）营养失调：低于机体需要量

与肝功能严重损害、摄入量不足有关。

七、护理措施

（一）一般护理

1.休息与体位

给患者创造安静舒适的休息环境，减少各种不良刺激。协助并指导患者取舒适卧位。为患者创造安静、舒适环境，提高患者对疼痛的耐受性。

2.饮食护理

鼓励进食，给予高蛋白、适量热量、高维生素、易消化饮食，如出现肝性昏迷，禁食蛋白质。伴腹水患者，限制水钠摄入。如出现恶心、呕吐现象，做好口腔护理。在化疗过程中患者往往胃肠道反应明显，可根据其口味适当调整饮食。

3.皮肤护理

晚期肝癌患者极度消瘦，严重营养不良，因为疼痛影响，常拒绝体位变动。因此，要加强翻身，皮肤按摩，如出现压疮，做好相应处理。

（二）病情观察

监测生命体征，观察有无肝区疼痛、发热、腹水、黄疸、呕血、便血等，以及 24 h 尿量，实验室各项血液生化和免疫学指标。观察有无转移征象。

（三）疼痛护理

晚期癌症患者大部分有中度至重度的疼痛，多为顽固性的剧痛，严重影响生存质量。通过询问病史、观察或运用评估工具来判断疼痛的部位、性质、程度。

1.三阶梯疗法

目前临床普遍推行 WTO 推荐的 3 阶梯疗法，其原则为：①按阶梯给药，依药效的强弱顺序递增使用。②无创性给药，可选择口服给药、直肠栓剂或透皮贴剂给药等方式。③按时给药，而不是按需给药。④剂量个体化。按此疗法多数患者能满意止痛。

（1）第 1 阶梯：轻度癌痛，可用非阿片类镇痛药，如阿司匹林等。

（2）第 2 阶梯：中度癌痛及第 1 阶梯治疗效果不理想时，可选用弱阿片类药，如可卡因。

（3）第 3 阶梯：重度癌痛及第 2 阶梯治疗效果不理想者，选用强阿片类药，如吗啡。多采用口服缓释或控释剂型。

癌痛的治疗中提倡联合用药的方法，加用一些辅助药以协同主药的疗效，减少其用量与不良反应，常用辅助药物有：①弱安定药，如地西泮和艾司唑仑等。②强安定药,如氯丙嗪和氟哌利多等。③抗抑郁药,如阿米替林。

向患者说明接受治疗的效果及帮助患者正确用药,对于已掌握的规律性疼痛,在疼痛发生前使用镇痛剂。疼痛减轻或停止时应及时停药。观察止痛疗效及不良反应。

2.其他方法

(1)放松止痛法:通过全身松弛可以阻断或减轻疼痛反应。

(2)心理暗示疗法:可结合各种癌症的治疗方法,暗示患者进行自身调节,告诉患者配合治疗就一定能战胜疾病。

(3)物理止痛法:可通过刺激疼痛周围皮肤或相对应的健侧达到止痛目的。

(4)转移止痛法:让患者取舒适体位,通过回忆、冥想、听音乐、看书报等方法转移注意力,减轻疼痛反应。

(四)肝动脉栓塞化疗护理

肝动脉栓塞化疗是肝癌非手术治疗的首选方法,已在临床上广泛应用,是一种创伤性的非手术治疗。

1.术前护理

(1)向患者和家属解释治疗的必要性、方法、效果。

(2)评估患者的身体状况,必要时先给予支持治疗。

(3)做好各种检查,如血常规、出凝血时间、肝肾功能、心电图、影像学检查等;检查股动脉和足背动脉搏动的强度。

(4)做好碘过敏试验和普鲁卡因过敏试验,如碘过敏试验阳性可用非离子型造影剂。

(5)术前6 h禁食、禁饮。

(6)术前0.5 h可给予镇静剂,并测量血压。

2.术中护理

(1)准备好各种抢救用品和药物。

(2)护士应尽量陪伴在患者的身边,安慰及观察患者。

(3)注射造影剂时,应严格控制注射速度,注射完毕后应密切观察患者有无恶心、心悸、胸闷、皮疹等过敏症状,观察血压的变化。

(4)注射化疗药物后应观察患者有无恶心、呕吐,一旦出现应帮助患者头偏向一侧,备污物盘,指导患者做深呼吸,如使用的化疗药物胃肠道反应很明显,可在注入化疗药物前给予止吐药。

(5)观察患者有无腹痛,如出现轻微腹痛,可向患者解释腹痛的原因,安慰患者,转移注意力;如疼痛较剧,患者不能耐受,可给予止痛药。

3.术后护理

(1)预防穿刺部位出血:拔管后应压迫股动脉穿刺点15 min,绷带包扎后,用沙袋(1~2 kg)压迫6~8 h;保持穿刺侧肢体平伸 24 h;术后 8 h 内,应每隔 1 h 观察穿刺部位有无出血和渗血,保持敷料的清洁干燥;一旦发现出血,应立即压迫止血,重新包扎,沙袋压迫;如为穿刺点大血肿,可用无菌注射器抽吸,24 h 后可热敷,促进其吸收。

(2)观察有无血栓形成:应检查两侧足背动脉的搏动是否对称,患者有无肢体麻木、胀痛、皮肤温度降低等,出现上述症状与体征,应立即报告医师及时采取溶栓措施。

(3)观察有无栓塞后综合征:发热、恶心、呕吐、腹痛。如体温超过 39 ℃,可物理降温,必要时用退热药。术中或术后用止吐药,可有效地预防和减轻恶心、呕吐的症状,鼓励患者进食,尽可能满足患者对食物的要求。腹痛是因肿瘤组织坏死、局部组织水肿而引起的,可逐渐缓解,如疼痛剧烈,可使用药物止痛。

(4)密切观察化疗后反应,及时检查肝、肾功能和血常规,及时治疗和抢救。补充足够的液体,鼓励患者多饮水、多排尿,必要时应用利尿剂。

(五)心理护理

肝癌患者的五个阶段的心理反应往往比其他癌症患者更为明显。要充分认识患者的心理反应,对部分出现过激行为,如绝望甚至自杀的患者,要给予正确的心理疏导;同时建立良好的护患关系,减轻患者恐惧。对于晚期患者,特别要维护其尊严,并做好临终护理。

(六)健康教育

1.疾病知识指导

原发性肝癌应以预防为主。临床证明,肝炎-肝硬化-肝癌的关系密切。因此,患病毒性肝炎的患者应及时正确治疗,防止转变为肝硬化,非乙型肝炎病毒携带者应注射乙型肝炎疫苗。加强锻炼,增强体质,注意保暖。

2.生活指导

禁食含有黄曲霉素的霉变食物,特别是发霉的花生和玉米,禁饮酒。肝癌伴有肝硬化者,特别是伴食管-胃底静脉曲张的患者,应避免粗糙饮食。

3.用药指导

在化疗过程中,应向患者做好解释工作,消除紧张心理,并介绍药物性质、毒副反应,使患者心中有数。①药物反应较重者,宜安排在睡前或饭后用药,以免影响进食。呕吐严重者应少食多餐,辅以针刺足三里、合谷、曲池等穴,对减轻胃肠道反应有一定作用。②注意防止皮肤破损,观察皮肤有无瘀斑、出血点,有无牙龈出血、鼻出血、血尿及便血等症状。③鼓励患者多饮水或强迫排尿,使尿液稀释。遵医嘱适量地服用碳酸氢钠以碱化尿液。④常选用 1∶5 000 高锰酸钾溶液坐浴,预防会阴部感染。

4.自我监测指导

出现右上腹不适、疼痛或包块者应尽早到医院检查。肝癌的疗效取决于早发现、早治疗,一旦确诊应尽早治疗,以手术为主的综合治疗可明显延长患者生命。观察肿瘤有无并发症和有无远处转移的表现,应警惕肝癌结节破裂、肝性脑病、消化道出血和感染等。手术后的癌肿患者应观察有无复发,定期复诊。化疗患者应定期检查肝肾功能、心电图、血常规、血浆药物浓度等,及时了解脏器功能和有无药物蓄积。

参考文献

[1] 尹崇高.外科护理学[M].武汉:华中科技大学出版社,2017.

[2] 孙田杰,李晓波,郑瑾.外科护理学[M].上海:上海科学技术出版社,2016.

[3] 徐燕,周兰姝.现代护理学[M].北京:人民军医出版社,2015.

[4] 胡宝玉,钟苹.外科护理学[M].上海:第二军医大学出版社,2014.

[5] 白厚军.儿科护理学[M].济南:山东科学技术出版社,2015.

[6] 刘德芬.妇产科护理学[M].济南:山东科学技术出版社,2015.

[7] 黄振华.外科护理学[M].武汉:武汉大学出版社,2016.

[8] 赵楠.现代临床外科护理进展集萃[M].石家庄:河北科学技术出版社,2014.

[9] 梁桂仙,宫叶琴.外科护理学[M].北京:中国医药科技出版社,2016.

[10] 刘建晓,高辉.肿瘤护理学[M].济南:山东大学出版社,2014.

[11] 隋海英.临床及护理学[M].济南:山东大学出版社,2014.

[12] 高级卫生专业技术资格考试命题研究委员会组.副主任、主任护师资格考试习题精编[M].上海:上海科学技术出版社,2016.

[13] 陈洪进.外科护理学[M].济南:山东科学技术出版社,2015.

[14] 李永,何兰平.外科护理学[M].镇江:江苏大学出版社,2015.

[15] 刘翠.中西医结合护理学[M].北京:科学技术文献出版社,2016.

[16] 刘允建.内科护理学[M].济南:山东科学技术出版社,2015.

[17] 姜桂春.肿瘤护理学[M].上海:上海科学技术出版社,2015.

[18] 祝水英,高国丽,林彦涛.外科护理技术[M].武汉:华中科技大学出版社,2015.

[19] 丁淑贞,张素.ICU护理学[M].北京:中国协和医科大学出版社,2015.

[20] 尹安春.护理学(师)考试高频考点随身记2016[M].北京:中国医药科技出版社,2016.

[21] 姬栋岩,王春森.外科护理学综合实验操作标准及流程[M].北京:北京大学医学出版社,2016.

[22] 路潜,张美芬.外科护理学(第2版)[M].北京:北京大学医学出版社,2015.

[23] 庞冬,朱宁宁.外科护理学(第23)[M].北京:北京大学医学出版社,2015.

[24] 路潜,韩斌如.外科护理学[M].北京:北京大学医学出版社,2015.

[25] 张萍,张梅英,樊海宁.外科护理学[M].北京:人民军医出版社,2015.

[26] 李秀华.护士临床"三基"实践指南[M].北京:北京科学技术出版社,2016.

[27] 辛长海.外科护理学[M].郑州:郑州大学出版社,2013.

[28] 吴轶璇,王海勤.实用小儿泌尿外科护理学[M].武汉:湖北科学技术出版社,2013.

[29] 余晓齐.外科护理学[M].郑州:河南科学技术出版社,2012.

[30] 于景龙,邹文华.外科护理学[M].长春:吉林大学出版社,2012.

[31] 岑晓勇,叶宝霞,阎国钢.外科护理学(第2版)[M].西安:第四军医大学出版社,2012.

[32] 吴文秀,钮林霞.外科护理学[M].沈阳:辽宁大学出版社,2013.

[33] 盛振文,李少鹏,解辉.外科护理学[M].北京:北京理工大学出版社,2013.

[34] 方汉萍,胡露红.外科护理学知识精要与测试[M].武汉:湖北科学技术出版社,2013.

[35] 唐彩萍,李益民.快速康复外科护理在消化道术后恢复中的应用研究[J].中国现代医生,2015,53(9):154-156.

[36] 吴方红.外科护理的风险及对策措施[J].医药,2015,0(29):36-36.

[37] 李琳.分析外科护理工作中常见的护理问题及解决措施[J].中国伤残医学,2015,23(11):162-163.

[38] 赵芳.加速外科护理对胃大部切除患者所起到的临床作用[J].中国医药指南,2016,14(13):214-215.

[39] 陈利红,岑子娟,姜益华.全髋关节置换术围术期的快速康复外科护理[J].浙江医学,2016,0(6):447-448.

[40] 王兴芬.快速康复外科护理在结直肠癌患者围手术中的应用效果分析[J].健康之路,2016,0(7):191-192.